庐陵医案

曾伟冈　钟丹　主编

化学工业出版社

·北京·

内容简介

本书总结了江西省名中医曾伟冈主任30余年临床独到经验，辑选了其在内科、妇科、男科、皮肤科等疾病的临床验案，可直接指导临床诊断与治疗。全书文字简练，理法方药俱全，可启迪后学。

本书可供广大中医药临床工作者、科研人员及中医院校学生参考使用。

图书在版编目（CIP）数据

庐陵医案／曾伟冈，钟丹主编. -- 北京：化学工业出版社，2025.5. -- ISBN 978-7-122-47645-6
Ⅰ.R249.1
中国国家版本馆CIP数据核字第2025X5H995号

责任编辑：邱飞婵
责任校对：边　涛　　　　　　　装帧设计：关　飞

出版发行：化学工业出版社
　　　　　（北京市东城区青年湖南街13号　邮政编码100011）
印　　装：河北延风印务有限公司
850mm×1168mm　1/32　印张9¼　字数242千字
2025年6月北京第1版第1次印刷

购书咨询：010-64518888　　　　　售后服务：010-64518899
网　　址：http://www.cip.com.cn
凡购买本书，如有缺损质量问题，本社销售中心负责调换。

定　　价：59.80元　　　　　　　　　版权所有　违者必究

编写人员名单

主　编
曾伟冈　钟　丹

副主编
江嘉陵　石小乐　焦　敏

编　者
曾伟冈　钟　丹　江嘉陵　石小乐
焦　敏　曾学玲　彭瑷珲　曾志强

自序

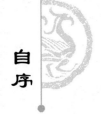

余本钝愚,遇事不敏,少有鸿志,无意于医;
"江中"录取,内里憋屈,二载之后,异心方弃!
师从洪伍,大师国医;艺踵张万,医界斗星!

初读中基:木火土金,阴阳五行;风暑湿燥,外感六淫;怒喜悲惊,内伤七情。

二学药理:丁香柿蒂,半夏茯苓;相杀相反,相使单行;五味四气,升降沉浮,酸苦甘辛。

三背方剂:膏丸散酊。独参救急,二至补阴,三子养亲,四物调经,五磨理气,六味填精。攻疢除疾,无方不行。

再习经典:《黄帝内经》,五运六气,医学宗祖,理论奠基;《伤寒杂病》,三阳三阴,医圣仲景,功垂古今;《温病条辨》,出自明清,营血卫气,吴叶留名。
四大经典,字字千金,探幽索隐,越读越明!

中医临证,当重五行,生克乘侮,不离口心。处方当慎,用药如兵。时而简易,千里单骑;时而繁杂,万矢齐鸣。中药为药,天然采集。皮叶根茎，草木皆"兵"；偶用动物，血肉有情。

　　余入杏林，四十有一，年近花甲，将握古稀。
　　临证若失，教训牢记；诊视偶得，亦铭于心。

　　余虽不敏，偏思进取：拓"整体观"，视野更新；展"辨证论"，切合实情。《庐陵医案》，付梓甲辰，多为条理，缺乏例据。今效叶公，将案汇集，以供后医，参摩效习。余心有余，却疏才气，幸有后辈，推浪逐新，心始宽娱！

　　弟子钟丹，赣南原籍，广州攻博，求学燕京；
　　川渝才女，弟子嘉陵，乐施好学，聪慧机灵；
　　弟子小乐，来自武宁，诊脉视疾，朴诚细心；
　　横江学子，弟子焦敏，潜心临床，素有文笔；
　　共青瑗珲，端庄严谨；
　　志强学玲，乃吾宗亲，皆有悟性。
　　七子齐心，其利断金，舞毫弄墨，伏案悬笔。半稔未息，汇纂病案，编辑成集！

　　久居庐陵，长隐杏林，师徒之缘，亦在庐陵，《庐陵医案》，由此得名！

　　序当表心，序可达情，今作此序，以彰动机！

曾伟冈于甲辰年秋

目录

第一章　肺系病证　/　001

感冒　/　001　　　　哮喘　/　026
咳嗽　/　007　　　　肺胀　/　030

第二章　心系病证　/　033

心悸　/　033　　　　不寐　/　048
胸痹　/　038

第三章　脾胃系病证　/　066

胃痛　/　066　　　　嘈杂　/　077
痞满　/　067　　　　腹胀　/　079
呕吐　/　071　　　　腹痛　/　082
反酸　/　072　　　　腹泻　/　084
呃逆　/　073　　　　便秘　/　087

第四章　肝胆系病证　/　093

口苦　/　093　　　　黄疸　/　100
胁痛　/　096

第五章　肾系病证　/　102

水肿　/　102　　　　　尿频　/　115
腰痛　/　109　　　　　淋证　/　117

第六章　气血津液病证　/　123

消渴　/　123　　　　　汗证　/　129
虚劳　/　124　　　　　郁证　/　144
血证　/　125　　　　　瘿病　/　147

第七章　肢体经络病证　/　151

痹证　/　151　　　　　厥证　/　185
痿证　/　184　　　　　痉证　/　187

第八章　脑系病证　/　190

眩晕　/　190　　　　　中风后遗症　/　210
头痛　/　203

第九章　妇科病证　/　213

月经病　/　213　　　　乳痈　/　236
痛经　/　224　　　　　乳癖　/　238
更年期综合征　/　225　产后身痛　/　240
带下病　/　231

第十章　男科病证　/　243

阴囊炎　/　243　　　　　　　　男性不育症　/　244

第十一章　皮肤疾病　/　247

痤疮　/　247　　　　　　　　　带状疱疹后遗症　/　256
瘙痒症　/　249　　　　　　　　斑秃　/　257

第十二章　杂病病证　/　260

癌病　/　260　　　　　　　　　口腔异味　/　281
发热　/　266　　　　　　　　　口涩　/　283
注意缺陷多动障碍　/　270　　　云雾移睛　/　284
耳鸣　/　272　　　　　　　　　痔疮　/　286
口腔溃疡　/　274　　　　　　　喉痹　/　287

第一章 肺系病证

感冒

病案一：胡某某，女，38岁，2023年12月13日初诊。

主诉：发热恶寒5天。

病史：患者5天前无明显诱因出现夜间发热，最高体温39℃，伴恶寒，汗出，默默不欲饮食，口苦，咽干，鼻塞，流黄涕、量少，大便干结，自行口服板蓝根、对乙酰氨基酚，效果不佳，因孕20周，故寻中医治疗。刻下症：发热，流黄涕，心烦，口苦，咽干，舌红苔薄白，脉弦滑。

辨证：风热郁肺证。

治法：辛凉疏表，和解少阳。

选方：麻黄杏仁甘草石膏汤合小柴胡汤加减。

麻黄10g	燀苦杏仁10g	生石膏（先煎）50g	炙甘草5g
醋北柴胡12g	法半夏10g	黄芩10g	党参10g

×3剂，水煎服，日一剂。

二诊（2023年12月20日）：患者自诉用药3剂后热退身凉，饮食稍改善，鼻塞、流涕好转，但咳嗽、咽痒、口苦，遂将一诊选方改为小柴胡汤加减以和解少阳,宣利肺气,疏风止咳。

选方:小柴胡汤加减。

醋北柴胡 12g	法半夏 10g	黄芩 10g	党参 10g
砂仁 5g	生姜 3g	大枣 4g	炙甘草 5g
蜜款冬花 10g	白前 10g		

×4剂,水煎服,日一剂。

后期随访,患者自诉药后症状基本已愈。

【按语】 患者症状为表邪入里化热,壅遏于肺,肺失宣降,邪正相争,阻于少阳所致。邪郁少阳,正邪交争,正胜欲拒邪出于表,邪胜欲入里并于阴,故发热,口苦;邪在少阳,经气不利,郁而化热,胆火上炎,而致心烦、口苦、咽干;胆热犯胃,胃失和降,气逆于上,故默默不欲饮食;邪热壅于肺,肺失宣降,故见鼻塞,流黄涕。一诊方用麻黄杏仁甘草石膏汤,方中四药合用,解表与清肺并用,以清肺为主;宣肺与降气结合,以宣为主,共奏辛凉疏表之功。加用小柴胡汤加减以和解少阳,兼补胃气,使邪气得解,枢机得利,胃气调和,则诸症自除。患者二诊时,发热愈,余症好转,伴咳嗽,再用小柴胡汤巩固疗效,加用砂仁安胎,款冬花、白前润肺止咳。

病案二: 游某,女,41岁,2024年5月16日初诊。

主诉:恶寒发热2天。

病史:2天前患者无明显诱因出现恶寒、发热,咽喉疼痛不适,咽痒,喉中痰黏难咳出,头昏昏欲睡,四肢关节酸痛,口不渴,无鼻塞流涕,无恶心呕吐,无腹胀、腹泻、腹痛。辅助检查:血常规:白细胞 $5.34\times10^9/L$,中性粒细胞百分比 76.9%,红细胞 $4.61\times10^{12}/L$,血红蛋白 131g/L。刻下症:恶寒、发热,咽喉疼痛不适,咽痒,喉中痰黏难咳出,头昏欲睡,四肢关节酸痛,口不渴。舌淡苔薄白,脉浮。

辨证：外感风寒表实证。

治法：发汗解表，宣利肺气。

选方：麻黄汤加味。

| 麻黄 10g | 桂枝 10g | 苦杏仁 10g | 炙甘草 4g |
| 川芎 8g | 秦艽 10g | | |

×3剂，水煎服，日一剂。

二诊（2024年5月22日）：患者恶寒、发热明显好转，咽喉痒，咳嗽，咳有黄痰，黏腻，难咳，胸闷气喘，口苦，纳寐一般，二便调。舌红苔薄白，边有齿痕，脉数。改方为止嗽散加味，宣利肺气，疏风止咳。

荆芥 10g	蜜紫菀 8g	白前 8g	桔梗 8g
百部 8g	陈皮 8g	炙甘草 3g	黄芩 8g
薏苡仁 20g	瓜蒌子 8g		

×7剂，水冲服，日一剂。

2024年6月10日随访患者诉症状基本消失，晨起时偶有咳嗽，咳少量白痰，易咳出。

【按语】《伤寒论·辨太阳病脉证并治》："太阳病，头痛发热，身疼腰痛，骨节疼痛，恶风，无汗而喘者，麻黄汤主之。""太阳病，脉浮紧，无汗，发热，身疼痛，八九日不解，表证仍在，此当发其汗。……麻黄汤主之。"本病属典型的外感风寒，肺气失宣之证。风寒之邪外袭肌表，卫阳被遏，腠理闭塞，营阴郁滞，经脉不通，故见恶寒、发热、四肢关节酸痛；肺主气属卫，外合皮毛，寒邪外束于表，影响肺气的宣肃下行，上逆则为头昏昏欲睡；寒性凝滞，肺气失宣，不能上承咽喉，故见咽喉疼痛不适，咽痒，喉中痰黏难咳出。舌淡苔薄白、脉浮，皆是风寒袭表的反映。治当发汗解表，宣利肺气。方中麻黄微苦、辛，性温，善开腠发汗，祛在表之风寒，开闭郁之肺气；用透营达卫的桂枝，解肌发表，温通经脉，既助麻黄解表，又畅行营阴，使疼痛之症得解。苦杏仁降利肺气，与麻黄相伍，一宣一降，以恢复肺气之宣降，加强宣肺平喘之功。炙甘草既能调和麻、杏之宣降，又能缓和麻、桂相合之峻烈，使汗出不致过猛而耗伤正气。川芎活血行气，善治头痛。秦艽退热止痹痛。六药配伍，表寒得散，营卫得通，肺气得宣。二诊时，患者表邪未尽，肺气失宣而致咳嗽。故改方为止嗽散加味，宣利肺气，疏风止咳。止嗽散出自程钟龄的《医学心悟》，书中所载"本方温润和平，不寒不热，既无攻击过当之虞，大有启门驱贼之势。是以客邪易散，肺气安宁"。患者边有齿痕，体内有湿，加用薏苡仁祛湿；瓜蒌子润肺化痰。诸药合用共奏温而不燥、润而不腻，散寒不助热，解表不伤正的特点。

病案三： 周某，女，54岁，2021年4月20日初诊。

主诉： 头晕伴呕吐两天。

病史： 患者昨天中午出现头晕，视物旋转，站立不稳，需扶墙而立，平躺稍好，无发热头痛。恶心，呕吐胃内容物三次。头颅CT检查未见异常。刻下症：头晕，不能站立，恶心，口干口苦，不欲饮水，四肢乏力，项强，纳呆，精神差，夜寐欠佳，二便畅，舌质淡红，苔薄黄腻，脉弦偏数。

辨证： 少阳证。

治法： 和解少阳，祛风化湿。

选方： 小柴胡汤加减。

柴胡 15g	法半夏 10g	党参 10g	炙甘草 5g
黄芩 10g	生姜 3g	大枣 3g	藿香 10g
天麻 12g	羌活 10g		

×2剂，水煎服，日一剂，分两次服。

二诊（2021年4月22日）：头晕减轻，能起床行走，稍恶心，昨晚呕吐一次，口干口苦，四肢乏力，夜寐欠佳，精神好转。纳差，二便畅，舌质淡红，苔薄黄腻，脉弦。守前方再服3剂。

随访诸症改善,四肢稍乏力,食欲增加,睡眠可,二便畅。

【按语】《伤寒论》第263条曰:"少阳之为病,口苦、咽干、目眩也。"第96条曰:"伤寒五六日,中风,往来寒热,胸胁苦满,嘿嘿不欲饮食,心烦喜呕,或胸中烦而不呕,或渴,或腹中痛,或胁下痞硬,或心下悸,小便不利,或不渴,身有微热,或咳者,小柴胡汤主之。"以上两条详细地阐述了少阳病小柴胡汤的主症为:口苦、咽干,目眩,往来寒热,胸胁苦满,嘿嘿不欲饮食,心烦喜呕。也就是小柴胡汤运用的辨证纲要。口苦为邪气入肝胆。咽干是因为湿邪阻滞了气机,津液不能输布。目眩是风湿邪阻滞气血不能达到头部和眼睛。胸胁苦满是风邪和湿邪阻滞了肝胆。恶心呕吐是胃中的水湿停留造成。《伤寒论》载:"但见一症便是,不必悉具。"本案患者头晕、呕吐伴口苦,考虑小柴胡汤证。方中柴胡、黄芩、半夏能运少阳枢机以达太阳之气,党参、甘草、大枣、生姜补助中焦脾土以领邪外出,于稳妥平和之中,大具扶正达邪之力。加羌活、藿香、天麻以祛风湿之邪。

病案四: 罗某某,女,6岁,2023年12月15日初诊。

主诉:发热2天。

病史:患者两天前受凉后出现发热,咳嗽,呕吐,食则呕,鼻塞,舌红苔白,脉数,昨日已开中药无法服用,今又复诊。给予针刺合谷、外关,患儿大哭汗出,回家后反馈已无呕吐,可进食服药。

辨证:风寒外袭。

治法:疏散风寒。

选方:针刺合谷、外关。

【按语】患儿为外感风寒致邪犯肺卫,邪气循经,犯于胃土,故呕吐,乃邪气致子病犯母。患儿形体瘦,体弱多病,脾胃本不足,故而邪容易经肺致脾胃受邪,引发呕吐等胃气不和的表现。今通过针刺合谷，泻大肠之邪以引肺气下行，降上逆之肺胃之气，取外关可畅通三焦气机，气机通则邪无所遁。此案乃属不"药"而愈之治。

病案五： 高某某，女，75岁，2024年3月5日初诊。

主诉：汗出恶风数日。

病史：患者诉近日无明显诱因出现发热汗出增多，夜间尤甚，汗出湿衣，恶风寒，心烦失眠，唇干，舌干，口苦，眼睛干痒，头晕，胸部紧闷，大便不成形。舌质暗，苔白，中间有裂纹，脉细数。

既往史：高血压、高脂血症、糖尿病病史。

辨证：太阳少阳合病。

治法：外散风寒、内清郁热。

选方：柴胡桂枝汤加减。

柴胡12g	法半夏10g	党参10g	黄芩10g
生姜3g	大枣4g	桂枝10g	白芍10g
黄芪20g	地骨皮10g		

×7剂，水煎服，日一剂。

【按语】《伤寒论》云："太阳病，发热，汗出，恶风，脉缓者，名为中风"，以桂枝汤"复发其汗，荣卫和则愈。"本案患者卫表不固，外感风寒，风邪开泄，鼓舞卫阳发热作汗，汗出伤阳，出现恶风寒；风寒邪气入里侵袭少阳经气，少阳经络郁滞则胸部紧闷，化风火上冲头面，消耗津液，出现口干、口苦、唇干、眼睛干涩瘙痒。故以小柴胡汤和解少阳、疏散郁热，桂枝汤外散风寒、调和营卫，黄芪补气实卫固表止汗。患者夜间汗出明显，加地骨皮治"有汗之骨蒸"。

咳嗽

病案一： 刘某某，女，58岁，2023年1月1日初诊。

主诉：咳嗽半个月。

病史：患者半个月前感染新冠病毒，出现发热、身痛等不适，自服氨咖黄敏胶囊热退后，开始出现咳嗽，咳白色浓痰，痰黏难咳，胸闷，伴自汗不止，全身乏力，口淡，食纳差，大便稀，一天1~2次，小便正常，睡眠较差。舌质淡红，苔薄白，脉沉缓。肺部CT示病毒性肺炎。

辨证：风邪犯肺，营卫失调。

治法：疏风止咳，调和营卫。

选方：桂枝汤合止嗽散加减。

桂枝 10g	白芍 10g	炙甘草 5g	生姜 5g
大枣 5g	紫菀 10g	桔梗 8g	荆芥 8g
白前 10g	陈皮 8g	苦杏仁 8g	百部 10g

×3剂，水煎服，日一剂。

二诊（2023年1月4日）：咳嗽、咳痰、胸闷均好转，自汗无明显好转，口淡食纳差，大便溏稀。前方减苦杏仁，加干姜5g继续服用3剂。

三诊（2024年1月7日）：无胸闷，稍咳嗽、咳痰，咳白痰，易咳出，自汗明显，稍动即出汗，大便好转，继续给予桂枝汤加减。

桂枝 10g	白芍 10g	炙甘草 5g	干姜 5g
大枣 5g	陈皮 7g	法半夏 9g	黄芪 30g
炒白术 10g	煅牡蛎 20g	桔梗 8g	

×3剂，水煎服，日一剂。

四诊（2023年1月10日）：肺部CT显示病毒性肺炎已基本吸收，无咳痰，偶有咳嗽，患者出汗明显，手足心烦热，伴阵发性胸痛，大便正常，舌质淡红，苔薄，脉缓。上方去陈皮、法半夏、桔梗，加地骨皮10g、浮小麦20g。

桂枝 10g	白芍 10g	炙甘草 5g	干姜 6g
大枣 5g	黄芪 30g	地骨皮 10g	浮小麦 20g
炒白术 10g	煅牡蛎 20g		

×5剂，水煎服，日一剂。

1月20日，电话随访，患者服用5剂后无咳嗽、咳痰、胸闷等症状，出汗症状明显好转，无手足心烦热、胸痛等不适，基本痊愈。

【按语】 患者感受外邪，虽经发散，其邪未尽，风邪犯肺则出现咳嗽、咳痰等症状。风寒伤人肌表，腠理不固，卫气外泄，营阴不得内守，肺卫失和。用药以桂枝汤合止嗽散加减，意在调和营卫，解肌发表。止嗽散宣利肺气、疏风止咳，方中百部、紫菀归肺经，化痰止咳，新久咳嗽皆宜；桔梗开宣肺气，白前肃降肺气，一宣一降，助肺气宣降之复，增强化痰止咳之力；荆芥合桂枝散寒解表，祛在表之余邪；陈皮理气燥湿，助化痰之力；苦杏仁降肺气、止咳，增强止咳之力。二诊患者咳嗽好转，大便溏稀，口淡，食纳差，为脾胃虚寒之症，苦杏仁为苦降之品，有润肠通便之效，当减之，加干姜5g。

三诊咳嗽已明显好转，咳痰明显，仍汗出，用药可适当减少止咳之药，增强化痰之力，用药当以止汗为主，用药仍用桂枝汤，加半夏化痰，加黄芪益气健脾、固表止汗，煅牡蛎收敛止汗。

四诊已无明显咳嗽、咳痰，手足心烦热、阵发性胸痛，以桂枝汤加玉屏风散加减，加浮小麦固表止汗、除热，手足心烦热为虚火所致，用一味地骨皮滋阴降火。

病案二： 卞某某，女，56岁，2024年5月29日初诊。

主诉：反复咳嗽2月余。

病史：患者2月余前出现咳嗽，夜间明显，咳痰色白量多有泡沫，未系统治疗，后咳嗽反复发作，伴怕冷，出虚汗，咽喉部异物感，咽喉痒即咳，咳时出汗，口干，食辛辣则胃脘不适，纳呆，寐差，中途易醒，二便调，舌淡红，苔白腻，脉滑。

辨证：寒饮伏肺。

治法：温化寒饮，降逆止咳。

选方：杏苏散加味。

苦杏仁 12g	紫苏叶 12g	法半夏 10g	陈皮 10g
前胡 10g	炙甘草 5g	桔梗 10g	枳壳 10g
茯苓 20g	生姜 3g	大枣 4g	炙麻黄 7g
吴茱萸 3g			

×7剂，水冲服，日一剂。

服药后咳嗽痊愈。

【按语】患者久咳，夜间甚，咽痒即咳，痰多，故而体内必有饮。饮为阴邪易伤阳，故怕冷，出虚汗。口干乃饮停而津不上承之象。苔白腻，脉滑，为饮邪甚之象。故用温肺化饮之法。临床中温肺化饮常用选方为小青龙汤，但其症病程颇久，寒饮较甚，同时外寒亦甚，故本例不适合，宜用杏苏散理肺化饮，轻宣肺气。杏苏散出自《温病条辨》，紫苏叶温而不燥，宣发肺气，发表散邪，苦杏仁苦温润，降肺气，润肺阴，前胡疏散风邪，降气化痰，桔梗、枳壳升降相应，顺应肺之宣降特性，且助苦杏仁、紫苏叶理肺化痰。半夏、陈皮可燥湿化痰、理气行滞，茯苓健脾渗湿以绝生痰之源，生姜、大枣调和营卫，滋脾行津为佐。曾师在原方中加入炙麻黄、吴茱萸，可增强温肺散寒之力。咽痒加少量吴茱萸，乃曾师亲承江西省中医院陈瑞春治咳嗽之经验，临床验之多有良效。

病案三: 曾某某,男,57岁,2024年5月23日初诊。

主诉:肺癌化疗后,反复咳嗽2月余。

病史:2个月前出现咳嗽,喉咙有痰,服药后(药物不详)好转,10日前受凉后复发,咳嗽,喉咙有痰,易咳,色白,劳则气喘,无胸闷,无寒热表现,食纳可,口干欲饮水,眠可,二便调。2021年肺部肿瘤病史,经放化疗控制。面红,手掌红,双侧上臂晒斑,舌边红,中间暗,苔偏,左侧灰白、干,脉滑数。

辨证:阴虚痰滞证。

治法:养阴生津,化痰止咳。

选方:沙参麦冬汤加减。

北沙参15g	麦冬15g	玉竹10g	党参20g
浙贝母10g	红豆杉6g	白英20g	当归10g
川芎10g	醋鳖甲10g	茯苓20g	

×15剂,水煎服,日一剂。

服药后,患者诉明显好转。

【按语】患者为老年人,病史中有肺癌放化疗经历,久咳为其主症及主诉,劳则气喘提示虚象明显,口干面红、舌边红、苔偏,提示阴伤严重,同时痰多易咳,脉滑,故辨病为阴虚痰滞无疑。当以养阴生津治本,化痰治标,选方沙参麦冬汤。沙参麦冬汤,出自《温病条辨》,方中沙参、麦冬清养肺胃,玉竹生津止渴,原方中尚有天花粉生津止渴,扁豆益气培中,桑叶清宣肺热。曾师取沙参麦冬玉竹之义,加当归、川芎养血益阴,久咳耗气加党参、茯苓健脾益气,浙贝母可化痰散结,鳖甲增强其益阴清虚热功能,白英、红豆杉则能抗肿瘤、散结块。

病案四: 宋某某,男,15岁,2023年7月24日初诊。

主诉:反复咽喉不适2年余。

病史:患者因反复咽喉不适2年余到我院耳鼻喉科辨病为慢性

咽炎，经抗炎对症治疗（蓝芩口服液、五福化毒丸）仍然反复，患者咽喉不适，异物感明显，有少许黏痰，不易咳出，夜眠时鼾声重，常打喷嚏，食纳可，睡眠可，二便调，舌质暗，苔薄，脉浮滑数。

辨证：寒凝痰阻证。

治法：散寒化痰利咽。

选方：半夏散及汤。

桂枝 10g　　法半夏 10g　　甘草 10g　　桔梗 10g　　威灵仙 20g

×10 剂，水煎服，日一剂。

二诊（2023 年 8 月 3 日）：患者诉咽喉不适感明显缓解。效不更方，继前方再服 10 剂。

三诊（2023 年 8 月 13 日）：患者诉咽喉不适感缓解，鼾声明显减轻，食纳、眠可，二便调，左眼白睛发红，舌淡暗，苔薄，脉滑。

前方加木贼 10g，菊花 10g，×10 剂，水煎服，日一剂。

【按语】患者以咽喉部不适，有异物感为主要表现，属中医喉痹病范畴。《素问·阴阳别论》："一阴一阳结，谓之喉痹。"结者，气结痰凝；痹者，闭也。因此，喉痹之辨，重在辨阴阳之症结，突破痹阻。一般治疗此证，多用寒凉之品，而温性药物常被视为禁忌。本案患者为青少年男性，前医用抗炎之蓝芩口服液、五福化毒丸治疗，不效，反复使用寒凉之品，易伤及人体之阳，转为阴证。半夏散及汤出自《伤寒论》："少阴病，咽中痛，半夏散及汤主之。"少阴之脉，其直者上循咽喉，外邪入里，阳不得伸，郁而化火，上灼咽喉，仍用辛温开达，使邪外解，则内火散。方中半夏涤痰散结，桂枝通阳散寒，甘草缓急止痛，曾师在原方基础上加桔梗宣肺利咽祛痰，威灵仙化痰散结通经络。全方宣化散通四法并用，获效。

病案五：李某某，女，57 岁，2022 年 12 月 30 日初诊。

主诉：反复咳痰 12 天，加重 2 天。

病史：患者诉12天前无明显诱因出现恶寒发热、咳嗽咳痰，自行口服感冒药5天，恶寒发热缓解，但咳嗽咳痰进行性加重。近两日，患者感夜间咳嗽加剧，今特来我科门诊，行肺部CT，示双肺感染，建议治疗后复查。实验室检查示：血沉93mm/h，C反应蛋白14.2mg/L。刻下症：咳嗽呈阵发性，夜间重，咳白浓痰，伴乏力、腰背痛、鼻塞、流清涕、食欲减退，夜寐差，二便平。舌质暗，苔白腻，脉紧。既往无特殊病史。

辨证：风寒袭肺。

治法：疏风散寒，宣肺止咳。

选方：止嗽散合葛根汤加减。

荆芥12g	白前10g	白芥子10g	威灵仙10g
桔梗10g	炙甘草5g	陈皮10g	细辛5g
草果6g	姜厚朴10g	葛根30g	桂枝10g
麻黄4g			

×4剂，水煎服，日一剂。

二诊（2023年1月4日）：患者诉咳嗽咳痰减轻，其余症状仍存在。原方续服5剂。

三诊（2023年1月9日）：诉咳嗽咳痰减轻，轻微腰背疼痛，纳可，夜寐差，二便调。

荆芥12g	白前10g	白芥子10g	威灵仙10g
桔梗10g	炙甘草5g	陈皮10g	细辛5g
草果6g	姜厚朴10g	葛根30g	桂枝10g
麻黄4g	全蝎5g	紫苏叶12g	

×5剂，水煎服，日一剂。

【按语】风寒感冒一般病程1周左右，病程迁延不过2周便会自愈。《伤寒论》云："病有发热恶寒者，发于阳也……发于阳，七日愈。"本案患者起初恶寒发热，本应七日愈，但患者自服感冒药后，恶寒发热虽解，但病情仍迁延不愈。《伤寒论》又云："太阳病三日；已发汗，若吐，若下，若温针，仍不解者，此为坏病，桂枝不中与之也。观其脉证，知犯何逆，随证治之。"可见，此时已是"坏病"，病情更为复杂。患者咳嗽咳痰呈阵发性，夜间重，鼻塞、流清涕。其病因为风寒，病位在肺，病机为风寒袭肺，肺气不利，水津不布凝聚成痰饮。伴见腰背痛，腰背为太阳经地界，此为太阳之表余邪未尽。故以止嗽散为主，宣肺理气化痰，兼以葛根汤解表散寒以止痛。

病案六：刘某某，男，65岁，2023年8月8日初诊。

主诉：反复咳痰3年余，再发加重1周。

病史：患者近3年来反复出现咳嗽咳痰，痰黏色白，1周前无明显诱因出现咳嗽咳痰加重，今特来我科门诊就诊，血常规示：白细胞 $3.39×10^9/L$，中性粒细胞百分比 70.4%，淋巴细胞百分比 19.7%；肺部CT示：考虑慢性阻塞性肺疾病合并感染，肺大疱；右肺中上叶病灶，考虑陈旧性病灶；纵隔多发肿大淋巴结；纵隔右偏，心包少量积液；肝内低密度影，建议进一步检查。刻下症：咳嗽咳痰，干咳，痰少质黏色白，活动后胸闷气促，纳差，头晕，夜寐差，夜寐时下肢常抽筋，二便可。舌质暗，苔薄黄，脉滑。

既往史：2008年于南昌某医院行右上肺肺大疱切除术。胃下垂病史3年。

辨证：肺阴亏虚。

治法：滋阴泻火。

选方：黄连阿胶汤加减。

阿胶（烊化）3g	黄连10g	黄芩10g	炒白芍10g
墨旱莲30g	木香10g	首乌藤60g	地黄20g
醋五味子10g	肉桂5g	盐菟丝子30g	麦冬50g
川贝母10g	鸡子黄1枚（开水冲服）		

×4剂，水煎服，日一剂。

二诊（2023 年 8 月 14 日）：患者诉咳嗽咳痰较前减轻，干咳，痰少质黏色白，活动后胸闷气促，纳差，头晕，夜寐差。

阿胶 2g	黄连 5g	黄芩 8g	炒白芍 10g
墨旱莲 20g	木香 3g	首乌藤 30g	地黄 20g
肉桂 2g	盐菟丝子 10g	党参 20g	丹参 10g
川贝母 10g	百合 30g		

×15 剂，水煎服，日一剂。

2023 年 9 月 1 日随访，患者诉已无咳嗽，睡眠改善。

【按语】《伤寒论》中黄连阿胶汤治疗心烦不寐。曾师抓住中医辨证论治的核心，将其活用于治疗咳嗽。本案患者咳嗽咳痰，主要以干咳为主，痰少而质黏，苔黄而脉滑，此为肺中燥热、津液不足，热邪炼津为痰。睡眠差，夜寐时下肢常抽筋，亦为津液不足，阳不入阴则寐差，阴液不足以濡养筋脉则抽筋。黄连阿胶汤，黄连、黄芩可清肺中燥热，阿胶、白芍可滋养肺中阴液，且白芍益阴柔筋止抽筋，又可缓解气道痉挛而止咳。佐以地黄、麦冬、墨旱莲、百合、鸡子黄、菟丝子滋养肺阴，首乌藤安神助眠，川贝母化黏痰。考虑患者年老，体质虚弱，阴阳皆不足，以肉桂、党参温阳益气，木香理气助消化，则阳生阴长。

病案七： 刘某某，男，84 岁，2014 年 2 月 19 日初诊。

主诉： 咳嗽咳痰 1 月余。

病史： 患者 1 个月前无明显诱因出现咳嗽咳痰，咽痒则咳，咳黄白相间痰，易咳出，偶有胸闷，无恶寒发热，无胸痛心慌，纳寐可，二便调。舌质红，苔薄白，边有齿痕。

辨证： 风邪犯肺化热。

治法： 宣肺疏风，清热化痰。

选方： 止嗽散合泻白散加减。

| 荆芥 12g | 紫菀 10g | 白前 10g | 百部 10g |

桔梗 10g	陈皮 10g	甘草 5g	桑白皮 10g
薏苡仁 30g	地骨皮 10g	鱼腥草 20g	僵蚕 10g
浙贝母 10g	桃仁 10g		

×4剂，水煎服，日一剂。

二诊（2024年2月28日）：服药后咳嗽减轻，痰转为白色，偶胸闷，胃脘隐痛。舌质淡红，苔薄白，边有齿痕。

荆芥 12g	紫菀 10g	白前 10g	百部 10g
桔梗 10g	陈皮 10g	甘草 5g	僵蚕 10g
蜜麻黄 5g	法半夏 10g	茯苓 20g	款冬花 10g
吴茱萸 3g	紫苏叶 12g		

×5剂，水煎服，日一剂。

【按语】 初诊时患者咽痒则咳，此为风邪犯肺，风邪引动致肺中气机不利则咽痒而咳；痰色黄白相间，舌质红，此为内有郁热。故初诊曾师以止嗽散合泻白散加减宣肺疏风、清热化痰。紫菀、百部温润化痰；荆芥、僵蚕祛风止痒；白前降气化痰，桔梗宣肺化痰，恢复肺之宣降；桑白皮、鱼腥草、薏苡仁、浙贝母清肺化痰；地骨皮清散郁热；桃仁活血化瘀。二诊患者黄痰转变为白痰，内热已清。患者舌边有齿痕，平素脾虚湿盛，这是体质。患者偶感风寒，肺气闭郁，产生暂时的痰热邪气，服药后痰热邪气祛除，转变为正虚的主要矛盾，因此二诊方中加入法半夏、吴茱萸、紫苏叶温中化痰。

病案八： 谭某，女，15岁，2024年3月25日初诊。

主诉： 咳痰伴喘鸣数月。

病史： 患者数月前偶感风寒反复出现咳嗽咳痰，于当地医院检查胸部CT，示肺部炎症，治疗半个月症状稍有改善，时常反复。刻下症：咳嗽咳痰，夜间明显，咳嗽白色泡沫样痰，量多，平卧时喘息痰鸣明显，痰难咳出，胸部胀闷，喉咙痒，流清涕，遇冷易发,纳可,寐安,二便调,月经调。舌质淡红,苔白腻,脉滑。

既往史:过敏性鼻炎病史。早产儿。

过敏史:粉尘过敏。

辨证:痰饮郁结,肺气上逆。

治法:宣降肺气,止咳化痰。

选方:射干麻黄汤加减。

| 射干 10g | 蜜麻黄 10g | 细辛 6g | 五味子 5g |
| 炙甘草 5g | 紫菀 10g | 款冬花 10g | |

×4剂,水煎服,日一剂。

二诊(2024年3月29日):咳嗽好转,无恶寒发热,无口干口苦,食纳可,大便调,饮水多则尿频。舌尖略红,苔薄白。脉缓。

| 射干 10g | 蜜麻黄 10g | 细辛 6g | 五味子 5g |
| 炙甘草 5g | 紫菀 10g | 款冬花 10g | 瓜蒌皮 20g |

×4剂,水煎服,日一剂。

【按语】患者素有过敏性鼻炎病史,此为肺气不足、内有伏饮,一旦感受风寒邪气,则易引动伏饮出现喘息痰鸣症状。射干麻黄汤主治"咳而上气,喉中水鸡声"(《金匮要略·肺痿肺痈咳嗽上气病脉证治第七》)。该案患者反复出现咳嗽、咳痰、喘息症状,遇冷加重,病因为寒饮伏肺,故流清涕;寒饮上泛,肺气不降,故胸闷,平卧则喘鸣。方以射干麻黄汤加减,麻黄宣肺散寒,射干止咳化痰,细辛温化痰饮,五味子收敛耗散之肺气,紫菀、款冬花降气化痰止咳。诸药相配,共奏宣降肺气、止咳化痰之功。二诊,患者痰鸣、胸闷仍明显,加瓜蒌皮助宽胸化痰。

病案九:王某某,男,49岁,2023年6月30初诊。

主诉:干咳1周。

病史:患者于1周前无明显诱因出现干咳,夜间甚,未予重视。今特来我科门诊就诊，抽血查血常规未见明显异常，C反应蛋白18.4mg/L，血沉85mm/h，糖化血红蛋白10.2%，空腹血糖13.02mmol/L。胸部CT示：考虑左肺下叶炎症并脓肿形成；纵隔多发结节状淋巴结；冠状动脉钙化。刻下症：干咳，夜间甚，咽痛，纳可，二便调，寐可，无发热畏寒，无胸闷心慌。舌质暗红，苔腻薄黄，脉滑数。

既往史：患者既往有糖尿病病史2年余，未服药治疗。

辨证：肺热壅盛，痰瘀交阻。

治法：清肺化痰，祛瘀消痈。

选方：千金苇茎汤合二陈汤、桔梗甘草汤加减。

芦根 20g	薏苡仁 30g	桃仁 10g	桔梗 10g
甘草 5g	陈皮 10g	法半夏 10g	茯苓 20g
浙贝母 10g	党参 10g	瓜蒌皮 20g	桑白皮 10g

×4剂，水煎服，日一剂。

嘱患者糖尿病饮食，口服西药二甲双胍恩格列净片（1片 bid 随餐服）及西格列汀片（100mg qd 餐前）降血糖，监测血糖变化。

二诊（2023年7月4日）：患者诉咳嗽明显减轻，偶咳白黏痰，但感胸部隐痛。

桔梗 10g	甘草 5g	陈皮 10g	法半夏 10g
茯苓 20g	瓜蒌皮 30g	干姜 8g	姜厚朴 20g
炒枳壳 10g	草豆蔻 6g	浙贝母 10g	党参 20g

×3剂，水煎服，日一剂。

三诊（2023年7月10日）：7月5日复查肺部CT示：考虑左肺下叶炎症并脓肿形成，较前片稍吸收；纵隔多发结节状淋巴结；冠状动脉钙化。患者诉胸部隐痛已不明显，偶尔咳嗽咳痰，白色黏痰。

桔梗 10g	甘草 5g	陈皮 10g	法半夏 10g
茯苓 20g	干姜 6g	姜厚朴 20g	炒枳壳 10g
草豆蔻 6g	浙贝母 10g	党参 20g	

×15剂，水煎服，日一剂。

【按语】西医的肺脓肿属于中医的肺痈范畴。患者无恶寒发热等外感症状,借鉴胸部 CT 检查结果,可以辨病为肺痈。患者无明显胸闷胸痛、咳吐浊痰,仅表现为夜间干咳甚,因为此时正处于成痈期。成痈期风热邪毒郁于肺部,津液失于布散,为热邪灼津为痰,痰瘀互结于肺部,则不咳吐痰;肺气失于宣降,则咳嗽连连。故初诊以芦根、薏苡仁、瓜蒌皮、桑白皮清肺化痰,佐以法半夏、茯苓、陈皮、浙贝母化痰散结,桃仁祛瘀,桔梗宣肺助排痰,党参、甘草益气扶正。二诊患者咳嗽减轻,考虑患者咳白黏痰,肺热并不甚;胸部隐痛,以痰瘀互结为主。故仍以桔梗甘草汤合二陈汤加减,去清肺化痰之品,加入行气宽胸之品,以宣肺化痰散结。三诊复查胸部 CT,肺脓肿已有好转,且症状明显改善,效不更方续服 15 剂。

病案十:肖某某,女,68 岁,2024 年 3 月 25 日初诊。

主诉:咳嗽咳痰 1 周。

病史:患者 1 周前出现咳嗽咳痰,于当地医院行肺部 CT 检查示:肺部炎症,予抗感染治疗 5 天,症状无明显改善。刻下症:咳嗽咳痰,咳黄痰带血丝,胸闷胸痛,动则喘,端坐呼吸,全身酸痛,左肩部疼痛明显,汗出后畏寒,纳呆,口干口苦,喜饮,恶心欲呕,二便调,寐差。舌质稍红,苔黄腻,脉滑数。

辨证:太阳风寒兼少阳经郁热。

治法:疏散风寒,清化热痰。

选方:柴胡桂枝汤加减。

桂枝 10g	炒白芍 10g	炙甘草 5g	柴胡 12g
法半夏 10g	黄芩 10g	党参 10g	鱼腥草 20g
浙贝母 10g			

×4 剂,水煎服,日一剂。

【按语】曾师在临床上常抓主证,《伤寒论》云"伤寒中风,有柴胡证，但见一证便是，不必悉具"，又云"伤寒五六日，呕而发热者，柴胡汤证具"。该患者咳嗽咳痰1周，全身酸痛，汗出恶寒，仍有太阳表邪；出现口干口苦，恶心欲呕，是太阳经邪气已传入少阳经，少阳经气郁遏化火则口干口苦，干扰胃气则恶心欲呕。咳黄痰，此为内有痰热，为邪热犯肺，肺气不利，津液失于布散，炼津为痰。故以柴胡桂枝汤加减，既散太阳表寒，又清少阳热邪，加鱼腥草、浙贝母清化热痰，党参扶正益气。

病案十一：李某某，女，70岁，2019年11月6日初诊。

主诉：反复咳嗽咯血两年余，再发加重1周。

病史：患者因反复咳嗽咯血，经门诊胸部CT检查辨病为支气管扩张，这两年多来反复咳嗽咯血，多次在我院胸外科住院治疗。此次1周前发病，咳嗽，痰黄黏稠，口干，咽部不适，咯血，血色鲜红，时多时少，胸胁胀满。在我院胸外科住院治疗，用两种止血针剂静脉滴注，症状稍缓解，偶尔痰中夹有血丝，患者要求中医会诊协助治疗。刻下症：咳嗽，气促，痰黄黏稠，量多，不易咳出，口干口苦，咽干，胸胁胀满疼痛，情绪不畅，性急易怒，心烦，形体瘦高，食纳可，小便黄，大便干结，睡眠差，舌质暗红，苔薄黄，脉弦细数。

辨证：肝阴不足，肝火犯肺。

治法：养阴清肝，化痰止血。

选方：木火刑金汤（自拟）加减。

代赭石 15g	生白芍 15g	生地黄 15g	枸杞子 10g
川楝子 8g	白及 10g	侧柏叶 10g	芦根 10g
瓜蒌子 10g	薏苡仁 20g	黄芩 10g	炒栀子 10g
瓜蒌皮 10g			

×7剂，水煎服，日一剂。

二诊（2019年11月13日）：服中药后，咳嗽气促减轻，痰量减少，色黄稍黏。咯血止，稍口苦口干，咽干，胸胁胀满减轻，性急易怒，食纳可，二便畅，睡眠改善，舌质暗红，苔薄黄，脉弦细数。

辨证：肝肾阴虚，肝火犯肺。

治法：养阴平肝化痰。

方拟：

代赭石 15g	生白芍 15g	生地黄 15g	枸杞子 10g
川楝子 8g	瓜蒌子 10g	薏苡仁 15g	芦根 10g
黄芩 10g	炒栀子 10g	瓜蒌皮 10g	

×7剂，水煎服，日一剂。

三诊（2019年11月20日）：服药后，无咳嗽咳痰，稍口干咽干，胸胁稍胀，性急易怒，饮食、二便、睡眠正常。舌质暗红，苔薄，脉弦细数。

辨证：肝肾阴虚，肝火偏旺。

治法：养阴清肝。

选方：一贯煎合二至丸加味。

生地黄 15g	北沙参 15g	当归 10g	枸杞子 10g
麦冬 10g	川楝子 6g	女贞子 10g	墨旱莲 10g
刺蒺藜 10g	炒栀子 10g	夏枯草 15g	

×7剂，水煎服，日一剂，分两次服。

【按语】《素问·咳论》云："皮毛者，肺之合也。皮毛先受邪气，邪气以从其合也。其寒饮食入胃，从肺脉上至于肺则肺寒，肺寒则外内合邪因而客之，则为肺咳。"又云："五脏六腑皆令人咳，非独肺也。"明确指出外邪犯肺、内邪干肺、五脏六腑功能失调，均可干扰肺，邪犯于肺，肺失宣肃，肺气上逆则咳嗽。因此咳嗽不只限于肺，但也离不开肺。患者常年情绪不佳，肝郁化热，灼伤肝阴，肝火偏旺，故性急易怒，口干口苦，咽干，胸胁胀满疼痛，大便干结；心肝火旺，故心烦，眠差；肝火犯肺，木火刑金，故咳嗽，气促，痰多，色黄黏稠不易咳出。舌质暗红，苔薄黄，脉弦细数，均为肝阴不足、肝火偏旺之征。木火刑金汤乃曾师治疗肝火犯肺所致咳嗽之经验方。方中生白芍、生地黄、枸杞子滋养肝肾，肝之性体阴而用阳，肝阴充足则肝阳内敛；少佐川楝子疏肝行气，防养阴滋腻影响肝之用阳（疏泄之功）。代赭石苦寒重坠，平抑肝阳，重镇降逆，凉血止血，取之上部出血采用沉降之品。白及、侧柏叶苦寒，收敛凉血止血。芦根、薏苡仁取千金苇茎汤之意，清肺化痰，用于肺热咳脓痰。瓜蒌皮、瓜蒌子清热理气，润肺化痰。黄芩尤善清肺热，为治肺热咳嗽要药。炒栀子清肝火、凉血止血。二诊，诸症改善，咯血止，去白及、侧柏叶，仍拟木火刑金汤加味，守养阴平肝化痰之法。三诊咳嗽诸症平，治法思路为固本防复。鉴于患者肝阴不足、肝火偏旺之体质，平调肝之阴阳，方拟一贯煎合二至丸加味，养肝肾之阴，少佐清肝平肝之品。

病案十二： 孟某，女，24岁，2022年3月3日初诊。

主诉：孕39天，咳嗽伴鼻塞流涕、咽痛1周。

病史：患者平素月经规律，末次月经2022年1月23日，1周前因着凉后出现鼻塞流清涕，恶寒发热，咽干咽痛，咳嗽，痰少色白，患者自购风寒感冒颗粒服用，热退，仍有鼻塞流涕，咽痛，咳嗽。因月经过期未至，患者于停经35天自测尿HCG（+），因畏惧药物对胚胎的影响，患者未再服用任何药物治疗，仅以食疗为主。昨天咳嗽加重，阵发性呛咳，痰黄白相间，痰黏稠，咳时胸痛腹痛，气促，咽干，口渴欲饮，今日来我院中医科就诊，在门诊再次测尿HCG（+）。刻下症：食欲欠佳，眠差，二便畅，舌红，苔薄黄腻，脉细滑偏数。

辨证：阴虚肺燥。

治法：养阴润肺，止咳安胎。

选方：百合固金汤加减。

百合 10g	浙贝母 10g	桔梗 10g	生甘草 5g
生地黄 10g	麦冬 10g	桑叶 10g	百部 10g
陈皮 10g	蜜麻黄 4g	茯苓 20g	紫苏梗 10g
枇杷叶 10g	桑白皮 10g		

×7剂，水浓煎，日一剂，分两次少量频服。

二诊（2022年3月11日）：患者自诉咳嗽明显减轻，痰少，痰黄白相间，痰黏稠，咳时无胸痛腹痛，咽干，3月3日阴道少量流血一天，卧床休息，第二天出血止。舌红，苔薄黄，脉细滑偏数。仍予养阴润肺、止咳安胎治法，百合固金汤合寿胎丸加减：

百合 10g	浙贝母 10g	桔梗 10g	生甘草 5g
生地黄 10g	麦冬 10g	桑叶 10g	百部 10g
陈皮 10g	桑白皮 10g	菟丝子 20g	杜仲 15g
桑寄生 20g	白术 12g		

×5剂，水浓煎，日一剂，分两次少量频服。

三诊：（2022年3月24日）：患者自诉服药后诸症皆平。舌红，苔薄白，脉滑偏数。嘱患者慎起居，调饮食。

【按语】 咳嗽是上呼吸道感染的一个常见症状，这是一个常见病、多发病，尤其是妊娠妇女，稍有不慎就易感。孕妇出现咳嗽，不但影响本身，还会导致胎儿的发育异常。《陈素庵妇科补解·胎前杂症门》："妊娠咳嗽因感冒，寒邪伤于肺经，以致咳嗽不已也。肺主气，外合皮毛，腠理不密，则寒邪乘虚入肺。……或有痰，或无痰，名曰子嗽，久则伤胎，宜紫菀汤。"孕妇咳嗽，因处于特殊时期——妊娠期，临床治疗较棘手，主要担心药物对胚胎的影响，中医药安全有效且优势凸显，但用药也有讲究，不能过用降气、豁痰、滑利等伤胎药物，还有妊娠用药禁忌。子嗽病机，应考虑妊娠的特殊生理状态：阴虚不足，阳气偏亢，肺卫不固，又易外感。病机责之阴虚火旺、痰饮内停，肺失宣降。常见的病因病机为阴虚肺燥、脾虚痰饮，可根据咳嗽特点、痰的性状，结合全身情况、舌脉进行辨证，治法重在治肺，以化痰止咳为主，同时遵循"治病与安胎并举"的原则，固护胎元。

此患者因畏惧药物的副作用，就诊时咳嗽已加重，呈阵发性呛咳，痰黄白相间，痰黏稠，咳时胸痛腹痛，气促，咽干，口渴欲饮，说明孕后阴血亏虚，阴虚火旺，灼伤肺津，肺失清肃，当以养阴润肺、止咳安胎为要，选百合固金汤加减。《医宗金鉴·妇科心法要诀·子嗽证治》："有阴虚火动痰饮上逆，有感冒风寒之不同。"百合固金汤养阴润肺，当归、熟地黄有活血动胎及滋腻之弊，故去除。枇杷叶润肺止咳，蜜麻黄止咳平喘，桑白皮宣肺化痰止咳，紫苏梗行气宽胸、安胎，桑叶、浙贝母清热化痰，陈皮、茯苓健脾理气化痰。首诊后患者出现阴道少量流血一天，说明子嗽宜尽早诊治，否则容易动胎。故二诊患者就诊时，虽咳嗽明显减轻，咳时无胸痛腹痛，仍予养阴润肺、止咳安胎治法。选用百合固金汤合寿胎丸加减，固肾安胎。三诊患者诸症皆平，复查B超正常。

病案十三： 杨某某，女，83岁，2022年8月2日初诊。

主诉： 咳嗽痰多2周。

病史： 患者2022年6月28日因外伤致左侧多处肋骨骨折，在我院胸外科行手术治疗，术后转ICU继续治疗，一直行呼吸机辅助通气，吸痰，抗感染、化痰平喘等治疗。因肺部感染严重，充血水肿，气道易痉挛，难以脱机拔管，予气管切开。其中突发一次呼吸心搏骤停。刻下症：神志清楚，呼之能应，喉中痰鸣，气喘，吸出的痰多，痰黄稠，无发热，大便干结，两日未行。唇焦，舌质暗红，舌体胖大，苔黄腻，脉浮滑数。

辨证： 痰瘀互结。

治法： 化痰泄热，通瘀排脓。

选方： 千金苇茎汤加味。

薏苡仁 20g	冬瓜仁 20g	桃仁 8g	桔梗 10g
芦根 10g	黄芩 10g	鱼腥草 20g	浙贝母 10g
桑白皮 10g	苦杏仁 10g	瓜蒌皮 10g	赤芍 10g
三七 5g	泽兰 10g	益母草 10g	

×3剂，水煎服，日一剂，分两次鼻饲。

二诊（2022年8月5日）：喉中痰鸣减轻，吸出的痰量减少，淡黄色，稍黏稠。大便已解，一日一行，舌质暗红，舌体胖大，苔薄黄腻，脉浮滑数。守原方再进3剂。

三诊（2022年8月8日）：无痰鸣气喘，吸出的痰呈淡黄色，量少，双下肢肿胀、粗大，似象皮腿。彩超示双下肢动静脉未见血栓。二便畅，眠可。舌质暗红，苔薄白腻，脉滑。

辨病：水肿。

辨证：血水互结。

治法：活血利水。

选方：桃红四物汤加味。

桃仁 10g	红花 5g	生地黄 10g	当归 10g
川芎 10g	赤芍 10g	川牛膝 10g	泽泻 10g
车前子 10g	通草 10g	大腹皮 10g	陈皮 10g

×3剂，水煎服，日一剂，分两次鼻饲。

四诊（2022年8月11日）：已脱机，神志清楚，能简单交谈，吸出的痰呈白色，量少。双下肢肿胀明显减退。二便畅，眠可，舌质暗红，苔薄腻，脉滑。守前方再进3剂。

随访，双下肢肿胀消退。

【按语】《素问·灵兰秘典论》："肺者，相傅之官，治节出焉。"体现了肺在五脏功能中的重要性，即传达君主的号令。具体功能表现以下几方面。《素问·五脏生成篇》："诸气者，皆属于肺。"肺主呼吸之气和一身之气；《素问·经脉别论》："脾气散精，上归于肺，通调水道，下输膀胱。水精四布，五经并行。"肺主通调水道；《素问·经脉别论》:"脉气流经,经气归于肺,肺朝百脉,输精于皮毛。"肺主血液运行,产生宗气,宗气走息道行呼吸,贯心行血。总之,肺为相傅之官。患者外伤致肋骨骨折,伤肺,肺主一身之气功能受损,调理气机功能失常,并影响肺的宣发肃降功能,具体讲肺失宣发布津功能,肺失肃降排浊功能,致水道受阻,津液停聚,成痰成饮,且不易排出,日久蕴而化热,痰热内蕴。肺功能受损,血行不畅,加之外伤,瘀血内停,痰瘀互结于胸中,故喉中痰鸣、气喘,痰多色黄稠。肺与大肠相表里,肺伤,肃降功能失司,故大便干结,两日未行。千金苇茎汤化痰泄热、通瘀排脓,黄芩、鱼腥草清肺热、排脓;浙贝母、瓜蒌皮清热化痰,利气宽胸;苦杏仁降气止咳平喘,润肠通便;桑白皮泻肺火并泻肺中水气而平喘咳;泽兰、益母草活血利水;赤芍、三七活血散瘀。治法遵循肺的功能:调理气机,恢复水道,促进血行,痰瘀一并而除。三诊出现了双下肢肿甚,在排除下肢血栓的情况下,遵循《金匮要略·水气病脉证并治第十四》云:"病有血分,水分,何也?师曰:经水前断,后病水,名曰血分。""妇人则经水不通,经为血,血不利则为水,名曰血分。"血分先见经闭,后病水气,因经血闭阻不通,影响水液运行而致水肿。阐述血分与水分,以妇人经病为例,临床不局限于妇人。患者三诊因瘀血阻滞,水津运行受阻,血水同病,故双下肢水肿,治以活血利水,瘀下水行,则水肿消退。桃红四物汤活血祛瘀;牛膝、通草化瘀利尿,取祛湿利小便之义;泽泻、车前子利湿化浊;大腹皮、陈皮行气利水消肿。诸药共行活血利水之功,患者水肿消退。

病案十四: 周某某,女,82岁,2024年3月22日初诊。

主诉:咳嗽1周。

病史:患者1周前偶感风寒,出现咳嗽咳痰,咳时漏尿,自行服用苏黄止咳胶囊、甘草片,症状似有缓解,今特来寻求中医治疗。刻下症：咳嗽咳痰，痰少难咳，白痰，咳声急促，咳甚漏尿，汗出，怕热，手足麻木抽筋，纳差，寐差，大便可，小便频，无胸闷胸痛，无发热恶寒。舌质暗，苔薄黄，脉浮数。

既往史：脑缺血病史。

辨证：寒饮伏肺兼有里热。

治法：温化寒饮，兼清里热。

选方：小青龙加石膏汤加减。

干姜 6g	桂枝 8g	麻黄 8g	炒白芍 10g
炙甘草 6g	细辛 6g	法半夏 10g	五味子 8g
党参 20g	生石膏 20g		

×7剂，水煎服，日一剂。

【按语】 患者为老年女性，偶感风寒，无明显发热恶寒症状，寒邪从太阳卫表直接侵袭肺部，肺失肃降，气机升降失调出现咳嗽，津液失于输布聚为痰饮。患者年老体弱，素体肺肾不足，咳嗽太甚，肺气不能接续，《黄帝内经》载"肺为水之上源"，水气渗利则漏尿。痰白为寒，为阳气不能温化痰饮。但患者同时出现怕热，汗出，苔薄黄，脉浮且数，是内有郁热之征。故以小青龙汤加石膏，温化痰饮又能清里热。因患者肺肾不足有漏尿症状，加党参补益肺气，五味子敛肺止咳兼能固肾缩尿。

哮 喘

病案一： 张某某，女，56岁，2023年9月27日初诊。

主诉：胸闷气喘半年。

病史：半年前无明显诱因开始出现胸闷、气喘，在多处治疗无缓解，后至某医院治未病中心住院治疗稍好转，现每日使用沙美特罗吸入剂及其他止咳平喘药物维持治疗，停药后反复。刻下症：胸闷、气喘，咳嗽，时有白痰咳出，痰液清稀，咽痒，咽部有异物感，左侧胸部稍疼痛，口干欲饮，口苦，食纳可，易胃痛、腹胀，不易出汗，大小便可，睡眠一般。舌质淡红，苔白，脉弦细。行肺部CT示肺部无明显异常。

辨证：寒饮伏肺。

治法：温肺化饮。

选方：小青龙汤加减。

麻黄 8g	桂枝 10g	干姜 6g	细辛 5g
法半夏 10g	炙甘草 5g	白芍 9g	五味子 6g
前胡 9g	黄芩 9g	厚朴 10g	

×3剂，水煎服，日一剂。

二诊（2023年10月7日）：3剂药服后感胸闷、腹胀好转，咳痰好转，仍咳嗽、咽痒，于前方基础上加紫菀10g、僵蚕10g，继续口服5剂。

另：停服止咳平喘等西药，沙美特罗吸入剂继续使用。

三诊（2023年10月13日）：咳痰减少，胸闷好转，无腹胀，无胸部疼痛，无明显口苦，仍有咳嗽、咽痒，已按医嘱停用止咳平喘等西药，沙美特罗吸入剂一天2次，一次一吸，舌质淡红，苔白，脉弦。用药如下：

蜜麻黄 6g	桂枝 10g	干姜 10g	苦杏仁 8g
炙甘草 5g	白芍 9g	五味子 6g	前胡 9g
桔梗 8g	僵蚕 10g	紫菀 10g	瓜蒌皮 10g
枳壳 10g			

×7剂，水煎服，日一剂。

四诊（2023年11月21日）：已停用沙美特罗，咳嗽、咳痰、胸闷症状无加重，控制平稳，上方续服10剂。

【按语】《伤寒论》中谈到"伤寒表不解，心下有水气，干呕，发热而咳，或渴，或利，或噎，或小便不利，少腹满，或喘者，小青龙汤主之"。患者咳喘痰多清稀，苔白脉弦，属寒饮。寒饮内停，阻滞气机，肺气上逆则咳喘、胸闷，外感寒邪，侵袭肺卫，咽喉不利则咽痒，寒饮日久化热则见口苦。治肺不远温，用药不避温，方中麻黄宣发肺气而平喘咳，桂枝化气行水以利里饮之化，麻黄、桂枝两药合用辛温散寒，以解表邪，干姜、细辛、五味子三味药一温、一散、一敛，为治疗寒饮的基本结构，白芍酸收，能益阴养血，制约麻黄、桂枝发散太过，半夏燥湿化痰，厚朴燥湿行气除胀，前胡化痰止咳，黄芩苦寒以清化湿热之邪；二诊咳嗽、咽痒明显，加僵蚕化痰止痒通络，紫菀加大止咳化痰之力；三诊患者症状明显好转，减轻发散之力，生麻黄改为蜜麻黄，细辛辛温走窜力强，减之，加桔梗利咽，加瓜蒌皮、枳壳行气宽胸。

病案二： 周某某，男，87岁。2023年10月18日初诊。

主诉：反复咳喘10余年，再发加重3天。

病史：患者素有慢性阻塞性肺疾病病史，年老体弱，多年来反复发作咳喘，都是在曾师处服中药治疗后好转，3天前不慎感寒咳喘复发，再次来曾师处就诊。刻下症：咳嗽气喘，劳则加重，呼多吸少，头晕气短，觉痰堵在喉间，辘辘有声，痰多色白，胸部满闷，纳差，大便难解且量少，小便清长，双脚无力，寐差。舌质暗淡，苔中间少，边黄腻。脉左寸弱，余滑小数。

辨证：上盛下虚。

治法：降气平喘化痰，温肾纳气。

选方：苏子降气汤加减。

紫苏子12g	法半夏10g	当归10g	前胡10g
姜厚朴10g	生姜3g	大枣4g	陈皮10g
茯苓20g	肉桂10g	补骨脂10g	党参15g

×15剂，水煎服，日一剂。

半个月后随访，患者诉咳喘已平。

【按语】 该患者屡因咳喘发作于曾师处治疗,收效良好。患者年老体弱,素有慢性阻塞性肺疾病病史,稍感受风寒则病作。患者喘咳,痰多,胸闷,是肺气虚,宣降失常,津液失于布散化为痰湿壅盛于上,是谓"上实";双脚无力,小便清长,呼多吸少,是肾阳不足,水泛为痰,肾不纳气,是谓"下虚"。肾阳不足,虚阳浮于上,痰涎借此而上盛之势愈加,则见喉中痰鸣辘辘有声。"呼出心与肺,吸入肾与肝",肾失潜藏则呼多吸少。患者大便难解且量少,此为肺虚失肃降,肺与大肠相表里,传导无力所致。患者舌苔黄腻,考虑食物所致染苔,非体内有湿热之邪所致。方中紫苏子降气化痰、平喘止咳为君;佐以半夏、前胡、厚朴、陈皮降气化痰平喘;党参、生姜、大枣补中益气;当归助止咳平喘,又能润肠通便;肉桂、补骨脂温补肾阳,纳气平喘。全方补虚泻实,上下兼顾,标本兼治,面面俱到,故能有此效。

病案三: 李某某,女,74岁,2023年1月4日初诊。

主诉: 发作性喉中痰鸣气喘10余年,再发2天。

病史: 患者10余年来反复出现发作性喉中痰鸣气喘,经抗感染、雾化等治疗可好转,但时常发作。2天前因饮食不当致喉中哮鸣,声如拉锯,呼吸困难,喘急胸满,但坐不得卧,咳痰黏腻难出,白色泡沫状痰液,无明显发热恶寒等症状,自觉鼻、咽、眼、耳发痒,鼻塞流涕,胸部憋闷。刻下症:喉中痰鸣,咳白色痰,头面部瘙痒,胸闷气喘。舌苔厚浊,脉滑实。

辨证: 风痰束肺。

治法: 祛风涤痰,降气平喘。

选方: 三子养亲汤加味。

白芥子 10g	紫苏子 10g	莱菔子 10g	麻黄 6g
法半夏 6g	苦杏仁 10g	僵蚕 6g	厚朴 12g
陈皮 10g	茯苓 12g		

×5剂,水煎服,日一剂。

二诊（2023年1月9日）：患者自诉用药后喉中哮鸣、呼吸困难、喘急胸满改善，但患者仍有咳嗽咳痰，遂前方加桔梗10g、白前8g止咳化痰，10剂巩固疗效。

1个月后随访，患者自诉药后症状明显好转。

【按语】《素问·阴阳别论》中言"阴争于内，阳扰于外，魄汗未藏，四逆而起，起则熏肺，使人喘鸣"，明确地描述了哮病的症状。汉·张仲景《金匮要略·肺痿肺痈咳嗽上气病脉证治第七》篇曰："咳而上气，喉中水鸡声，射干麻黄汤主之。"明确指出了哮病发作时的特征及治法，并从病理上将其归属于痰饮病中的"伏饮"证。《金匮要略·痰饮咳嗽病脉证并治第十二》篇中指出"膈上病痰，满喘咳吐，发则寒热，背痛腰疼，目泣自出，其人振振身瞤剧，必有伏饮"。元代朱丹溪首创哮喘病名，在《丹溪心法》一书中有专篇论述，并认为"哮喘必用薄滋味，专主于痰"，提出"未发以扶正气为主，既发以攻邪气为急"的治疗原则。年老患者易中虚，纳运无权，饮食不当致停食生痰，痰盛壅肺，肺失宣降。外加患者既往浊痰伏肺，外邪引触，肺气郁闭，升降失司，故见喉中哮鸣、声如拉锯、呼吸困难、喘急胸满等症；风性游走数变，故头面部瘙痒；舌苔厚浊，脉滑实，为风痰束肺之征。治当祛风涤痰，降气平喘。选方三子养亲汤加味。方中白芥子温肺化痰，利气散结；紫苏子降气化痰，止咳平喘；莱菔子消食导滞，下气祛痰；麻黄宣肺平喘；苦杏仁、僵蚕祛风化痰；厚朴、半夏降气化痰；陈皮燥湿化痰；茯苓健脾化痰；诸药合用，共奏祛风涤痰，降气平喘之功。二诊时，患者咳嗽咳痰，加用桔梗、白前止咳化痰。

肺胀

病案： 夏某，男，74岁，2019年9月9日初诊。

主诉：反复咳嗽、咳痰二十余年，加重1周。

病史：患者二十年来反复出现咳嗽、咳痰，秋冬加重，春夏减轻，咳白色黏痰，偶有黄痰，量中等。无恶寒，无发热，无咯血、胸痛，经常自行服用消炎、止咳等药物，症状可缓解。每年发作2～3次。受凉后易发作。1周前因生活起居不慎，出现咳嗽咳痰，气急，痰多，黄稠。行走爬楼感觉胸闷气喘，鼻塞流清涕，纳可，睡眠差，二便畅。舌质红，苔黄腻，脉滑数。

辨证：风寒外束，痰热内蕴。

治法：宣肺降气，清热化痰。

选方：定喘汤加减。

白果 8g	麻黄 10g	款冬花 10g	法半夏 10g
桑白皮 10g	紫苏子 10g	黄芩 10g	甘草 5g
苦杏仁 10g	鱼腥草 20g	川贝母 10	

×5剂，水煎服，日一剂，分两次服。

二诊（2019年9月14日）：咳嗽、咳痰减少，痰黄黏稠，胸闷气喘减轻，纳可，眠可，二便畅，舌质淡红，苔薄黄腻，脉滑。守前方再进5剂。

三诊（2019年9月20日）：偶有咳嗽，晨起咳白痰，易咳出，胸闷气喘缓解。舌质淡红，苔薄白，脉滑。治法为健脾祛痰，拟止嗽散和四君子汤加减。

| 桔梗 10g | 甘草 5g | 紫菀 10g | 陈皮 10g |
| 款冬花 10g | 茯苓 15g | 党参 15g | 白术 10g |

×5剂，水煎服，日一剂，分两次服。

【按语】肺胀病名首见于《黄帝内经》。《灵枢·胀论》曰："肺胀者，虚满而喘咳。"《灵枢·经脉》曰："肺手太阴之脉……是动则病肺胀满，膨膨而喘咳。"指出本病的病因病机、临床表现。《金匮要略·肺痿肺痈咳嗽上气病脉证治第七》则进一步明确指出肺胀的临床表现，"咳而上气，此为肺胀，其人喘，目如脱状"。清代张璐《张氏医通·肺痿》云："盖肺胀实证居多。"李用粹《证治汇补·咳嗽》曰："又有气散而胀者，宜补肺，气逆而胀者，宜降气，当参虚实而施治。"指出肺胀分虚实辨治。如今认识，肺胀是慢性老年性疾病，迁延日久，属本虚标实证，久病正虚，病理因素为痰浊、水饮、血瘀。肺、肾、心、脾脏气亏虚为本，痰浊、水饮、血瘀互结为标。外感诱发时即急性期偏邪实，平时偏本虚。本病症1周前受凉后发病，外邪束表，内在病理为痰热内蕴，以标实为主，治法以祛邪为主，故用定喘汤宣肺清热化痰，鱼腥草清肺热，川贝母清热化痰止咳。二诊服药后，诸症缓解，偶有咳嗽咳痰。缓解期治本。肺病易及脾，脾为生痰之源，肺为贮痰之器，缓解期宜健脾固本，以杜绝生痰之源，并可培土生金。肺胀多为冬季发作，夏天缓解。嘱患者夏季阳气盛时固本培元，服用参蛤散，冬病夏治，治未病，防秋冬发病。

第二章 心系病证

心悸

病案一： 胡某某，男，60岁，2023年11月7日初诊。

主诉：劳累后心悸数天。

病史：患者数天前因劳累后突发心悸，休息不能缓解，因长期在曾师处调理脾胃，故求治于曾师处。心电图检查示：窦性心动过速，心率173次/分，舌淡红，苔薄白，脉疾。平素怕冷。

辨证：心阳不足证。

治法：温通心阳，复脉定悸。

选方：桂枝甘草汤加减。

| 桂枝 10g | 炙甘草 10g | 党参 20g | 五味子 10g |
| 藿香 10g | 远志 10g | | |

×3剂，水冲服，日一剂。

服药后，患者心悸症状缓解。

【按语】《景岳全书》："怔忡之病，心胸筑筑振动，惶惶惕惕，无时得宁者是也。……此证惟阴虚劳损之人乃有之，盖阴虚于下，则宗气无根，而气不归原，……虚微者动亦微，虚甚者动亦甚。"患者体弱,脾胃功能不健,化生宗气不足,成为心悸怔忡之根,又晨起劳累,劳则气耗,故而引发心悸怔忡。因其平素怕冷明显,阳虚可证。故而用桂枝甘草汤补助心阳,生阳化气,方简而药专。桂枝甘草汤出自《伤寒论》:"发汗过多,其人又手自冒心,心下悸欲得按者,桂枝甘草汤主之。"清代王子接《绛雪园古方选注》曰:"桂枝复甘草,是辛从甘化,为阳中有阴,故治胸中阳气欲失。"桂枝本营分药,得甘草则内补营气而养血,从甘也。此方用桂枝为君,炙甘草为佐,以补心之阳。甘温相得,气和而悸自平。曾师加党参、五味子以增强益气和营敛阴之功;藿香芳香以醒脾化湿,照顾脾胃旧病;远志养心安神。全方共奏温心阳,复脉定悸之功。

病案二: 刘某某,男,74岁,2024年6月5日初诊。

主诉:反复心悸气喘4月余。

病史:患者曾于年初行冠状动脉支架植入术,后出现起身太快则心慌气喘,胆怯头晕,口干微口苦,纳可,大便2~3次/日,寐差易醒,下肢络脉迂曲,舌淡胖,苔白厚腻,舌下少量瘀点,苔中小裂纹,脉滑。

辨证:痰湿阻滞。

治法:益气健脾,化痰除湿。

选方:温胆汤加味。

陈皮 10g	法半夏 10g	茯苓 20g	枳实 10g
竹茹 10g	红曲 6g	龙骨 20g	党参 30g
合欢皮 60g	郁金 10g		

×7剂,水煎服,日一剂。

二诊(2024年6月12日):患者诉心慌、气喘、睡眠明显好转,但仍口苦口干,大便正常,舌边红,舌中有裂纹,苔薄腻,左脉弱,沉取无力。

陈皮 10g	法半夏 10g	茯苓 20g	枳实 10g
竹茹 10g	红曲 6g	龙骨 20g	党参 30g
合欢皮 60g	郁金 10g	黄芩 10g	

×7剂，水煎服，日一剂。

电话随访，心慌气喘基本痊愈。

【按语】 心悸为心系病证常见临床症候。根据其临床表现可诊断为心悸，表现为自觉心中悸动，惊惕不安，甚则不能自主，每每因劳累、情志波动而发，轻者为惊悸，重者为怔忡，呈现出持续性心慌。常伴有气短、胸闷、失眠、健忘、眩晕、耳鸣等症状。常因体质虚弱，饮食劳伤，情志所伤，致气血阴阳亏损，心神失养，心神不安，或痰、饮、火、瘀等阻滞心脉，扰乱心神所致。

本例患者有冠状动脉支架植入术史，心悸伴有头晕，眠差易醒，舌体胖，苔白厚腻，脉滑，属于痰湿扰心所致心悸。大便次数偏多，舌淡，患者年纪偏大，存在气虚状态，而下肢络脉迂曲，舌下瘀点，与瘀血有关。故而曾师以益气健脾化痰为主，兼以活血化瘀法论治。选方温胆汤加味。温胆汤，出自南宋陈无择的《三因极一病证方论》，用于痰热内扰但热象不显著之证。临床见头晕心悸，夜梦多，苔白腻、脉滑，即可使用。方中半夏辛温燥湿化痰、和胃止呕除烦为君，竹茹甘寒清热除烦，二者相配，一温一凉，化痰和胃。陈皮理气行滞、燥湿化痰，枳实降气导滞、消痰除痞，陈皮与枳实，亦为温凉相配，理气化痰之力强。茯苓，淡渗健脾，以绝生痰之源。曾师在原方基础上加党参，增强扶助正气之功，龙骨重镇安神定志，合欢皮、郁金可解郁安神，红曲合郁金可健脾消食、活血化瘀治疗兼症。全方配伍精到，抓主要病因病机，且诸症兼顾，故而临床取得较满意疗效。

病案三： 胡某某，女，67岁，2023年2月1日初诊。

主诉：反复心悸20余年，加重1月余。

病史：患者近 20 余年常劳累后出现心慌心悸，休息后可缓解。1 个月前患者因感染新冠病毒出现心慌心悸加重，伴有盗汗、恶风寒、头痛，轻微咳嗽咳痰，无发热，无胸闷胸痛，于中医科门诊就诊，辨证用药治疗后诸症减轻。今心慌心悸加重，再次来我科治疗。抽血查血常规、C 反应蛋白、血沉、肝肾功能、甲状腺功能等未见明显异常；尿液分析：白细胞＋＋＋；甲状腺彩超示：甲状腺右侧叶结节（TI-RADS 分级：4A 级），双侧颈部可见淋巴结。刻下症：心慌心悸，恶风，受风则头痛，轻微咳嗽，口干欲饮，饮水不多，无发热，无胸闷胸痛，纳差，大便可，小便不畅，阴道分泌物增多，瘙痒不适，寐差，精神差。舌质淡红，苔薄白，舌底静脉曲张，脉沉涩。

既往史：既往有高血压病史 5 年，未规律服药，现口服苯磺酸氨氯地平（1 片 qd），血压控制不佳；颈椎病病史 7 年余；甲状腺瘤手术史。

辨证：太阳中风表虚证。

治法：疏散风邪，调和营卫。

选方：桂枝加龙骨牡蛎汤加减。

桂枝 15g	炒白芍 10g	炙甘草 5g	牡蛎 20g
龙骨 20g	柴胡 15g	法半夏 10g	黄芩 8g
党参 30g	浮小麦 30g	山慈菇 10g	浙贝母 10g
玄参 10g	猫爪草 30g		

×3 剂，水煎服，日一剂。

柏栀祛湿洗液 2 盒坐浴，保妇康栓 1 盒塞阴。完善动态心电图。

二诊（2023 年 2 月 3 日）：患者诉盗汗较前有好转，仍有心慌心悸，恶风，吹风头痛，阴道分泌物较前减少，无明显阴道瘙痒。动态心电图示：①窦性心律；②偶发室性早搏；③房性早搏（部分成对，部分呈二联律、三联律，部分形成短阵房速）；④部分导联 ST-T 改变。予上方去浮小麦，加夏枯草 30g，再进 4 剂。

桂枝 15g	炒白芍 10g	炙甘草 5g	牡蛎 20g
龙骨 20g	柴胡 15g	法半夏 10g	黄芩 8g
党参 30g	山慈菇 10g	浙贝母 10g	玄参 10g
猫爪草 30g	夏枯草 30g		

×4剂，水煎服，日一剂。

参松养心胶囊2盒。

三诊（2023年2月6日）：患者诉心悸较前改善，稍恶风，无头痛，纳可，大便可。

柴胡 15g	法半夏 10g	黄芩 8g	党参 30g
山慈菇 10g	浙贝母 10g	玄参 10g	猫爪草 30g
夏枯草 30g	陈皮 10g	茯苓 20g	炙甘草 5g
牡蛎 30g			

×15剂，水煎服，日一剂。

【按语】 患者心悸反复发作20余年，慢性病程，多为虚证，常表现为气血阴阳亏虚、心失所养。患者因感染新冠病毒，出现恶风寒、汗出、头痛、咳嗽等外感症状。风邪犯太阳之表则头痛，风邪开泄则汗出，恶风甚。《伤寒论》："发汗过多，其人叉手自冒心，心下悸，欲得按者，桂枝甘草汤主之。"患者原本便是气血亏虚体质，血汗同源，今感受风邪导致汗出过多，更伤心阴心气，则心悸加重。故以桂枝汤疏散风邪、调和营卫；龙骨、牡蛎安神定悸；以小柴胡汤加浮小麦、山慈菇、浙贝母、猫爪草、玄参，疏泄少阳气机、化痰散结以化甲状腺结节。三诊患者心悸、汗出、恶风等外感表证改善，续以小柴胡汤加减善后治疗甲状腺结节。

病案四：罗某某，女，82岁，2024年2月29日初诊。

主诉：反复心悸数年，加重3天。

病史：患者近年来反复出现心悸，近3天来无明显诱因出现心慌加重，伴见头胀，自觉有气从心胸上涌至头面，胸闷，纳可，口干欲饮,饮水量少,双下肢水肿,尿频尿少,大便可,寐差,时半夜醒来觉口干口苦,神疲乏力,无头晕头痛,无咳嗽咳痰。舌质暗,苔少,中有裂纹,水滑,舌底静脉曲张。脉数。

既往史:高血压病史,长期服用硝苯地平缓释片。肺癌手术病史。

辨证:心阳不振,水饮凌水。

治法:温阳利水,安神定悸。

选方:苓桂术甘汤加减。

桂枝 10g	茯苓 30g	炒白术 10g	炙甘草 10g
红豆杉 3g	党参 20g	龙骨 20g	牡蛎 20g
赤小豆 30g			

×7剂,水煎服,日一剂。

【按语】《伤寒论》云:"伤寒,若吐,若下后,心下逆满,气上冲胸,起则头眩,脉沉紧,发汗则动经,身为振振摇者,茯苓桂枝白术甘草汤主之。"此案患者年老体弱,素有高血压病史,心脏功能减退,常年出现心慌不适。近3天突发双下肢水肿,尿频尿少,口干欲饮,饮水少,是水饮不化的指征。"邪之所凑,其气必虚"。当心阳不振时,水饮不能温化,便会出现水气往心胸上冲的现象。方以苓桂术甘汤加减,重用茯苓利水气,桂枝温心阳、助气化、平冲降逆,白术温燥健脾以运化水气,炙甘草、党参补益脾气,缓上冲之势,红豆杉、赤小豆利水,龙骨、牡蛎安神定悸。现代药理研究表明红豆杉还有抗肿瘤散结的作用。诸药合用,共奏温阳利水、安神定悸之功。

胸痹

病案一: 周某某,男,67岁,2023年9月14日初诊。

主诉:感染新冠后胸闷、头痛半年余。

病史：患者半年前感染新冠病毒，发热、身痛，自服相关退热药后热退，后开始出现胸闷、头枕部疼痛，全身乏力、疲倦，夜间盗汗，自服玉屏风散无好转，口服维生素B及甲钴胺后无好转，在外口服相关中药无明显好转，为求进一步治疗，求治于曾师处。刻下症：胸闷、头痛、头晕，乏力、疲倦，白天易出汗，夜间盗汗，微渴，不欲饮，食纳可，易腹胀，矢气频，大便正常，小便频且短少，夜尿2~3次，睡眠差，易受风感冒，舌质淡红有齿痕，苔白，脉弦滑稍数。既往体健。

辨证：水饮内停，气机不畅。

治法：温阳化气，调畅气机。

选方：五苓散加减。

白术 10g	泽泻 15g	猪苓 10g	茯苓 10g
桂枝 10g	白芍 10g	煅龙骨、牡蛎各20g（先煎）	
五味子 6g	生姜 3 片	大枣 3 枚	

×3剂，水煎服，日一剂。

二诊（2023年9月18日）：胸闷、头痛、乏力等症状均好转，白天出汗减轻，腹胀明显，夜间盗汗明显。处方如下：

白术 10g	泽泻 30g	猪苓 10g	茯苓 10g
桂枝 10g	瓜蒌皮 12g	厚朴 10g	枳实 10g
乌药 10g	木香 10g	薤白 10g	香附 10g

×5剂，水煎服，日一剂。

三诊（2023年9月23日）：胸闷、头痛明显好转，无腹胀、乏力，夜间盗汗减轻，小便可，量一般，无夜尿，舌质淡红，苔白，脉弦。给予上方继续服用7剂巩固疗效。

【按语】《伤寒论》第71条："太阳病，发汗后，大汗出，胃中干，烦躁不得眠，欲得饮水者，少少与饮之，令胃气和则愈。若脉浮，小便不利，微热消渴者，五苓散主之。"五苓散主治膀胱气化不利之蓄水证。此患者因感受外邪，解表不当，表邪循经传腑，水蓄膀胱，则小便不利且短少，微渴。水液运行输布失常，水停为饮，水饮聚积于胸胁则胸闷。水气上逆，上干清阳则头痛、头晕。水饮停肺，肺气输布津液失常，出现出汗。水邪阻滞脾胃气机运行故腹胀。此患者症状为水饮停聚、小便不利导致，用药当利小便，给邪出路，泽泻、猪苓、茯苓利水渗湿，白术健脾燥湿，桂枝温阳化气，加桂枝汤调和营卫，加煅龙骨、牡蛎收敛止汗，五味子收敛固涩，益气生津，以补充受损之阴津。二诊患者症状好转，主方五苓散不变，加枳实薤白桂枝汤振奋心阳，加大泽泻用量，加强利水湿作用，方中瓜蒌皮、薤白温通胸阳，厚朴、枳实宽胸降气，加乌药、木香、香附行气除胀。三诊效果理想，效不更方，继续原方服用巩固疗效。

病案二： 彭某某，女，51岁，2023年4月1日初诊。

主诉： 咽喉痛伴胸闷1周余。

病史： 患者受凉后出现咽喉痛，流黄涕，干咳，胸部闷痛，牵涉后背作痛，纳可，眠差，多梦易醒，大便干难以解出，舌红，苔腻微黄，脉滑。

辨证： 痰热痹阻证。

治法： 化痰开痹。

选方： 小陷胸汤加味。

黄连7g	瓜蒌皮20g	瓜蒌仁20g	法半夏10g
红曲6g	冬瓜仁20g		

×7剂，水煎服，日一剂。

服药后，患者电话反馈症状明显好转。

二诊（2023年6月12日）：患者诉又复发胸痛牵涉后背、小腹部作痛，纳可，二便调，眠差易醒，脾气急躁易怒，舌尖红，苔薄，舌下络脉瘀紫，脉细滑。

辨病： 胸痹。

辨证： 痰瘀交阻证。

治法：化痰祛瘀，开郁通络止痛。

选方：瓜蒌薤白半夏汤合丹参饮合小陷胸汤加减。

薤白 20g	丹参 20g	砂仁 4g	檀香 5g
瓜蒌皮 20g	薏苡仁 20g	黄连 3g	法半夏 10g
党参 10g			

×7剂，水煎服，日一剂。

三诊（2023年6月19日）：诉胸闷痛，手麻，左腿抽筋，纳可，眠好转，二便调。舌淡红，苔薄，脉细。

丹参 20g	薤白 30g	瓜蒌皮 20g	白芍 20g
木瓜 10g	炙甘草 5g	天麻 10g	

×7剂，水煎服，日一剂。

随访，患者诉服药后诸症缓解。

【按语】 患者首诊缘于外感后出现胸闷、咽喉痛等外感症状，后出现胸背闷痛、苔腻微黄、脉滑表现，患者同时存在睡眠欠佳、梦多、大便干结等热证表现，故诊为痰热型胸痹无疑。故用小陷胸汤加味。小陷胸汤，出自《伤寒杂病论》，用治痰热互结之结胸证。柯琴《伤寒来苏集·伤寒附翼》指出："热入有浅深，结胸分大小。心腹硬痛，或连小腹不可按者，为大结胸。此土燥水坚，故脉亦应象而沉紧。止在心下，不及胸腹，按之知痛不甚硬者，为小结胸。是水与热结，凝滞成痰，留于膈上，故脉亦应象而浮滑也。秽物据清阳之位，法当泻心而涤痰。"小陷胸汤证其辨证要点在于有胸脘部闷，或咳痰黄稠，舌红苔黄腻，脉滑数。其中全瓜蒌甘寒清热涤痰，宽胸散结，通胸膈之痹；黄连苦寒泄热，半夏辛温化痰散结。全方黄连之苦与半夏之辛并用，辛开苦降，与瓜蒌配伍，润燥相得，临床治疗痰热结胸用之效良。曾师加用红曲活血兼化痰，以除痹阻，冬瓜仁增强化痰热之力。

该患者症状好转后未继续服药，余邪未尽，故而月余之后复发，并小腹部作痛，且火势较重，急躁易怒，睡眠不佳，中途易醒，舌下络脉瘀紫，瘀血甚，故以小陷胸汤合用丹参饮祛胸中瘀血行气止痛，加薤白通阳宽胸散结。

丹参饮出自清代陈修园的《时方歌括》，其中丹参用量较大，五倍于砂仁、檀香，为君药以活血祛瘀。气行则血行，气有一息不运，则血有一息不行，况血瘀气亦滞，故伍以檀香、砂仁温中行气止痛，共为佐使。三药合用，气行血畅，诸痛自除。药虽简，但配伍得当，气血并治，刚柔相济，陈修园谓其"稳"。加薤白，通阳散结止痛，配伍瓜蒌一通一降，通行阳气，清肺化痰，散结止痛，配半夏燥湿化痰，消痞散结。薏苡仁可入肺脾二经，健脾利湿排脓，党参兼以顾护正气。

三诊，患者兼见手麻，脚抽筋，脉细，属肝血不足之象，故去寒凉之药黄连，去温燥之品法半夏，恐行气伤阴伤血，故同时去行气之品，加柔润之白芍、天麻、木瓜以柔肝通络。

纵观诊治过程，患者历经外感，入里化热，与痰互结于上焦，余邪未尽，损伤肝阴。曾师辨证精准，适时加减兼顾，同时照顾整个病程中的胸痛一症，瓜蒌、半夏自始至终寒温并用，辛开苦降，化痰与宽胸散结同用。热甚之时加黄连组方为小陷胸汤，痰浊阳痹之时加薤白通阳宽胸散结，思路清晰，用药灵活准确。

病案三： 熊某某，女，47岁，2023年6月11日初诊。

主诉：胸闷20余日。

病史：患者20日前感冒后自服药物（具体不详），感冒已愈，但咳嗽，胸闷，咳痰色白，无头晕头痛，食纳可，眠可，二便调，月经血块多，时有胸胀，须发早白，舌下络脉粗，舌体胖，色淡，苔少，脉弱。

辨证：痰浊痹阻证。

治法：温阳化痰除痹。

选方：瓜蒌薤白半夏汤加味。

瓜蒌皮 20g　　瓜蒌子 20g　　薤白 20g　　法半夏 10g
党参 30g　　红曲 6g

×7 剂，水煎服，日一剂。

二诊（2023 年 6 月 18 日）：胸闷好转，痰较多，食纳可，眠可，二便调，小腹部不适，舌红，舌下络脉粗，苔少，脉弱。正值月经来潮。

党参 30g　　红曲 6g　　熟地黄 20g　　当归 10g
白芍 10g　　川芎 5g　　王不留行 10g　　益母草 20g
茺蔚子 20g

×7 剂，水煎服，日一剂。

后继服一诊方 7 剂而收效。

【按语】患者为中年女性，有外感史，外感伤及脾肺，上焦不通，痰浊痹阻，故为胸痹。月经血块多，舌下络脉粗，兼有瘀血，舌色淡，舌体胖，脉弱，提示气虚，本例患者当属本虚标实之胸痹，本虚为气虚，标实乃痰阻，故用瓜蒌薤白半夏汤加党参、红曲，显效。瓜蒌薤白半夏汤，辛开苦降，寒温并用，党参可安内扶正，红曲可化瘀、消食和中。

二诊月经来潮，故用四物汤养血活血、通经祛瘀，加王不留行、益母草、茺蔚子活血通经祛瘀。

病案四： 谢某某，男，48 岁，2024 年 3 月 4 日初诊。

主诉： 反复胸闷气短 7 年余，再发 1 个月。

病史： 7 年前无明显原因出现胸闷气短，胸前区灼热感，自感有物梗阻，他处口服中药后症状好转，后坚持服用药物（具体不详），病情平稳。2 年前曾复发一次，服药后很快缓解，至今发作 2~3 次，症状较轻。为求更好疗效，来我院中医科门诊，纳寐可，二便调。舌红，苔薄黄，中有裂纹，舌下络脉迂曲，脉细。

辨证： 血瘀气滞。

治法：活血化瘀，宽胸理气。

选方：桃红四物汤加减。

桃仁 10g	红花 5g	当归 10g	川芎 10g
丹参 30g	红曲 6g	延胡索 10g	檀香 5g
地黄 20g	土鳖虫 10g		

×15剂，水煎服，日一剂。

二诊（2024年3月19日）：胸闷气短，灼热感，食物梗阻感，纳寐可，二便调，舌红，苔薄腻，舌下络脉迂曲，脉细。瘀血症状减轻，改丹参饮加减。

丹参 30g	红曲 6g	檀香 5g	砂仁 5g
党参 30g	薤白 20g	厚朴 10g	

×15剂，水煎服，日一剂。

三诊（2024年4月3日）：胸闷好转，稍觉气短，近1个月未发作，纳寐可，二便调。舌边略红，苔中有裂纹，中部偏腻，舌下络脉迂曲，脉滑。

桃仁 10g	红花 5g	当归 10g	川芎 10g
丹参 30g	红曲 6g	延胡索 10g	檀香 10g
土鳖虫 10g	薤白 20g	党参 20g	茯苓 20g

×10剂，水煎服，日一剂。

【按语】 患者为中年男性，反复胸闷7年余之久，自觉有物梗阻，符合胸痹之辨病。痹者，闭也，不畅或不通为痹。胸痹以胸部闷痛，轻者胸闷如窒，呼吸欠畅，气短为主要表现，重者以胸痛彻背，背痛彻胸，喘息不得卧为主症，类似于西医之冠状动脉粥样硬化性心脏病之心绞痛、心肌梗死。其病名始于《黄帝内经》，历代医家认识到其内涵可涉及心、肺、胸壁、咽喉、食管、胃等部位的疾病。其治疗涉及针刺、食薤等，病机认为与"阳微阴弦"有关，以瓜蒌薤白半夏汤等通阳宣痹为主。《太平惠民和剂局方》收集治疗本病的选方甚丰，涉及芳香、温通、辛散之品，与益气、养血、滋阴、温阳之药相互为用。王肯堂《证治准绳》用失笑散及大剂桃仁、红花、降香等治疗死血心痛，陈修园《时方歌括》以丹参饮治疗心腹诸痛，王清任《医林改错》以血府逐瘀汤治疗胸痹心痛。

此例患者舌红，苔有裂纹，脉细提示阴血不足，阴血不足则血郁滞而成瘀，胸闷之症乃瘀阻不畅，瘀血郁久化热则有胸部灼热感，此患者瘀血之象还表现在舌下络脉迂曲。一诊用桃红四物汤加减以活血化瘀，丹参可活血祛瘀，红曲可增强活血化瘀之功，土鳖虫破血逐瘀，延胡索、檀香则能加强行气通络之力。

二诊用丹参饮活血祛瘀，行气止痛。丹参饮，丹参用量较大，重用为君，以活血化瘀，血之运行赖气之推动，气有一息不运，则血有一息不行，血瘀则气亦滞，伍入檀香、砂仁以温中行气止痛，三药合用，气行血畅，诸痛自除，药味虽简，配伍得当，气血并治，刚柔相济。

病案五： 曾某某，女，56岁，2023年2月24日初诊。

主诉：反复胸闷胸痛5年。

病史：患者5年前无明显诱因出现胸闷胸痛，自行口服活血化瘀药物，症状可缓解。遇阴雨天或天气变化时发作或加重，1天前因过食油腻食物诱发胸闷，胸闷重而心痛微，痰多气短，肢体沉重，倦怠乏力，纳呆便溏，咳吐痰涎。寐一般，小便正常。刻下症：胸闷气短，咳痰，倦怠乏力。患者形体肥胖，舌体胖大，边有齿痕，苔浊腻，脉滑。

辨证：痰浊痹阻证。

治法：通阳泄浊，豁痰宣痹。

选方：瓜蒌薤白半夏汤合涤痰汤加减。

瓜蒌10g	薤白10g	法半夏8g	竹茹9g
党参15g	茯苓10g	炙甘草5g	石菖蒲9g
陈皮10g	麸炒枳实6g	胆南星12g	厚朴10g

×7剂，水煎服，日一剂。

二诊（2023年3月4日）：患者自诉用药后症状改善，效不更方，继续前方10剂巩固疗效。

后期随访，患者自诉药后症状明显好转。

【按语】《黄帝内经》中有胸痹最早的临床表现的描述，《灵枢·五邪》篇指出："邪在心，则病心痛。"《素问·脏气法时论》亦说："心病者，胸中痛，胁支满，胁下痛，膺背肩胛间痛，两臂内痛。"《素问·缪刺论》又有"卒心痛""厥心痛"之称。《灵枢·厥病》把心痛严重，并迅速造成死亡者，称为"真心痛"，谓"真心痛，手足青至节，心痛甚，旦发夕死，夕发旦死"。汉代张仲景《金匮要略》正式提出"胸痹"的名称，并进行了专门的论述。该患者形体肥胖，肥人多痰，本病属痰浊盘踞，胸阳失展，气机痹阻，脉络阻滞所致。痰浊盘踞，壅塞胸中，气机痹阻，故胸闷气短；痰浊痹阻，血行滞涩，阳气化生不利，四肢温煦不足，则肢体沉重，倦怠乏力；痰浊壅盛，阻滞气机，脾失健运，故纳呆便溏，咳吐痰涎；舌体胖大，边有齿痕，苔浊腻，脉滑，均属痰湿之象。治以通阳泄浊，豁痰宣痹为主。选方瓜蒌薤白半夏汤合涤痰汤加减，方中瓜蒌、薤白化痰通阳，行气止痛；半夏、胆南星、竹茹清化痰热；党参、茯苓、炙甘草健脾益气；石菖蒲、陈皮、枳实理气宽胸；厚朴燥湿消痰，下气除满；诸药合用，痰浊得泄，阳气则通，共达通阳泄浊、豁痰宣痹之功。二诊时，患者病情好转，无新增症状，故首诊治疗有效，以原方巩固疗效。

病案六：黎某某，女，61岁，2024年1月16日初诊。

主诉：活动后胸闷3月余。

病史：患者3个多月前明显感觉活动后胸闷，呼吸急促，休息后症状缓解，平时无明显不适，饮食二便均正常，睡眠可。心电图显示：心肌缺血。血脂检测示甘油三酯偏高，有高血压病史。患者未服任何药物，也未进一步检查。1周前到某中医院行冠状动脉造影,提示有三根血管堵塞,辨病为冠状动脉粥样硬化,建议行手术治疗。患者拒绝,来我院中医科要求保守治疗。刻下症:休息时无明显不适,剧烈活动后感胸闷,呼吸急促,休息后缓解。纳可,二便调,大便偏软成形。入睡困难,睡后易醒,稍心烦,舌质淡红,有细小裂纹,舌尖红,舌底络脉青紫粗大,苔腻黄腻,脉沉细涩无力。

辨证:气阴两虚,痰瘀阻滞。

治法:益气养阴,通阳理气,化瘀活血。

选方:生脉饮合瓜蒌薤白半夏汤加味。

党参20g	当归10g	麦冬10g	五味子10g
黄芪30g	薤白10g	法半夏10g	枳实6g
厚朴6g	川芎10g	赤芍10g	三七粉6g
黄连5g	地龙6g	瓜蒌子10g	丹参15g

×7剂,水煎服,日一剂,分两次服。

二诊(2024年1月30日):服中药无明显不适,守原方再进7剂。

三诊(2024年3月12日):活动后稍感胸闷气促,余无明显不适,守原方再进10剂。

四诊(2024年4月2日):患者3月底参加微马,无明显不适,舌质红,舌底络脉青紫减轻,苔薄白,脉沉细。原方减黄连,再进10剂。

【按语】《金匮要略·胸痹心痛短气病脉证治第九》对胸痹的认识:"夫脉当取太过不及,阳微阴弦,即胸痹而痛,所以然者,责其极虚也。今阳虚知在上焦,所以胸痹心痛者,以其阴弦故也。"指出胸痹乃"阳微阴弦",邪盛正虚,本虚标实之病证。本虚常见气虚、气阴两虚及阳气虚衰,标实有寒凝、血瘀、气滞、痰浊、热蕴等不同。患者年届六十一,步入老年,脏气渐亏,精血渐衰,肾阳虚衰,心气不足,阴血亏耗,痰瘀阻滞,心脉痹阻。患者症状不明显,检查显示已堵三根血管,属重证。《金匮要略·胸痹心痛短气病脉证治第九》云:"胸痹不得卧,心痛彻背者,栝蒌薤白半夏汤主之。"胸痹责之本虚——气阴不足,标实——痰瘀痹阻心脉,治法以通为补,通补结合,用生脉饮加党参、黄芪益气养阴,合枳实、厚朴及活血通络药当归、川芎、赤芍、三七、地龙、丹参,通阳理气化痰,活血通络,黄连清热。《金匮要略》认识胸痹多着重阳虚、寒凝、气滞、痰浊之因素,而忽略血瘀之证。今之胸痹病机多为气虚血瘀、痰瘀交阻、气滞血瘀等。临证治疗在益气、养阴、养血、理气、温阳之品中多配伍活血化瘀药。临证时,需掌握胸痹轻重缓急,结合西医临床指征,指导临床方案选择,做必要的检查,切勿耽误病情。

不寐

病案一: 潘某某,女,57岁,2024年3月22日初诊。

主诉:失眠1年。

病史:患者1年前无明显诱因开始出现反复失眠,近期加重,彻夜难眠,夜间烦躁,稍心慌不适,易疲倦,无头晕、头痛,无口干、口苦,食纳可,无腹胀,大小便可。舌质红,有瘀点,苔薄,脉沉稍涩。患者体型偏胖,肤色稍暗。既往体健。

辨证:心血瘀阻,心神失养。

治法:活血化瘀,养心安神。

选方:血府逐瘀汤加减。

桃仁 10g	红花 7g	枳壳 10g	甘草 5g
赤芍 10g	柴胡 10g	茯神 15g	炒酸枣仁 10g(打碎)
首乌藤 20g	灵芝 10g	黄连 6g	

×4剂,水煎服,日一剂。

二诊(2024年3月26日):服用第一次药后第一个晚上即明

显好转,后3天睡眠平稳,能入睡,能睡5小时左右,效不更方,继续原方治疗,7剂。

三诊(2024年4月3日):睡眠较前有较大好转,夜间醒后可入睡,梦多,白天嗜睡、困倦,活动后乏力明显,舌质红,有瘀点,苔薄,脉沉稍涩,上方减枳壳、茯神、黄连,加黄芪15g、党参15g等,药如下:

桃仁 10g	红花 5g	甘草 5g	赤芍 10g
柴胡 10g	炒酸枣仁 10g(打碎)	首乌藤 20g	灵芝 10g
黄芪 15g	党参 15g		

×7剂,水煎服,日一剂。

【按语】 患者舌有瘀点加上脉涩初步判断体内有瘀血。胸膈瘀血阻滞,血不养心,心神失养则失眠、心慌;瘀血化热,血为阴分,热在阴分则入夜烦躁;失眠日久耗伤气血,则疲倦。用药给予桃仁、红花、赤芍活血化瘀,柴胡疏肝解郁、舒畅心情,合枳壳调理全身气机,酸枣仁、茯神、首乌藤养心安神,灵芝补气安神,黄连清心降火,甘草安定中气、调和药性。二诊明显好转,可知用药对证,效不更方,继续服用。三诊睡眠已基本好转,患者体倦、嗜睡、梦多,气虚明显,减枳壳、茯神、黄连,加黄芪、党参益气活血。

病案二: 郭某,女,50岁,2024年5月15日初诊。

主诉:失眠1月余。

病史:患者失眠,入睡困难1月余,烦躁,烘热汗出,经前头晕呕吐,视物旋转,乳房胀痛,月经量少,纳可,大便细。舌暗,苔薄白,脉弦细。

辨证:肝郁脾虚证。

治法:疏肝健脾,安神助眠。

选方:逍遥散加味。

当归 10g	炒白芍 10g	北柴胡 10g	茯苓 20g

炒白术 10g　　炙甘草 5g　　　首乌藤 60g　　　醋香附 10g
干姜 3g　　　薄荷 2g

×7 剂，水煎服，日一剂。

二诊（2024 年 5 月 22 日）：患者睡眠较前好转，心烦，烘热汗出，喉咙有痰，咳出痰色白，量不多，月经经期延长，经期乳房胀痛，头晕，纳可，二便调。舌红苔腻，脉细。

当归 10g　　炒白芍 10g　　北柴胡 10g　　茯苓 20g
炒白术 10g　　炙甘草 5g　　首乌藤 60g　　干姜 3g
薄荷 2g　　　橘核 10g

×7 剂，水煎服，日一剂。

随访，患者诉睡眠明显好转。

【按语】 失眠一症，古称"不得卧""目不暝"，《黄帝内经》认为常为邪客脏腑，卫气行于阳，不得入于阴所致。张仲景补充了病机常与心肝阴虚火旺、血虚等有关，创方黄连阿胶汤、酸枣仁汤等，后世李中梓将不寐病因概括为气虚、阴虚、水停、胃不和、痰滞等原因。曾师认为此例患者是围绝经期女性，情绪波动大，心肝之火郁结，上扰心神而致入睡困难、心烦、烘热、汗出，气郁化火伤脾不运水湿成痰故喉间有痰，乳房胀痛为气郁肝经之象。

逍遥散出自《太平惠民和剂局方》，柴胡疏肝使得肝气畅达，当归养血和血，白芍酸苦微寒，养血敛阴柔肝缓急，白术、茯苓健脾祛湿，运化有权则气血有源，炙甘草补气、缓急，少量薄荷疏散郁遏之气，透达肝经之热，干姜温中和胃，其中归、芍、柴补肝体助肝用，血和则肝和，血充则肝柔，全方使肝郁得疏，脾弱得复，气血兼顾，体用并调，肝脾同治，诸症自愈，逍遥自在。加入香附可疏肝理气调理月经，橘核可引药入肝经，理气散结止痛，首乌藤安神助眠。

病案三： 古某某，男，2 岁，2024 年 4 月 15 日初诊。
主诉：睡眠障碍 1 个月。

病史：入睡困难，翻来覆去，皮肤瘙痒，抓挠，无出血渗水，汗出多，纳可，大便偏干，脾气急躁。体重增加不明显，易感冒。舌质红，苔少。

辨证：肝阳化风。

治法：清肝息风。

选方：自拟钩藤汤。

钩藤 3g	僵蚕 3g	银柴胡 3g	炙甘草 2g
陈皮 3g	山药 6g	首乌藤 12g	茯苓 6g
淡竹叶 3g	莲子 3g		

×4剂，水煎服，日一剂。

二诊（2024年4月19日）：现晨起咳嗽，少痰，流黄涕。观患儿手掌粗糙，指甲有小白点。舌质红，有点刺，苔少。

荆芥 4g	蜜紫菀 3g	百部 3g	白前 3g
陈皮 3g	桔梗 3g	炙甘草 2g	钩藤 4g
蝉蜕 3g	地龙 3g		

×4剂，水煎服，日一剂。

三诊（2024年4月29日）：现大便如羊屎状，小便黄，次数多。舌质红，苔少。首诊方去首乌藤、淡竹叶，加太子参、炒白术。

钩藤 3g	僵蚕 3g	银柴胡 3g	炙甘草 2g
陈皮 3g	山药 6g	茯苓 6g	莲子 3g
太子参 6g	炒白术 3g		

×7剂，水煎服，日一剂。

四诊（2024年5月6日）：身痒，眼屎多，色白，流口水，喜吃手，大便先干后稀。舌质淡红，苔薄。

炒白芍 4g	钩藤 3g	僵蚕 3g	炙甘草 2g
陈皮 3g	山药 6g	茯苓 6g	莲子 3g
太子参 6g	炒白术 3g		

×15剂，水煎服，日一剂。

五诊（2024年5月27日）：大便变软。舌质红，苔薄，点刺。上方加百合3g，继用15剂。

【按语】明代儿科名医万全，结合宋代儿科名医钱乙和元代滋阴派朱丹溪的学术思想，提出小儿的生理特性为"肝常有余，脾常不足，肾常虚；心常有余，肺常不足"。小儿生机旺盛，少阳之气隆盛，生长发育有赖于先天及后天滋养；但是消化功能尚未完善，脾胃虚弱，水谷精微运化失司。肝气升发太过，阴液不足以滋养，导致肝气横逆、肝阳化风。阴液亏虚，则苔少，大便偏干；风动则皮肤瘙痒；肝阳易动，神魂不安，则失眠。曾师常谓治小儿疾病，在清肝的同时，一定要注意固护脾胃。方用钩藤清热息风，僵蚕、银柴胡息风止痒，陈皮、山药、茯苓、莲子、太子参、白术、炙甘草健脾益气养阴。

病案四： 郭某某，女，75岁，2024年3月6日初诊。

主诉：睡眠障碍大半年。

病史：患者诉近大半年来入睡困难，服安眠药（右佐匹克隆）效果欠佳，现欲寻求中医治疗，特来曾师处就诊。刻下症：入睡困难，易醒，睡眠浅，夜尿1次，口干欲饮，纳差，腹胀，大便干，小便可，时有烦躁，盗汗。舌质淡红，中有裂纹，薄白苔。脉弦。

辨证：阴虚火旺。

治法：滋阴泻火。

选方：黄连阿胶汤加减。

黄连8g	黄芩6g	阿胶2g（烊化）	炒白芍10g
陈皮10g	肉桂1g	百合20g	莲子10g
鸡子黄1枚（开水冲服）			

×7剂，水煎服，日一剂。

二诊（2024年3月14日）：服药后睡眠没有改善，仍感口干欲饮，纳可，腹胀，大便干结如羊屎状。舌质淡红，中有裂纹，薄白苔。脉弦。

黄连 8g	黄芩 6g	阿胶 3g（烊化）	炒白芍 10g
陈皮 10g	百合 30g	乌药 10g	

×7 剂，水煎服，日一剂。

三诊（2024 年 3 月 22 日）：服药后睡眠没有改善，口干欲饮，大便干结，胃脘部觉有压迫感，嗳气，腹胀。舌质淡红，中有裂纹，薄白苔。脉弦。

百合 30g	乌药 20g	火麻仁 20g	生地黄 20g
陈皮 10g	首乌藤 60g	知母 10g	

×6 剂，水煎服，日一剂。

四诊（2024 年 3 月 28 日）：睡眠差，易醒，醒后难入眠，烦躁，盗汗，大便干结，口干欲饮。舌质淡红，中有裂纹，薄白苔。脉弦。

百合 30g	乌药 20g	火麻仁 20g	生地黄 20g
陈皮 10g	首乌藤 60g	知母 10g	

×6 剂，水煎服，日一剂。

五诊（2024 年 4 月 10 日）：睡眠较前改善，易醒，烦躁盗汗，口干欲饮，大便较前变软。舌质淡红，苔薄腻。脉弦。

百合 30g	乌药 20g	火麻仁 20g	生地黄 20g
陈皮 10g	首乌藤 60g	知母 10g	

×7 剂，水煎服，日一剂。

【按语】该案女性患者，年龄偏大，素有口干、便干、烦躁、盗汗等症状，且舌有裂纹，多为肝肾阴精不足，阴虚阳亢，阳不能入阴而出现睡眠困难。黄连阿胶汤为曾师治疗失眠属于阴虚火旺的常用方，往往能取得不错的效果。一诊予黄连阿胶汤滋阴清热，加百合、莲子养阴除烦安神，加陈皮化滞。二诊患者失眠未见有寸效，口干、大便干，故去掉温燥的肉桂。三诊仍未见效，患者仍口干、大便干，舌有裂纹，然细究患者胃脘部症状亦明显，长期胃脘痞闷、腹胀、嗳气，"胃不和则卧不安"，胃气失和亦可导致失眠。三诊改投百合汤加减治疗。百合汤出自陈修园《时方歌括》，原治疗"心口痛，服诸热药不效者，亦属气痛"。该案患者虽然没有胃脘疼痛症状，但口干、便干属于胃阴不足，胃脘痞闷、腹胀、嗳气属于肝胃气滞，重用百合滋阴清虚热安神，乌药疏肝行气，生地黄、知母养阴清虚热润肠，火麻仁助润肠通便，首乌藤安神助眠，陈皮化滞，诸药合用共奏疏肝和胃、滋阴行气、润肠通便、安神助眠之功。服药后患者渐渐觉失眠改善，口干、胃胀减轻，大便变软，原方续服月余，睡眠明显改善。

病案五： 郭某某，女，45岁，2024年3月4日初诊。

主诉：睡眠障碍半年。

病史：半年前无明显诱因出现睡眠障碍，睡眠浅，易醒，病情反复。刻下症：寐差，难入睡，多梦易醒，眼睛干涩，纳可，口干，脾气烦躁易怒，烘热汗出，二便平。月经半年未行。舌质红，苔薄白。脉弦细。

既往史：2016年发现子宫肌瘤、肝血管瘤；2023年12月体检发现肺部小结节。

辨证：冲任不调，肝肾不足。

治法：调和冲任，补益肝肾。

选方：二仙汤加减。

仙茅12g	淫羊藿15g	巴戟天10g	当归10g
知母8g	黄柏6g	炙甘草5g	浮小麦60g
百合20g	牡蛎30g	红豆杉3g	大枣5枚

×7剂，水煎服，日一剂。

二诊（2024年3月11日）：眠稍改善，胸前胀闷，仍入睡困难，烘热汗出。

玉竹10g	仙茅12g	巴戟天10g	当归10g
知母10g	黄柏8g	炙甘草5g	浮小麦60g
牡蛎30g	红豆杉3g	淫羊藿13g	大枣5枚

×7剂，水煎服，日一剂。

三诊（2024年3月19日）：胸前胀闷烘热、眼睛干涩好转，烘热汗出减轻。原方续服7剂。

【按语】不寐的基本病机是阴阳不和，阳不入阴。绝经期妇女常因阴阳不调而出现失眠症状。《黄帝内经》云"年四十而阴气自半"。随着年纪增长，脏腑阴精逐渐亏耗，肝肾不足，天癸断绝，月经不行；肾精不足，肾阴不交心火，心火亢盛，则心神不安；虚热外越则烘热，迫津则汗出，阳气不能入里则失眠多梦。眼睛干涩、口干、脉弦细均为肝肾阴精不足之征。故以二仙汤为主，当归、百合养血益阴，知母、黄柏清虚热坚阴，仙茅、淫羊藿、巴戟天温肾阳，浮小麦、炙甘草、牡蛎合用收敛心神止汗。患者烦躁易怒，甘麦大枣汤常用于绝经期妇女出现精神抑郁不舒症状，可以使其心平气静。加用红豆杉，因现代药理研究显示其具有镇静和抗焦虑的效果，可帮助缓解焦虑、紧张和压力，有助于改善心理健康。

病案六：黄某某，女，23岁，2024年4月7日初诊。
主诉：入睡困难3年余。
病史：患者3年余前出现睡眠困难，表现为入睡困难；曾服用多种助眠类中成药效果不佳。现入睡困难，辗转反侧，无头晕头痛，第二天疲乏，畏寒，食纳可，无口干口苦，二便调，情绪时好时坏。月经经期正常，有少量血块，经前腰痛，乳房胀痛。形体消瘦。舌质淡红，苔薄白，边有齿痕。脉浮弦数。
既往史：抑郁症病史，一直服用抗抑郁药（具体不详）。
辨证：肝郁化火兼有脾虚。
治法：疏肝健脾，清热泻火。
选方：丹栀逍遥散加减。

柴胡10g	薄荷2g	炒白芍10g	当归10g
炒白术10g	茯苓20g	干姜4g	合欢皮60g
牡丹皮8g	栀子8g	炙甘草5g	

×5剂，水煎服，日一剂。

【按语】患者为年轻女性，失眠多为实证。患者素有抑郁症病史，肝气不舒畅，情绪时好时坏，日久肝郁化火。肝藏血舍魂，肝火上炎则肝魂不宁，夜寐不安。肝气郁结，则经前乳房胀痛；化火则见脉浮；肝郁日久，多乘侮脾土，则见齿痕舌。因此予丹栀逍遥散加减，牡丹皮、栀子清泻肝火；肝脏体阴而用阳，当归、白芍补其体，柴胡、薄荷助其用；干姜、茯苓、炒白术、炙甘草健运脾土；加合欢皮增强疏肝解郁之功。年轻人失眠的情况已经日渐普遍，中医不应该只关注用药治病，还要关注患者的生活作息、情志方面，引导患者树立正确的作息观念以及正确调节情绪。

病案七： 刘某某，男，81岁，2024年5月9日初诊。

主诉：入睡困难数十年。

病史：患者长期入睡困难，睡眠浅，凌晨2～3点易醒，夜尿2～3次，尿量少，患者既往服酸枣仁汤治疗无效，今来曾师处就诊。现纳可，口干欲饮，心烦，大便偏干。舌质淡红，苔薄腻，有裂纹。脉数微滑。

辨证：阴虚火旺。

治法：滋阴降火。

选方：黄连阿胶汤合交泰丸加减。

黄连10g	阿胶3g	黄芩8g	炒白芍10g
百合20g	莲子10g	肉桂2g	鸡子黄1枚（开水冲服）

×5剂，水煎服，日一剂。

【按语】不寐一病的基本病机为阴阳失和、阳不入阴。该案患者为老年男性，阴气自半，阴精不足。《黄帝内经》云："阴在内，阳之守也；阳在外，阴之使也。"阴阳互为根本，阴精不足以收敛阳气，则阳气亢盛。不寐也常从肝血着眼，因肝血虚不能藏魂，神魂不安则难以入睡。然前医以酸枣仁汤治疗无效。《伤寒论》第303条云："少阴病，得之二三日以上，心中烦，不得卧，黄连阿胶汤主之。"该患者心烦明显，且出现口干、大便偏干、舌有裂纹等一派阴虚之象，脉数为热象。曾师抓主症，抓主要病机，认为病位在心肾，心肾阴精不足，则阳气亢盛，心神不安，心肾不交，故难以入睡。故以黄连阿胶汤加减，黄连、黄芩清泻少阴心火，阿胶、鸡子黄、白芍、莲子、百合滋养少阴阴精，加交泰丸沟通心肾、交通阴阳。

病案八： 刘某，男，16岁，2024年3月5日初诊。

主诉：睡眠障碍近半年。

病史：患者诉近半年睡眠困难，第二天精神差，欲寻求中医治疗。刻下症：入睡难，梦多易醒，口干、舌干、唇干、咽干，喜欢饮冷，心烦易怒，躁动不安，阴囊潮湿，大便干，小便黄。舌质红，苔黄厚腻。脉浮弦。

辨证：肝经湿热。

治法：清利肝经湿热。

选方：龙胆泻肝汤加减。

龙胆草 8g	栀子 8g	黄芩 10g	柴胡 10g
生地黄 20g	车前子 10g	泽泻 10g	甘草 5g
当归 10g	茯苓 20g		

×7剂，水煎服，日一剂。

二诊（2024年3月12日）：睡眠改善，心烦易怒减轻，舌质淡红，苔黄。原方加炒白术10g，续服15剂。

龙胆草 8g	栀子 8g	黄芩 10g	柴胡 10g
生地黄 20g	车前子 10g	泽泻 10g	甘草 5g
当归 10g	茯苓 20g	炒白术 10g	

×15剂，水煎服，日一剂。

【按语】 曾师认为，年轻患者失眠多为实证。此患者口干、舌干、唇干、咽干，喜饮冷，为热伤津液。阴囊为肝经循行之处，肝经湿热下注常见阴囊潮湿。肝气郁滞化火，扰动心神，常见心烦易怒等情志表现。肝藏血，血舍魂；心主脉，脉舍神；神魂不安，则睡眠不安稳，梦多易醒。故以龙胆泻肝汤加减，龙胆草、黄芩、栀子清泻肝胆之火，当归、生地黄、柴胡养肝体助疏泄，车前子、泽泻、茯苓清利湿热，甘草调和诸药。诸药合用共奏清利肝经湿热、滋阴涵养肝木之功。一诊服药后症状大为好转，加炒白术健脾除湿以杜生湿之源，续服15剂善后。

病案九： 徐某某，女，42岁，2024年6月3日初诊。

主诉：睡眠障碍3月余。

病史：患者3个月来出现睡眠障碍，易醒，月经推迟，量少，经前乳房胀痛，末次月经3月底，至今月经未至，烘热汗出，头部明显，心情烦躁，纳可，口干欲饮，二便调。舌质淡红，苔薄白，边有齿痕。脉细。

既往史：卵巢萎缩。

辨证：脾虚肝郁，阴虚阳亢。

治法：健脾疏肝，滋阴泻火。

选方：丹栀逍遥散加减。

当归 10g	炒白芍 10g	柴胡 12g	茯苓 10g
炒白术 10g	炙甘草 3g	牡丹皮 8g	栀子 8g
香附 10g	酸枣仁 10g	制何首乌 30g	

×8剂，水煎服，日一剂。

二诊（2024年6月18日）：睡眠好转，乳房胀痛，月经仍未至，心烦，无烘热汗出，口干，纳可，二便调。舌质淡红，胖大，苔薄黄。脉软。

当归 10g	炒白芍 10g	柴胡 15g	茯苓 10g
炒白术 10g	炙甘草 3g	牡丹皮 8g	栀子 8g
香附 10g	制何首乌 30g	法半夏 10g	瓜蒌子 20g

×7剂，水煎服，日一剂。

【按语】患者女性，因睡眠障碍困扰 3 月余，观察患者已停经 2 月余，考虑睡眠障碍与月经息息相关，从调经治疗入手。患者月经推迟，量少，乃至停经，脉细，为阴血不足；经前乳房胀痛，心情烦躁，为肝气不疏；烘热汗出，为阴血亏虚、阳气亢盛之征；舌质淡红，苔薄白，边有齿痕，此为脾虚。综合辨证，患者肝郁脾虚，阴血亏虚，阳气亢盛。治疗上，方以丹栀逍遥散加减健脾疏肝、滋阴泻火，加酸枣仁、制何首乌滋养肝血安眠。

病案十：薛某某，女，50 岁，2024 年 5 月 6 日初诊。

主诉：睡眠障碍 3 年余。

病史：患者近 3 年无明显诱因出现睡眠障碍，潮热，入睡困难，多梦易醒，纳差，口干口苦，进食冷热易泄，腹胀，疲乏，怕冷，双下肢冰凉麻木，自觉有风灌入，咳嗽，无痰，小便黄，大便稀溏，健忘。舌质淡红，苔薄白，有裂纹。脉沉弱。

辨证：阴阳失调。

治法：调和阴阳。

选方：加味二仙汤。

仙茅 12g	淫羊藿 13g	巴戟天 8g	当归 8g
知母 4g	黄柏 3g	炙甘草 4g	黄芩 6g
大枣 6g	炒白术 10g		

×7 剂，水煎服，日一剂。

二诊（2024 年 5 月 20 日）：服药后，症状明显改善，大便偏稀不成形，尿急憋不住。

合欢皮 10g	大枣 6g	炒白术 15g	仙茅 12g
淫羊藿 13g	巴戟天 8g	当归 5g	知母 4g
黄柏 3g	炙甘草 4g	黄芩 6g	

×7 剂，水煎服，日一剂。

【按语】女性在青春期时肾精不断充盈，冲任脉盛，地道通，始有月经；随着年龄的增大，肾精逐渐亏耗，冲任不足，地道断绝，月经停。女性月经停止，是肾精亏虚的一个标志性生理特征，同时也因为肾精亏虚出现一系列的症状。张景岳在《景岳全书·不寐》中谓："盖寐本于阴，神其主也，神安则寐，神不安则不寐。"肾阴亏虚，肾阴不能上交于心火，阴虚则阳亢，导致心火亢盛于上，虚热上扰神明而致失眠。若同时患者平素肾阳不足，随着年龄增大，肾阳同时亏耗，则容易出现阴阳俱不足的情况。观患者平素怕冷乏力，纳食不佳，大便稀溏，双下肢冰凉，甚至觉得风寒入骨髓，一派肾阳亏虚之征。且出现口干、潮热、舌有裂纹等阴虚之象。综合判断为阴阳失调之证，阴阳俱不足。方中仙茅、淫羊藿、巴戟天温补肾阳，黄柏、知母、黄芩清虚热，当归、大枣养血，炒白术健脾止泻，合欢皮疏肝郁。因患者口苦、尿黄，故加黄芩清郁热。

病案十一：许某某，男，47岁，2022年5月20日初诊。

主诉：睡眠障碍1年。

病史：患者1年前开始出现失眠，近1个月加重，在外院服用中药20余剂无好转，服用艾司唑仑1片，稍好转。刻下症：入睡可，早醒（晚9点睡，晚11点醒），醒后难眠，睡眠时间约2小时，两侧肩胛骨疼痛不适伴双上肢胀麻感，以左上肢近端为主，左下肢小腿以下麻木，腰酸胀无力，食纳差，泛酸，食后呃逆，大便不调，时秘时泄，小便频，有不尽感，夜尿2次，舌偏曲，中线右偏，舌质红，苔薄黄，脉沉细稍数。患者体型瘦小。

既往史：糖尿病病史10余年，每天注射胰岛素控制血糖，血糖控制一般。

辨证：心肾不交。

治法：补肾敛心，交通心肾。

选方：六味地黄丸合交泰丸合左金丸加减。

山药 15g	山茱萸 10g	熟地黄 20g	泽泻 10g
茯苓 10g	五味子 8g	黄连 6g	肉桂 3g
吴茱萸 3g	龟甲 10g（先煎）	磁石 50g（先煎）	
砂仁 5g（打碎后下）		全蝎 5g（打粉冲服）	

×5剂，水煎服，日一剂。

二诊（2022年5月25日）：睡眠好转，大便稍稀，加炒白术10g健脾燥湿，续服5剂。

三诊（2022年6月2日）：不服安眠药可睡5小时，入睡可，早醒，身痛及肢麻稍好转，仍呃逆，腹胀，无泛酸，大便稀，小便频，有不尽感，舌质红，苔厚稍腻，脉沉，给予十味温胆汤加减：

熟地黄 15g	陈皮 10g	法半夏 10g	山药 15g
炒酸枣仁 15g（打碎）		五味子 8g	远志 8g
黄连 6g	肉桂 3g	山茱萸 10g	
砂仁 5g（后下）	乌药 10g	全蝎 5g（打粉冲服）	

×7剂，水煎服，日一剂。

四诊（2022年6月9日）：睡眠好转，身痛及肢体麻木好转，腰部酸胀好转，无腹胀，大便调，小便一般，舌质红苔稍厚，脉沉有力，继续上方调理。

【按语】糖尿病属中医"消渴"范畴，其病机主要是阴津亏损，燥热偏盛，以阴虚为本，燥热为标。患者糖尿病多年，在下为肾阴不足，出现腰酸胀无力，小便频；阴不敛阳，阳亢于上，在上则心火亢盛，出现失眠；酸为肝之味，泛酸、食后呃逆为肝胃不和，胃气上逆；脾虚下陷则大便不调；营血不足不能滋养筋脉，则见肢体麻木。整体病机主要考虑为肾阴亏虚，心火亢盛，心肾不交，方选六味地黄丸滋阴固肾，加五味子补肾敛心，黄连清心降火，少量肉桂温助肾阳、引火归原，左金丸疏肝和胃，龟甲滋阴益肾，合磁石潜阳安神，砂仁燥湿行气止呃，另防滋阴太过碍胃，全蝎通络止痛。

二诊患者大便稍稀，考虑为脾虚湿盛，加炒白术10g健脾燥湿益气。三诊患者睡眠好转，但呃逆、腹胀明显，舌红苔厚稍腻，为中焦痰气互结，胃气上逆，给予理气化痰，方用十味温胆汤化裁化痰宁心，去枳实、竹茹，加乌药行气、温肾，取六味地黄丸之"三补"补益肾精，交通心肾。

病案十二：刘某，女，55岁，2024年5月13日初诊。

主诉：睡眠障碍半月余。

病史：患者半个月前无明显诱因出现睡眠障碍，入睡困难，睡后易醒，烘然汗出，虚烦，乏力，怕冷，劳累时汗多，腰酸胀，偶有双手指麻木，纳可，大便稀，小便正常。47岁绝经。刻下症：舌红苔白，边有齿痕。

辨证：肝血不足，虚热内扰。

治法：养血安神，清热除烦。

选方：酸枣仁汤加减。

| 炒酸枣仁20g | 川芎5g | 盐知母6g | 茯苓20g |
| 炙甘草5g | 龙骨20g | 牡蛎20g | |

×4剂，水煎服，日一剂。

二诊（2024年5月17日）：患者用药后睡眠障碍稍有好转，乏力、烘然汗出，口干欲饮水，腰微微酸胀，手指麻木，大便稀。舌淡胖，边有齿痕，苔中腻，脉弱。守前方茯苓减量至10g，加法半夏10g，7剂，水煎服，日一剂。

三诊（2024年5月24日）：患者睡眠障碍明显好转，烘然汗出稍好转，乏力，大便稀。舌淡红，边有齿痕，苔薄根腻，脉弱。

牡蛎30g	川芎5g	党参片10g	炒酸枣仁20g
麸炒白术10g	茯苓10g	盐知母6g	制远志10g
炙甘草5g			

×7剂，水煎服，日一剂。

2024年6月3日随访，患者睡眠障碍、乏力、烘然汗出等症状明显好转。

【按语】 肝主藏血，血舍魂，肝血不足，则见魂不守舍，心失所养，故虚烦失眠；血虚不能荣于肢体，故见乏力、怕冷、双手指麻木、腰酸胀；血能化气，血虚则气少，气少固摄能力差，则劳累时汗多，烘然汗出；舌红苔白，边有齿痕，乃肝血不足之征。治当养血安神、清热除烦，故用酸枣仁汤加减。正如《金匮要略·血痹虚劳病脉证并治第六》所言："虚劳虚烦不得眠，酸枣仁汤主之。"酸枣仁汤具有养血安神、清心除烦之功，加用龙骨、牡蛎镇以达镇惊安神之效。清代张秉成《成方便读》卷二云："夫肝藏魂，有相火内寄，烦自心生。心火动则相火随之，于是内火扰乱，则魂无所归。故凡有夜卧魂梦不安之证，无不皆以治肝为主，欲藏其魂，则必先去其邪。方中以知母之清相火，茯苓之渗湿邪，川芎独入肝家，行气走血，流而不滞，带引知、茯搜剔而无余。然后枣仁可敛其耗散之魂，甘草以缓其急悍之性也。虽曰虚劳，观其治法，较之一于呆补者不同也。"二诊、三诊均以酸枣仁汤为基础方，随症加减用药，以达治疗目的。

病案十三： 徐某某，女，58岁，2023年12月12日初诊。

主诉：睡眠障碍半年余。

病史：患者半年前无明显诱因出现睡眠障碍，主要表现为入睡困难，睡后易醒，心烦易怒，脾气急躁，胸闷脘痞，嗳腐吞酸，健忘，偶有心悸，神疲乏力，口苦，早晚尤著，头重目眩。纳可，二便平。患者平素嗜食肥甘滋腻之品。刻下症：心烦易怒，胸闷脘痞，神疲乏力，口苦。舌红，苔黄腻，脉滑数。

辨证：痰热扰心，虚烦不宁。

治法：清化痰热，和中安神。

选方：黄连温胆汤加减。

法半夏 10g	陈皮 8g	茯苓 15g	麸炒枳实 10g
竹茹 10g	黄连 6g	白术 10g	甘草 5g
焦山楂 20g	莱菔子 15g	珍珠母 20g	

×7剂，水煎服，日一剂。

二诊（2023年12月20日）：患者自诉用药后睡眠障碍稍有改善，心烦易怒稍减轻，但仍有脘痞、嗳腐吞酸，效不更方，在原方基础上，陈皮加至20g，加入厚朴12g理气和胃宽中，7剂，水煎服，日一剂。

三诊（2023年12月29日）：患者用药后称不寐明显好转，余症状亦有所改善。继续二诊选方10剂巩固疗效。

1个月后随访，患者自诉药后症状基本消失。

【按语】不寐的病因虽多，但其病理变化，总归属阳盛阴衰，阴阳失交。一为阴虚不能纳阳，一为阳盛不得入于阴。其病位主要在心，与肝、脾、肾密切相关。有虚有实，虚者多责于心脾两虚、心胆气虚、阴虚火旺；实者可见痰热、实火扰动心神，致心神不安，阴阳失调，阳不入阴而发病。《景岳全书》云："痰火扰乱，心神不宁，思虑过伤，火炽痰郁，而致不眠者多矣。"清代唐容川《血证论·卧寐》中亦云："盖以心神不安，非痰即火。"由此可见，痰火是导致不寐的重要病因。本病属痰热扰心，虚烦不宁。痰热扰心，阳不能入阴，故见睡眠障碍，入睡困难，睡后易醒；"胃不和则卧不安"，胃失和降，胆失疏泄，则胸闷脘痞，嗳腐吞酸，口苦；痰火上扰，心神不宁，故见心烦易怒，脾气急躁，健忘，偶有心悸；痰蒙清窍，则可发为头重目眩；舌红，苔黄腻，脉滑数，均为痰热之象。黄连温胆汤载于清代陆廷珍的《六因条辨》，是由《三因极一病证方论》之温胆汤加黄连演变而来的。半夏、陈皮、茯苓、枳实、白术健脾化痰，理气和胃；黄连、竹茹清心降火化痰；珍珠母镇惊安神；焦山楂、莱菔子消食和胃；甘草调和诸药。诸药合用，不寒不燥，理气化痰以和胃，胃气和降则痰浊得去，痰浊去则心神得安，如是则诸症好转。二诊时患者脘痞，嗳腐吞酸，加重陈皮用量，再加厚朴，共达理气健脾、化瘀之功。曾师在治疗不寐时，善于针对病因进行治疗，一是喜用镇惊安神之品，如首乌藤、合欢皮、珍珠母；二是乐于釜底抽薪，去因辨证施治，不寐自愈。

病案十四： 肖某某，男，48岁，2024年1月26日初诊。

主诉：睡眠障碍1年余。

病史：睡眠障碍表现为半夜易醒，醒后难以入睡，精神欠佳，心烦，无头晕头痛，胃脘处隐隐不适，偶有打嗝，无反酸，无明显寒热，无腹胀，大便少而干。舌淡，边有齿痕，舌中有裂纹，脉偏数。

既往史：胆囊息肉病史；2023年曾因肝脓肿住院治疗。

辨证：阴虚火旺。

治法：滋阴清热，安神除烦。

选方：患者要求中成药治疗。曾师给予坤泰胶囊4粒，3次/日，患者服药半个月后复诊，诉失眠症状明显改善。

【按语】 坤泰胶囊，主要成分为熟地黄、黄连、白芍、黄芩、阿胶、茯苓等，主要功效为滋阴清热，安神除烦。多用于妇女更年期诸症，而用于男性患者极为罕见。此案患者睡眠障碍，心烦，大便干，舌中有裂纹，为阴虚虚火扰心所致，故而曾师不拘一格，认为该患者符合阴虚火旺之表现，大胆给予坤泰胶囊治疗，并嘱咐患者，不要因为药物说明书之适应证为绝经前后诸证而固步，为中成药的临床应用提供了很好的示范。

坤泰胶囊为张仲景《伤寒论》中黄连阿胶汤加减而来，该方为交通心肾、滋阴泻火的典型代表方，苦寒与咸寒并进，滋阴与降火兼施，邪正兼顾。但见心肾不交、阴虚火旺之失眠症可参考应用。

第三章 脾胃系病证

胃痛

病案：梁某某，男，46岁。2024年2月20日初诊。

主诉：胃脘隐痛数年。

病史：患者诉近些年常胃脘部隐隐作痛，胀满不适，进食后加重，偶有嗳气反酸，按压疼痛加重，无胃脘灼热感，纳差，食欲减退，口干口苦，食后欲便，干稀交替，疲乏易困，寐可。舌质淡红，苔白稍腻。脉左关稍弱。

辨证：寒热错杂，升降失司。

治法：辛开苦降。

选方：半夏泻心汤加减。

姜半夏 12g	黄连 3g	黄芩 8g	干姜 10g
炙甘草 5g	党参 20g	大枣 6g	炒白术 10g

×7剂，水煎服，日一剂，早晚服。

二诊（2024年2月27日）：服药后胃脘隐痛明显缓解，稍口干，无口苦，大便不稀。舌质淡红，苔薄。脉缓。

| 姜半夏 12g | 黄连 3g | 黄芩 8g | 干姜 10g |
| 炙甘草 5g | 党参 10g | 大枣 6g | 砂仁 2g |

×7剂,水煎服,日一剂。

【按语】 脾主升,胃主降,脾胃是人体气机升降的枢纽。脾胃升降正常则人体气机升降正常。若因饮食过饥过饱过寒过热,导致脾胃升降失司,水谷精微运化失司,将出现一系列消化道症状。脾不升则食欲减退,进食后胃脘胀满,食后欲便,容易疲乏精神差;胃不降则嗳气反酸,腐蚀胃膜作痛。脾虚水饮不能运化则成寒饮,气机不通蕴生郁热,寒热错杂于中焦。故以半夏泻心汤加减治疗,半夏、干姜辛温开通,助脾升且化水饮;黄连、黄芩苦寒清降,助胃降且清郁热;炙甘草、党参、大枣补益脾气;因患者脾虚明显,加炒白术健脾止泻。二诊患者大便成形,改砂仁增强行气止痛之功。

痞 满

病案一: 张某某,男,63岁,2023年10月31日初诊。

主诉:反复腹胀伴肢体困重10月余。

病史:10个月前患者无明显诱因出现腹胀,肢体困重,饥不欲食,头身疼痛,偶有午后身热,口不渴,曾口服祛湿健脾中药治疗效果不明显,行胃镜检查未见明显异常。刻下症:肢体困重,腹胀,饥不欲食,头身疼痛,口不渴,舌淡苔白厚腻,脉弦而濡。

辨证:湿热内阻。

治法:宣畅气机,清利湿热。

选方:三仁汤加减。

| 苦杏仁 7g | 草豆蔻 5g | 薏苡仁 20g | 姜厚朴 20g |
| 法半夏 10g | 淡竹叶 10g | 茯苓 20g | 天花粉 20g |

×7剂,水煎服,日一剂。

二诊(2023年11月7日):患者服用7剂药物后自觉腹胀、肢体困重明显好转,纳食增加。刻下症:小便不利,口干,舌苔薄白,脉滑。

燁苦杏仁10g	豆蔻7g	薏苡仁30g	姜厚朴20g
法半夏10g	通草6g	滑石20g	淡竹叶10g
天花粉20g	茯苓20g		

×7剂,水煎服,日一剂。

2023年11月20日电话随访,患者诉腹胀、肢体困难、小便不利、口干等症消失,纳食明显好转。

【按语】《温病条辨》卷一言:"头痛恶寒,身重疼痛,舌白不渴,脉弦细而濡,面色淡黄,胸闷不饥,午后身热,状若阴虚,病难速已,名曰湿温。汗之则神昏耳聋,甚则目瞑不欲言,下之则洞泄,润之则病深不解。长夏深秋冬日同法,三仁汤主之。"三仁汤治疗湿温。本例患者辨证属湿热内阻、湿重于热。痞满多因生活不规律,饮食不节等,伤及脾胃。脾胃主受纳、运化,脾胃受损则功能失调,气机受阻,湿邪内生,故见腹胀、肢体困重;湿性重浊,机体关节气机不利,故见头身疼痛;湿热蕴蒸脾胃,失于运化,气机不畅,则饥不欲食,口不渴;湿为阴邪,旺于申酉,邪正交争,故午后身热;舌淡苔白厚腻,脉弦而濡,皆属湿热内蕴之征象。二诊时小便不利、口干,属脾胃运化不利,津液不能上承,下焦气化不利所致。曾师使用三仁汤加减宣上、畅中、渗下,三焦分消,使得气机畅行,湿消热清,三焦通畅,诸症可除。二诊时小便不利,加用通草清热利尿,诸症可消。

病案二:余某某,女,68岁,2023年12月11日初诊。

主诉:胃脘痞满1周。

病史:患者1周前感冒后即出现胃脘痞满,无疼痛,进食症状加重,伴恶心,纳可,眠可,二便调,舌质淡红,苔薄黄腻,脉细滑。自诉前段时间进食大量温补食品。

辨证：寒热错杂痞证。

治法：寒热平调，消痞散结。

选方：半夏泻心汤加减。

法半夏 12g	黄连 4g	黄芩 10g	干姜 6g
党参 10g	大枣三枚	炙甘草 6g	

×7剂，水煎服，日一剂，分两次服。

二诊（2023年12月18日）：胃脘痞满减轻，食后仍感痞塞不通，无胀满恶心。守原方，再进7剂。

随访无不适。

【按语】半夏泻心汤出自《伤寒论》，云："伤寒五六日，呕而发热者，柴胡汤证具，而以他药下之，……但满而不痛者，此为痞，柴胡不中与之，宜半夏泻心汤。"《伤寒论》指出少阳误下后损伤脾胃之气，邪气内陷，寒热错杂于中焦，脾胃升降失常，气机痞塞，形成心下痞。《金匮要略·呕吐哕下利病脉证治第十七》曰："呕而肠鸣，心下痞者，半夏泻心汤主之。"指出寒热错杂呕吐证治。症见上有呕吐，下有肠鸣，中有痞阻，乃寒热互结于中焦，升降失调所致，病变在中焦，故"心下痞"为其主要特征。方用半夏泻心汤散结除痞，和胃降逆。方中法半夏、干姜散寒降逆，黄芩、黄连苦降清热，两组药物寒热并用，辛开苦降，党参、炙甘草、大枣补益中气，辨证属中虚寒热失调所致的心下痞、呕、泄均可用。

病案三： 杨某某，男，53岁，2023年7月22日初诊。

主诉：腹部胀满不适1周。

病史：患者近1周腹部胀满，稍进食即饱胀不适，尤饮冰啤酒后出现腹部绷急撑胀，不思饮食，四肢沉重乏力，懒于活动。口淡乏味，嗜睡，小便畅，大便稀软且排泄不畅。舌质淡红，边有齿痕，苔白腻，脉沉细缓。

辨证：寒湿困脾，气机壅阻。
治法：温中行气，燥湿除满。
选方：厚朴温中汤加味。

厚朴 10g	陈皮 10g	炙甘草 6g	茯苓 15g
草豆蔻 6g	木香 6g	干姜 5g	炒白术 10g
炒山药 10g	炒薏苡仁 15g	砂仁 5g	

×7剂，水煎服，日一剂，分两次服。

医嘱不饮冷饮，少食瓜果。

二诊（2023年7月29日）：腹胀明显减轻，食纳有味，四肢轻松，口淡，嗜睡，小便畅，大便成形，排泄稍不畅。舌质淡红，边有齿痕，苔薄白腻，脉沉细。辨证属寒湿困脾，脾虚气滞。治法为温中行气，健脾除湿。拟原方再进7剂。

三诊（2023年8月5日）：四肢倦怠乏力，口淡，二便畅，眠可，舌质淡红，边有齿痕，苔薄白，脉细缓。辨证属脾虚湿阻气滞。治法为益气健脾，行气化痰。方拟香砂六君子汤治疗。

木香 6g	砂仁 5g	茯苓 15g	党参 15g
炙甘草 6g	炒白术 10g	炒山药 10g	炒薏苡仁 15g
法半夏 10g	陈皮 10g		

×7剂，水煎服，日一剂，分两次服。

【按语】 患者舌质淡红，边有齿痕，脉沉细缓，口淡乏味，属中阳不足，脾胃虚寒。《金匮要略》云："趺阳脉微弦，法当腹满。"患者发病时令正值暑天，起居不慎、吹空调等易外感寒湿之邪，恣食生冷，损伤脾胃阳气，易致寒湿内侵。李东垣《内外伤辨惑论》曰："若饮食失节，寒温不适，则脾胃乃伤。"寒湿困阻脾胃，则腹部胀满、四肢沉重，故重用厚朴，《本草汇言》称其"宽中化滞，平胃气之药也。……或湿郁积而不去……用厚朴之温可以燥湿"。厚朴、草豆蔻行气燥湿，气行则湿化。寒以温药服之，干姜助草豆蔻温胃暖脾；陈皮、木香助厚朴行气宽中以消胀满；炒白术、炒山药、砂仁健脾理气；茯苓、炒薏苡仁甘淡健脾利湿。《素问·至真要大论》云："湿淫所胜，平以苦热，佐以酸辛，以苦燥之，以淡泄之。"本案也体现了中医的一大治法——塞因塞用。二诊症状明显减轻，效不更方。三诊，因患者素体中气不足，易湿阻气滞，予香砂六君子汤扶正固本。叮嘱戒生冷贪凉，防寒湿卷土重来。

呕吐

病案：刘某某，女，58岁，2024年2月26初诊。

主诉：恶心欲吐1月余。

病史：患者诉1个月前无明显诱因出现恶心欲吐，晨起及进食后明显，纳差，食欲差，口干微有口苦，易饥，偶有胃胀、嗳气、反酸，无胃脘灼热感，夜尿多，大便不规律，时有腹泻或便秘，睡眠差。舌质红，苔薄黄，边有齿痕。

辨证：寒热错杂，升降失调。

治法：寒热同调，辛开苦泄。

选方：半夏泻心汤加减。

姜半夏10g	黄连3g	黄芩8g	干姜10g
炙甘草5g	党参15g	大枣8g	姜厚朴10g

×7剂，水煎服，日一剂。

【按语】半夏泻心汤在临床上常用来治疗呕吐。如《金匮要略》云："呕而肠鸣，心下痞者，半夏泻心汤主之。"脾主升清，属阴土，喜燥恶湿；胃主通降，属阳土，喜润恶燥。若脾胃功能失调，则常出现升降失调、寒热错杂。脾不升清则时腹泻、胃胀；胃不降浊，则恶心欲吐、嗳气反酸；脾寒则湿盛而腹泻，胃热则津伤而口干口苦。方以半夏泻心汤加减，半夏、干姜辛开温脾，黄连、黄芩苦寒清降，党参、大枣、炙甘草补益脾胃，加厚朴降逆止呕。

反酸

病案：余某某，女，60岁，2022年9月14日初诊。

主诉：胃脘部灼热伴反酸1年余。

病史：1年前因眩晕伴耳鸣住院治疗，治疗1周后开始出现无规律性胃部灼热感伴反酸，行胃镜显示"非萎缩性胃炎"，长期服用奥美拉唑等抑酸剂无缓解，饮热水后稍有缓解，口干欲热饮伴口苦，耳鸣伴听力下降，疲乏，食纳可，大便溏稀，睡眠可，近一年体重下降明显，现体重41公斤左右，舌质淡红，苔黄，脉弦数。

辨证：肝火犯胃，寒热错杂。

治法：清肝和胃，寒热平调。

选方：柴胡桂枝干姜汤合左金丸加减。

柴胡 12g	桂枝 10g	干姜 8g	黄芩 10g
煅牡蛎 20g	炙甘草 5g	天花粉 20g	黄连 6g
吴茱萸 3g			

×5剂，水煎服，日一剂。

二诊（2022年9月19日）：反酸、胃部灼热症状好转，稍有腹胀，上方加厚朴15g，继续服用7剂。

三诊（2022年9月27日）：无反酸、灼热感，无腹胀，精神好转。

【按语】《素问·至真要大论》云："诸呕吐酸，暴注下迫，皆属于热。"酸为肝之味，治酸当以从肝而论，肝郁化热，横逆犯胃，则泛吐酸水、口苦，又因脾寒，阳气不足，津液转输不及则口干欲热饮，脾寒下陷则大便溏稀。方中黄连苦寒以泻肝胃之火，少佐辛热之吴茱萸，引药入肝经，合黄连和胃降逆，使泻火而不凉遏，柴胡、黄芩清解少阳之热，桂枝、炙甘草辛甘化阳，合干姜温散脾胃之寒，煅牡蛎软坚消痞，兼制酸止痛，天花粉生津止渴。二诊患者腹胀，加厚朴行气宽中。

呃逆

病案一： 帅某某，男，81岁，2022年4月13日初诊。

主诉：呃逆3天。

病史：患者因"胆管癌、乙状结肠癌伴肝转移、肺部感染"住院，3天前因频繁呃逆，不能自止，伴胸闷症状难以缓解，请中医会诊。会诊时见：呃逆连声，声音尖锐，胸闷，气短，咳嗽，咳白痰，口干欲饮，口苦，食纳差，睡眠差，夜间盗汗，大便频，量少，一天7~8次，便后不爽，小便可，舌质前半红后半淡红，苔厚，脉浮数急促，不受按。患者体型瘦弱，面色萎黄，言语乏力。

既往史：既往有胆管癌、乙状结肠癌半年余，未行手术，保守治疗。

辨证：痰气交阻，胃失和降。

治法：理气化痰，降气止呃。

选方：黄芩温胆汤加减。

枳实10g	陈皮10g	法半夏10g	竹茹10g
茯苓15g	黄芩10g	麦冬15g	百合15g
浙贝母15g	郁金12g	大腹皮15g	薏苡仁30g
煅龙骨、牡蛎各20g（先煎）		鳖甲15g（先煎）	生姜4片

×3剂，水煎服，日一剂。

二诊（2024年4月17日）：患者服药第二天开始减少呃逆次数，服药3天已无呃逆，咳嗽、咳痰症状减轻，夜间无盗汗，效不更方，继续服用上方7剂，带药出院。

【按语】本病考虑为胆胃不和，气滞痰阻，胃失和降导致呃逆。

痰气互结，肺失宣降，则出现胸闷、气短、咳嗽等症状，土壅木郁而生胆热，胆热上逆则口干、口苦，脾胃失运则纳差，痰热上扰心神则寐差，久病重病耗气伤阴则出现夜间盗汗。方用半夏、竹茹清热化痰，降气和胃，枳实破气消痰、散结除痞，陈皮理气燥湿化痰，茯苓渗湿健脾宁心，黄芩清热利胆，百合、麦冬养阴生津，兼安神助眠，浙贝母化痰散结兼通肺气，另有佐金平木之功，郁金行气利胆，大腹皮、薏苡仁行气宽中，健脾利水，煅龙骨、牡蛎收涩止汗，鳖甲软坚散结兼顾阴液，生姜和中培土。

病案二： 孙某某，男，50岁，2023年10月13日初诊。

主诉：呃逆3天。

病史：患者3天前无明显诱因出现呃逆，呃声沉闷，泛吐清水，胁肋、胸膈及胃脘不舒，得热则减，遇寒加重，纳食减少，喜热饮热食，偶有腹痛。刻下症：呃声沉闷，胸胁不适，乏力，舌红苔厚腻，脉弦迟。

辨证：肝气郁结，脾胃虚寒。

治法：疏肝理气降逆，温中燥湿祛寒。

选方：良附丸加味。

高良姜10g	醋香附10g	姜厚朴10g	砂仁3g
丁香10g	紫苏梗10g	木香10g	

×4剂，水煎服，日一剂。

二诊（2023年10月17日）：患者呃逆稍好转，呃声低长，大便溏薄，畏寒肢冷，舌质淡，苔薄白，脉细。

选方：理中汤加减。

党参20g	干姜8g	炙甘草4g	麸炒白术10g
姜厚朴10g	砂仁3g	丁香10g	紫苏梗10g
木香5g			

×6剂，水煎服，日一剂。

2023年10月30日随访，患者诸症消失，呃逆痊愈。

【按语】呃逆一证，总归属胃气上逆而动膈所致，治当理气和胃、降逆止呃。该患者一诊时呃声沉闷，泛吐清水，胁肋、胸膈及胃脘不舒，属肝气郁结、脾胃虚寒所致。脾胃伤于寒湿，寒性凝滞，湿性黏腻，阻滞气机，导致脾胃气机阻滞，升降失常，故见呃逆，纳食减少。肝气郁结进一步加重脾胃气机阻滞。方用良附丸加味，行气疏肝降逆、温中燥湿祛寒，高良姜温中散寒，香附、木香疏肝解郁、行气，厚朴温中燥湿、行气除满，丁香温中降逆，砂仁、紫苏梗和胃，诸药合用，以达止呃逆之效。二诊时，呃逆稍好转，但呃声低长，大便溏薄，畏寒肢冷，提示中阳不足，阳虚失温，脾胃虚寒症状加重，故改方为理中汤加减。理中汤温补并用，以温为主，温中阳，益脾气，主运化，加用厚朴温中之力更强。曾师注重"动态辨证"，患者虽为呃逆，但辨证知其属中焦虚寒，在一诊基础上去高良姜、醋香附，加理中汤，使该患者诸症痊愈。

病案三：

潘某某，男，53岁，2022年10月12日初诊。

主诉：呃逆2年。

病史：2年前无明显诱因开始出现食欲差伴呃逆，食后加重，不能自止，至多处就诊，无好转，医院建议行膈神经阻滞术，遂求治中医。刻下症：呃逆，不能自止，声音低沉，夜间及食后加重，胸前闷胀不适，食纳差，偶有咳嗽，无口干、口苦，无腹胀，大便可，小便难解，睡眠差，入睡困难，中途易醒，醒后难眠，舌质淡红，苔白，脉沉缓。平素怕冷。

既往史：因早搏行射频消融2次。有高血压、冠心病病史多年。

辨证：胃中虚寒，气逆于上。

治法：温中散寒，降逆止呃。

选方：丁香柿蒂散加减。

丁香 10g　　　柿蒂 10g　　　党参 10g　　　高良姜 10g
旋覆花（包煎）10g　　　砂仁（后下）5g　炒酸枣仁 10g
陈皮 10g　　　法半夏 10g　　　远志 8g　　　炙甘草 5g
×3 剂，水煎服，日一剂。

二诊（2022 年 10 月 16 日）：服后明显好转，呃逆次数减少，夜间稍有呃逆，胸闷好转，睡眠稍好转，效不更方，继用原方 5 剂。

三诊（2022 年 10 月 21 日）：无呃逆，食欲好转，易醒，减砂仁、半夏，加首乌藤 30g，继用 5 剂。

四诊（2022 年 10 月 27 日）：无呃逆，睡眠好转，给予茶饮调服：

丁香 6g　　　高良姜 6g　　　陈皮 6g　　　炒麦芽 10g
×10 剂，代茶饮。

夜间睡前口服枣仁安神胶囊 5 粒。

五诊（2022 年 11 月 10 日）：患者感觉良好，无呃逆，食欲一般，睡眠可。

【按语】患者呃逆夜间加重，舌淡红，苔白，脉沉缓，平素怕冷，综合考虑为胃中虚寒导致。脾胃阳气受损，脾胃无以温养，升降失司，胃气上逆则呃逆连声，声音低沉；子病及母，脾胃虚弱，食纳差，气血生化乏源，无以滋养心神，出现失眠；胃气不和，痰阻气滞则胸闷、呃逆，食后加重。方中丁香辛温，暖胃降逆；柿蒂温中下气；两药合用，温中散寒，降逆止呃。高良姜温中散寒，宣通胃阳；党参、炙甘草补益脾胃；旋覆花、砂仁、陈皮、法半夏理气降气化痰；远志安神、祛痰；炒酸枣仁养心安神。全方以温中降逆为主，行气化痰安神为辅，收效良好。三诊患者症状缓解，睡眠差，减砂仁、半夏，加首乌藤养血安神。四诊患者已基本好转，给予茶饮调服巩固疗效。

嘈杂

病案：彭某某，男，58岁，2024年4月9日初诊。

主诉：胃脘部不适半年余。

病史：胃脘部不适半年有余，常觉饥饿，进食后可缓解，无胃痛，无嗳气反酸，晨起右侧小腹部疼痛，大便每天2次，不成形，量不多，怕冷，手脚凉，常疲乏，舌质淡红，舌中有裂纹，脉弱。

辅助检查：2024年1月27日某医院行胃肠镜示：（胃体）中度慢性非萎缩性胃炎伴糜烂，病理示肠上皮化生（乙状结肠管状腺瘤伴低级别上皮内瘤变）。

既往史：乙状结肠息肉切除术。

辨证：脾胃虚寒。

治法：温中散寒。

选方：理中汤加减。

党参30g	干姜10g	白术10g	炙甘草5g
陈皮7g	海螵蛸20g		

×15剂，水煎服，日一剂。

二诊（2024年4月25日）：服药后胃脘部不适好转，怕冷改善，大便可，舌质偏红，舌中有裂纹，脉弱。

党参30g	干姜10g	白术10g	炙甘草5g
海螵蛸20g	炒白芍10g		

×15剂，水煎服，日一剂。

三诊（2024年5月13日）：患者诉服药后胃脘部仍感不适，大便次数增多，晨起即解一次，早饭后再解一次，质偏稀，伴有小腹部闷痛，轻微怕冷，纳差，小便可，寐可，舌质红，有裂纹，脉弱。

| 党参 30g | 肉桂 3g | 薏苡仁 20g | 干姜 10g |
| 白术 10g | 炙甘草 5g | 海螵蛸 20g | |

×15剂，水煎服，日一剂。

四诊（2024年5月28日）：胃脘部不适感好转，大便较前改善，日1~2次，饭后欲解大便，偶不成形，晨起口苦，时有小腹部疼痛（近期无），咳嗽，偶有白痰，小便可，寐可，舌质红，苔薄，有裂纹，脉沉取无力。

| 党参 20g | 炒白术 10g | 桔梗 7g | 浙贝母 8g |
| 肉桂 3g | 干姜 10g | 炙甘草 5g | 海螵蛸 20g |

×15剂，水煎服，日一剂。

五诊（2024年6月13日）：胃脘部不适感改善，晨起口苦，无咳嗽咳痰，二便可，寐可，轻微怕冷，舌质暗红，舌中有裂纹，脉沉取无力。

| 海螵蛸 30g | 黄芪 30g | 桂枝 8g | 炒白芍 15g |
| 炙甘草 5g | 生姜 3g | 大枣 8g | 砂仁 3g |

×15剂，水煎服，日一剂。

【按语】 肠上皮化生为癌前病变，西医没有很好的治疗方法，只能等待病情进一步发展后再行手术治疗，患者难以接受这样的治疗方法，往往寻求中医治疗，中医可以采取辨证论治的方法治疗。患者常觉饥饿，没有明显胃火炽盛及胃阴不足的征象，加之常感疲乏，多为脾气亏虚；大便日2次，不成形，怕冷，手脚凉，此为脾胃虚寒，水谷精微运化失司，水液下趋肠道。因此以理中汤加减，重用党参补益脾气，参考胃镜检查，患者有糜烂性胃炎，加海螵蛸抑酸保护胃黏膜。后续一直以理中汤加减治疗，兼见咳嗽咳痰，则加桔梗、贝母。五诊患者症状明显改善，改以黄芪建中汤加减温中益气、抑酸和胃善后。

腹胀

病案一： 章某，男，79岁，2024年3月6日初诊。

主诉：反复腹胀2年，加重2月余。

病史：近2年反复出现腹部胀满感，进食后加重，偶嗳气反酸，无胃痛，无烧心感，纳可，口干涩，肩部沉重，足底发麻，入睡困难，大便排出不畅，尿短尿频，舌质暗，苔薄，有小裂纹，脉数。

既往史：糖尿病病史多年。

辨证：肝郁脾虚，湿热内蕴。

治法：疏肝泄热，健脾化湿。

选方：小柴胡汤加减。

柴胡 12g	法半夏 10g	黄芩 10g	炙甘草 5g
薏苡仁 20g	厚朴 30g	大枣 3g	生姜 2g
党参 15g			

×7剂，水煎服，日一剂。

二诊（2024年3月13日）：患者诉服药后小腹胀明显，进食后加重，尿短量少，次数多，小腿及足底发凉发麻，大便不成形，口中干涩，白痰多，舌质红，苔薄黄，有小裂纹，脉数。

| 桂枝 10g | 茯苓 20g | 猪苓 10g | 炒白术 10g |
| 泽泻 10g | 厚朴 20g | 陈皮 10g | 法半夏 10g |

×7剂，水煎服，日一剂。

三诊（2024年3月20日）：腹胀较前好转，自觉肛门灼热，小便频量少，大便调，口苦涩，白痰多，舌质红，苔薄腻，有小裂纹，脉数。

| 桂枝 10g | 茯苓 20g | 猪苓 10g | 炒白术 10g |

| 泽泻 10g | 厚朴 10g | 陈皮 10g | 法半夏 10g |
| 党参 10g | | | |

×7剂，水煎服，日一剂。

四诊（2024年3月27日）：腹胀进一步减轻，自觉肛门灼热，口苦涩，其余症状减轻，舌质红，苔白腻，有小裂纹，脉数。

桂枝 10g	茯苓 20g	猪苓 10g	炒白术 10g
泽泻 10g	厚朴 10g	陈皮 10g	法半夏 10g
党参 10g	黄芩 10g		

×7剂，水煎服，日一剂。

五诊（2024年4月3日）：腹胀减轻，口干、口苦、口涩，咳嗽、咳白浓痰，肛门灼热，舌质红，苔黄腻，有小裂纹，脉滑数。

| 苦杏仁 10g | 薏苡仁 30g | 槟榔 10g | 厚朴 20g |
| 陈皮 10g | 法半夏 10g | 茯苓 20g | |

×7剂，水煎服，日一剂。

2024年4月15日随访，患者诉服药后腹胀症状明显好转。

【按语】 该患者初诊时，腹胀、嗳气、反酸、大便排出不畅，气滞不行、湿热内蕴为主要病机，具体为肝气不疏泄，气机运行不畅，脾虚水谷精微运行失司，内蕴为湿热上泛，故以小柴胡汤加减疏肝理脾，加厚朴、薏苡仁行气化湿。服药后，患者诉腹胀未见改善。思《伤寒论》第156条云："本以下之，故心下痞，与泻心汤，痞不解。其人渴而口燥烦，小便不利者，五苓散主之。"此条条文正与该患者同。从患者腹胀、嗳气反酸，进食后加重，大便难等症状来看，以消化道症状为主，似属痞证范畴，与小柴胡汤消痞不解；然细观察后发现，患者虽腹胀却以小腹为主，常有小便次数频而每次尿量少，小便不利症状突出，常有口干口涩感，则应该考虑水饮内停于下焦，阻滞下焦气机，水气不化，故出现口干、小便不利。服五苓散加减治疗21天，患者腹胀逐渐减轻，水饮逐渐化解，出现肛门灼热感、咳嗽、咳白痰、舌质红、苔黄腻等湿热内蕴症状，五诊改予清化湿热治疗，半夏、陈皮、茯苓、薏苡仁温化湿邪，苦杏仁宣降肺气以助化湿，槟榔、厚朴降腑气化湿。诸药合用共奏行气化湿之功，故腹胀明显减轻。

病案二： 陈某某，男，85岁，2023年10月28日初诊。

主诉：小腹胀痛10天。

病史：患者诉有高血压病史十余年，常监测血压，从未服降血压西药控制血压，其间血压升高均于曾师处服中药治疗。10天前早上无明显诱因出现头晕不适，伴小腹胀痛、尿频、排尿困难。自行测血压，为148/70mmHg，较之前血压升高，为明确病因中午于某医院肾病科门诊查肾动脉CTA示"右侧肾动脉起始处多发非钙化型斑块，管腔中度狭窄；左侧肾动脉开口处混合型斑块，管腔轻度狭窄"，建议行肾动脉支架术。患者拒绝治疗，晚上7点觉头晕明显，再次测量血压，为161/85mmHg，其间每天早晚测血压2次，每天平均血压为162/86mmHg。血压持续不降，心情紧张万分，今特来曾师处就诊。刻下症：尿频，尿少，排尿困难，小腹胀痛，轻微头晕，咳嗽咳痰，痰白，纳可，大便可，无头痛，舌质暗，苔白厚腻，舌底静脉曲张，脉沉涩。

既往史：慢性阻塞性肺疾病病史多年。

辨证：血水停滞下焦。

治法：温阳化气，活血止痛。

选方：五苓散合当归芍药散加减。

肉桂6g	茯苓20g	泽泻10g	猪苓10g
炒白术10g	党参20g	菟丝子30g	桑螵蛸10g
当归10g	乌药10g	沙苑子20g	川芎10g
桃仁10g	红花5g	补骨脂10g	白芍10g

×15剂，水煎服，日一剂。

【按语】 血压升高有很多原因，本案患者西医辨病是肾动脉狭窄导致的肾性高血压,建议行肾动脉支架术,患者拒绝西医治疗。《黄帝内经》云"小大不利,治其标"。曾师没有囿于高血压病名,从患者小便不利入手。三焦为元气之别使;三焦为决渎之官,水道出焉。患者为老年男性,素有慢性阻塞性肺疾病病史,肺气不足,稍有不适则头晕不适。阳气不足则尿频,水液气化失司则小便不利,下焦不通则小腹胀;气不行,血液瘀滞,血水停滞于下焦则小腹痛。患者现在以血与水停滞为主要矛盾,故以五苓散温阳化气,当归芍药散活血止痛,菟丝子、沙苑子、桑螵蛸、补骨脂补肾缩尿,桃仁、红花、乌药助行气活血止痛。诸药合用,共奏温阳化气、活血止痛之功。

腹痛

病案一: 曾某,男,12岁,2024年5月28日初诊。

主诉:腹痛4天。

病史:4天前夜间无明显诱因出现脐周胀痛,其间腹部检查未见明显异常,服用中西药治疗无明显疗效。刻下症:脐周胀痛,喜揉按,肚脐触之凉,头晕欲呕,食不下,精神不佳,全身乏力,容易汗出,大便呈羊屎状,小便可,寐差,眼球有蓝斑。舌质淡红,苔中根部腻,脉平,体温36.8℃。

辨证:蛔虫上扰。

治法:健脾安蛔。

选方:连梅安蛔汤加减。

乌梅20g	使君子10g	花椒5g	槟榔5g
银柴胡5g	胡黄连3g	炒山药10g	炒白术7g
红曲6g	炙甘草3g	太子参15g	砂仁3g

×7剂,水煎服,日一剂。

【按语】腹痛有多种原因，小儿常因蛔虫导致腹痛。患儿眼球有蓝斑，疼痛以脐周为主，喜揉按，食欲不振，多是腹中有蛔虫。对于蛔虫导致的腹痛，曾师首推乌梅丸，因乌梅丸药物配伍正合蛔虫病病机。蛔虫得酸则伏，蛔虫静伏则腹痛止；辛能制蛔；苦能下蛔。考虑乌梅酸味尚不足，常教患者以醋泡乌梅，或者药汤中加入醋，以患者能接受的酸度为止。小儿脾胃常不足。该案中患儿脐周凉，食不下，汗出乏力，精神差，头晕，此为脾胃虚寒；欲呕吐，为蛔虫扰乱，闻食气而上则呕吐。连梅安蛔汤以乌梅丸为基础加减而成，方中以乌梅、花椒酸辛安蛔，胡黄连、银柴胡清虚热且苦以下蛔，使君子、槟榔杀蛔的同时，需要炒白术、太子参、砂仁、炙甘草、炒山药健脾益气，红曲可健脾消食。因患儿脾胃虚寒，切不可以黄连、黄柏更败脾胃阳气，以胡黄连、银柴胡替换。嘱患儿父母平时可用花椒、醋等炒菜，以取其酸辣味，徐缓图之。

病案二： 王某某，男，8岁，2023年11月16日初诊。

主诉：脐周疼痛3月余。

病史：患儿近3个月来脐周左侧旁开2寸左右疼痛反复发作，呈隐痛，持续时间数分钟，可自愈。但患儿在本次就诊时，脐周左侧旁开2寸左右已持续疼痛约1小时，无恶心、呕吐，无腹胀、腹泻，大小便正常，纳眠可，舌淡红，苔薄白，脉浮紧。

辨证：脾气瘀滞。

治法：通经活络，活血止痛。

选方：刻下按压足三里、承山，腹痛立愈。

2023年12月11日随访，患儿腹痛愈，无再复发。

【按语】脐周左侧旁开2寸左右属于足阳明胃经，足三里是足阳明胃经的下合穴，具有调理脾胃、补中益气、通经活络、疏风化湿、扶正祛邪之功能，主治胃痛、腹胀、消化不良等，承山属足太阳膀胱经穴，擅治腹部病症，两穴相合，气血得通，腹痛即愈。

腹泻

病案一： 刘某某，男，15岁，2024年6月21日初诊。

主诉：大便次数增多1周。

病史：近1周来大便次数增多，每日3次以上，质偏稀，便前脐腹疼痛，便后腹痛缓解，食欲时好时坏，口干，喜冷饮，无口苦，无恶心呕吐，无头晕头痛，时入睡困难，小便正常，舌体胖大，舌尖红，苔白厚腻，脉弦。

辨证：脾虚肝实。

治法：健脾泻肝。

选方：痛泻要方加减。

炒白芍 6g	陈皮 8g	防风 8g	炒白术 12g
茯苓 15g	砂仁 2g	太子参 15g	

×15剂，水煎服，日一剂。

【按语】痛泻要方出自朱丹溪的《丹溪心法》。《医方考》言："泻责之脾，痛责之肝，肝责之实，脾责之虚，脾虚肝实，故令痛泻。"书中详细论述了腹痛腹泻的病机为脾虚肝实，虚则补之、实则泻之，因此治法上以健脾泻肝为主。肝气郁结而脾木虚弱，常致肝木乘脾土。肝居下焦，肝风下迫，腹部气机不畅通则腹痛，脾虚湿盛则腹泻，泻后肝风平息则诸症缓。白芍柔肝泻木止痛，白术、茯苓、太子参健脾化湿，佐以陈皮、砂仁行气化湿，防风疏肝升清化湿。诸药合用，则脾气充实、肝气舒达。

病案二： 罗某某，男，57岁，2023年11月10日初诊。

主诉：大便次数多、便稀1年余。

病史：患者1年前无明显诱因出现大便次数多，便稀，曾行胃肠镜检查未见明显异常，脘腹胀满，纳差，四肢倦怠，头昏蒙，小便正常，寐可。刻下症：脘腹胀满，四肢倦怠，头昏蒙，舌淡苔白腻，脉沉。

辨证：脾胃寒湿气滞。

治法：行气除满，温中燥湿。

选方：厚朴温中汤加味。

姜厚朴 10g	陈皮 10g	炙甘草 5g	茯苓 20g
干姜 10g	草豆蔻 8g	木香 10g	麸炒苍术 10g

×7剂，水煎服，日一剂。

二诊（2023年11月17日）：患者服药大便次数减少，但大便稀溏，脘痞食少，畏寒肢冷，舌淡苔白润，脉沉细。将初诊选方改为理中汤加味。

党参 30g	干姜 10g	麸炒白术 15g	炙甘草 5g
姜厚朴 10g	肉桂 6g	茯苓 20g	

×7剂，水煎服，日一剂。

2023年12月25日随访，患者大便日行2次，性状正常，胃脘胀满、四肢倦怠、头昏蒙基本消失。

【按语】 本病乃因脾胃伤于寒湿所致。寒性凝滞，湿性黏腻，阻滞气机，若寒湿凝着不行，困于脾胃，则可致脾胃气机阻滞，升降失职，遂有脘腹胀满，纳差，四肢倦怠；湿阻气机，阳气不升，故见头昏蒙。寒不温不去，湿不燥不除，气不行不畅，正如清代张秉成《成方便读》卷二云："夫寒邪之伤人也，为无形之邪，若无有形之痰、血、食、积互结，则亦不过为痞满、为呕吐，即疼痛亦不致拒按也。故以厚朴温中散满者为君。凡人之气，得寒则凝而行迟，故以木香、草豆蔻之芳香辛烈，入脾脏以行诸气。脾恶湿，故用干姜、陈皮以燥之，茯苓以渗之。脾欲缓，故以甘草缓之。加生姜者，取其温中散逆，除呕也。以上诸药，皆入脾胃，不特可以温中，且能散表，用之贵得其宜耳。"首诊加用苍术，增强燥湿健脾、散寒之功。诸药合用，共成行气除满、温中燥湿之功，使寒湿得除，气机调畅，脾胃得健。二诊时患者脾胃寒湿重，改为理中汤加味，以温为主，温中阳，益脾气，助运化。二诊诸症乃《成方便读》中言："此脾阳虚而寒邪伤内也。夫脾阳不足，则失其健运之常，因之寒凝湿聚。然必其为太阴寒湿，方可用此方法，否则自利呕痛等证，亦有火邪为患者。故医者当望、闻、问、切四者合阐，庶无差之毫厘，谬以千里之失。若表里、寒热、虚实既分，又当明其病之标本，如以上诸病，虽系寒凝湿聚，皆因脾阳不足而来，则阳衰为本，寒湿为标。是以方中但用参、术、甘草大补脾元，加炮姜之温中、守而不走者，以复其阳和。自然阳长阴消，正旺邪除耳。"加肉桂温中散寒，厚朴、茯苓祛湿除满，诸药合用共治患者之症。

病案三： 易某某，男，53岁，2023年4月22日初诊。

主诉：反复肠鸣腹泻1年余。

病史：1年来患者饮食稍不慎即出现肠鸣辘辘，大便稀溏，大便一日多次。脘腹胀满，口淡，纳谷不香，无饥饿感。小便畅，睡眠可，形体消瘦，舌质淡红，苔薄白腻，脉沉缓。

辨证：脾阳不足，水饮内停，伤及肾阳。

治法：温阳化饮，健脾补肾。

选方：苓桂术甘汤合四神丸加减。

桂枝10g	炙甘草6g	茯苓30g	白术10g
补骨脂10g	吴茱萸4g	白扁豆10g	炒山药15g
陈皮10g			

×10剂，水煎服，日一剂，分两次服。

二诊（2023年5月6日）：肠鸣减轻，大便稀溏，次数减少，脘腹胀满减轻，口淡，有饥饿感，饮食增加，小便畅，眠可，舌质淡红，苔薄白腻，脉沉缓。拟原方再进10剂。

三诊(2023年6月4日):食后无明显肠鸣,大便成形,每日1~2次,无脘腹胀满,食纳增加,小便畅,眠可,舌质淡红,苔薄白,脉沉细。治以温补脾肾。选方:附子理中丸加味。

党参 13g	干姜 4g	附子 7g	炒白术 10g
扁豆 10g	木香 6g	炒山药 15g	补骨脂 10g
砂仁 5g	炙甘草 6g	茯苓 20g	炒薏苡仁 15g

×15剂,水煎服,日一剂,分两次服。

【按语】《金匮要略》云:"其人素盛今瘦,水走肠间,沥沥有声,谓之痰饮。"指出患者肠鸣腹泻是因痰饮内停。因中阳不足,脾失健运,湿聚为饮,饮走肠间,故饮食不慎即肠鸣,辘辘有声;饮阻中焦,气机升降失司,则脘腹胀满;中阳不足,脾运失司,故口淡乏味,纳谷不香,无饥饿感;脾运不及,食不化精,成痰成饮,则肌肉不充,形体消瘦;脾阳不足,痰饮内生,痰饮为阴邪,阴盛阳微,日久波及肾阳,故稍进食不慎,即大便稀溏,次数增多。一诊方中重用茯苓,甘淡利窍,渗湿健脾,对于饮滞中焦,可健运脾气;饮停下焦肠间,可淡渗利小便,因势利导,给邪出路。明代虞抟《医学正传》曰:"治湿不利小便,非其治也。"《金匮要略》云:"病痰饮者,当以温药和之。"桂枝甘温,温阳化气,茯苓配桂枝通阳利水,白术健脾助运,合桂枝温运中阳,协茯苓健脾祛湿,共奏温阳化饮之功。补骨脂补肾助阳,温脾止泻。《本草纲目》认为其可治肾泄,通命门。吴茱萸温中散寒,消阴翳。白扁豆、炒山药、陈皮理气健脾除湿。二诊守原方,诸症平。三诊用附子理中汤加味善后,脾肾双补。中阳振,痰饮无以生,阴霾之气一扫而空。

便秘

病案一: 何某某,女,79岁,2022年6月6日初诊。

主诉：反复大便不通 5 年，加重伴口干口苦半个月。

病史：患者近 5 年来无明显诱因出现大便干结、排便困难，间断性在门诊予中药调理，病情缓解。半个月前无明显诱因患者再次出现大便不通，有便意但排便困难，伴口干口苦、心烦不寐，患者至我科门诊就诊，予中药调理半个月，服药后患者大便通畅，但停药后仍排便困难。患者今复至我科门诊。查餐后 2h 血糖 17.83mmol/L。刻下症：大便不通，有便意但排便困难，伴口干口苦、心烦不寐、双眼视力进行性减退，时有咳嗽咳痰、鼻塞流涕，纳可，寐差，小便正常。舌质红，苔黄腻。脉弦滑。

既往史：有高血压病史 30 余年，平素服用硝苯地平控释片、厄贝沙坦片降血压治疗，血压控制可。糖尿病病史 20 年，现使用胰岛素配合口服二甲双胍片、沙格列汀片降血糖治疗。有高脂血症病史多年。有子宫脱垂手术史。

辨证：少阳阳明热结证。

治法：和解少阳，泻热通便。

选方：大柴胡汤加减。

柴胡 20g	炒枳实 30g	法半夏 10g	黄芩 15g
炒白芍 10g	大枣 8g	党参 30g	大腹皮 20g
大黄 20g			

×3 剂，水煎服，日一剂。

西医继续降血压、降血糖、降血脂对症处理。告知患者低盐低脂糖尿病饮食。

二诊（2022 年 6 月 9 日）：已解大便，但仍排便困难。患者血糖控制不佳，考虑与饮食有关，告知患者必须严格遵医嘱行糖尿病饮食。前方续服，加厚朴 10g。

柴胡 20g	炒枳实 30g	法半夏 10g	黄芩 15g
炒白芍 10g	大枣 8g	党参 30g	大腹皮 20g
大黄 20g	厚朴 10g		

×4 剂，水煎服，日一剂。

三诊（2022年6月13日）：患者仍排便困难，口干口苦，腹胀，偶有咳嗽咳痰。考虑患者素有三高，为痰湿体质，湿性黏滞，以行气为主，改方四磨汤加减。

沉香 5g	乌药 20g	大黄 30g	槟榔 10g
党参 30g	大腹皮 30g	黄芩 10g	厚朴 20g

×3剂，水煎服，日一剂。

四诊（2022年6月16日）：大便虽解，但排便困难，伴头晕头胀，纳可，寐差，小便正常。处方加重沉香用量，减轻大黄用量。

沉香 8g	乌药 20g	大黄 20g	槟榔 10g
党参 30g	大腹皮 30g	黄芩 10g	厚朴 20g

×4剂，水煎服，日一剂。

五诊（2022年6月20日）：大便已解，腹胀较前改善，纳可，小便正常。

沉香 5g	乌药 20g	大黄 30g	槟榔 10g
党参 30g	大腹皮 30g	黄芩 10g	厚朴 20g

×7剂，水煎服，日一剂。

【按语】 患者为老年女性，慢性病程，常年便秘。初诊时见患者便秘，大便干结，伴见口干口苦，脉弦滑，辨证为少阳阳明热结证，予大柴胡汤加减治疗7剂，症状无明显改善。三诊遵从中医整体治疗观念，从患者体质入手。患者为老年女性，气血不足，气虚则推动力弱，胃气不能通降；且患者素有三高，为气滞痰湿体质，痰湿蕴阻日久易化湿热。患者症状上表现为以腹胀、排便困难为主，则病机以气郁为主，改方四磨汤加减。四磨汤中党参可益气通便，沉香温肾降气，乌药、槟榔行气解郁。黄芩清热燥湿，厚朴、大腹皮降气除湿，大黄导滞通便。全方合用则气行湿除，大便可畅通而解。

病案二： 宋某某，女，34岁，2024年3月13日初诊。

主诉：便秘半年余。

病史：患者平素喜食烧烤、煎炸食物及奶茶等。半年以来逐渐出现大便干结，排便不畅，挂厕，纳可，腹胀，偶嗳气、矢气，小便黄，寐浅多梦。月经量少，色深红，经前乳房胀痛，怕冷。舌质稍红，苔黄腻。脉细数。

辨证：湿热内蕴。

治法：清利湿热。

选方：三仁汤加减。

苦杏仁 10g	薏苡仁 20g	白蔻仁 5g	槟榔 10g
香附 10g	淡竹叶 10g	法半夏 10g	茯苓 10g
厚朴 20g	猪苓 10g		

×7剂，水煎服，日一剂。

二诊（2024年3月22日）：患者诉3月17日月经来潮，今日结束，量少。大便溏稀，矢气多。无腹胀。舌尖略红，苔黄腻。脉细。原方续服7剂。

三诊（2024年4月1日）：排便较前顺畅，但仍大便黏，有后重感。舌质红，苔薄黄。脉细。症状改善，原方去淡竹叶，茯苓加重至20g，续服7剂。

【按语】《素问·阴阳应象大论》载"湿盛则濡泻"。湿邪多致人腹泻，但临床上也可出现湿邪导致便秘的情况。该患者平时喜欢吃烧烤、煎炸食物，过食肥甘，日久脾胃运化失常，导致湿热内蕴，伤阴化燥，肠道失润出现大便秘结；湿性黏腻，碍滞气机，则大便排便难、挂厕；湿热内蕴，气机不畅，胃气上逆则嗳气，腑气失和则矢气，经前乳房胀痛；气分热邪熏蒸则小便黄；热邪熏蒸胞宫则月经色红，阴血不足则量少；舌质稍红，苔黄腻，均为湿热内蕴之征。故以三仁汤加减治疗，苦杏仁开宣肺气且能润肠，薏苡仁、茯苓、猪苓、淡竹叶淡渗利湿，半夏燥湿且辛能润之，厚朴、槟榔、白蔻仁燥湿降气，香附疏肝行气。诸药合用清利湿热、行气消胀，湿热清则大便畅通。

病案三：张某，女，62岁，2019年5月15日初诊。

主诉：大便秘结1个月。

病史：患者大便干结，虽有便意，但排出困难，每次排便努挣，且排便时间长，便后乏力，大便干结如羊屎，五六日一行。腹部稍胀满，食后加重，多活动则子宫脱垂，性情急躁，舌质淡红，苔薄白腻，脉弦细。

辨证：脾虚气滞。

治法：顺气导滞，补脾益肺。

选方：四磨汤加味。

乌药 10g	槟榔 10g	枳实 10g	木香 6g
党参 10g	白术 15g	厚朴 10g	火麻仁 10g
苦杏仁 10g	白芍 10g	陈皮 10g	茯苓 10g

×7剂，水煎服，日一剂，分两次服。

二诊（2019年5月22日）：大便二三日一行，成形，排便时间缩短。腹部无明显胀满，舌质淡红，苔薄，脉弦细。方拟：

乌药 10g	槟榔 10g	枳实 10g	木香 6g
党参 10g	白术 15g	火麻仁 10g	苦杏仁 10g
白芍 10g			

×7剂，水煎服，日一剂，分两次服。

随访，大便一日一行，质中，成形。活动后无子宫脱垂。

【按语】 四磨汤源于宋代严用和的《重辑严氏济生方》，其功用破滞降逆，补气扶正，原文主治七情伤感，上气喘息，胸膈满闷，不思饮食。清代汪昂《医方集解》云："此手太阴药也，气上宜降之，故用槟榔、沉香，槟榔性如针石，沉香入水独沉，故皆能下气；气逆宜顺之，故用乌药；加人参者，降中有升，泻中带补，恐伤其气也。"本患者性情急躁，虽有便意，但排便时间长，如厕努挣，大便干结，腹部胀满，诸症提示明显有气滞、腑气不降之机。然便后乏力，子宫脱垂病史，又提示有脾虚之征。《医宗金鉴》云："七情随所感皆能为病，然壮者气行而愈，弱者气着为病。……若正气既衰，即欲消坚破滞，则邪气难伏，法当用人参先补正气，沉香纳之于肾，而后以槟榔、乌药从而导之，所谓实必顾虚，泻必先补也。"清代张秉成《成方便读》也云："以槟榔、沉香之破气快膈、峻利之品，可升可降者……其所以致气之逆者，虚也。若元气充足，经脉流行，何有前证？故以人参辅其不逮，否则气暂降而郁暂开，不久又闭矣。是以古人每相需而行也。"方拟四磨汤去沉香（药房缺药）加木香、枳实，源于《证治准绳》言六磨汤，为本方加木香、枳壳，主治气滞腹急，便秘。枳壳改枳实取其辛行苦降之性，加强破气消积之功。治法中，气上宜降之，故用槟榔；气逆宜顺之，故用乌药；加人参者，降中有升，泻中带补，恐伤其气，用于中老年气滞、脘腹胀满、腹痛、便秘等症。方中加白术、茯苓健脾益气除湿，陈皮健脾理气；苦杏仁、火麻仁降气、润肠通便；白芍养阴；厚朴下气除满。一诊服药后，排便好转，宗守四磨汤其义，加健脾养阴、润肠通便之药，大便恢复正常，子宫脱垂亦好转。

第四章 肝胆系病证

口苦

病案一： 李某某，女，55岁，2024年5月24日初诊。

主诉：口苦2年余。

病史：患者2022年右颊黏膜肿瘤切除术后，出现口苦症状，持续无缓解。刻下症：口干口苦，恶风寒，动则汗出，前胸后背汗出量多，头昏沉，心慌，纳可，进食辛辣则咽喉疼痛，进食生冷则大便完谷不化，小便可，眠浅易醒。舌质红，苔白厚。右脉缓。左脉因手术原因难以触及。

既往史：2017年因子宫腺肌病行手术切除。

辨病：口腔黏膜肿瘤术后。

辨证：太阳少阳合病。

治法：外散表寒，内清郁热。

选方：柴胡桂枝汤加减。

柴胡 15g	法半夏 10g	黄芩 10g	炙甘草 5g
党参 20g	桂枝 10g	炒白芍 10g	石菖蒲 10g

薏苡仁 30g

×7剂，水煎服，日一剂。

二诊（2024年6月1日）：口干口苦较前缓解。舌质淡红，苔白腻。右脉弦。

柴胡 15g	法半夏 10g	黄芩 10g	炙甘草 5g
党参 20g	桂枝 10g	炒白芍 10g	石菖蒲 10g
天南星 10g			

×8剂，水煎服，日一剂。

【按语】患者女性，过去常以口腔黏膜肿瘤治疗为主，症状没有明显改善。患者恶风寒，易汗出，为表虚不固、风邪外袭；口干口苦，进食辛辣则咽喉疼痛，舌质红，为邪犯少阳，少阳相火郁遏化火，上冲咽喉口腔；进食生冷则大便完谷不化，为脾阳不足；苔白厚，为脾阳不足，痰湿内生。综合辨证为太阳外受风寒，少阳枢机不利，兼脾虚湿盛。故治疗上，以柴胡桂枝汤加减治疗，柴胡、黄芩疏散少阳火邪，桂枝、白芍调和营卫，半夏、石菖蒲、薏苡仁、天南星燥湿化痰。

病案二： 苏某某，女，68岁，2024年6月6日初诊。

主诉：口苦数年。

病史：患者诉因胆囊结石切除胆囊后近几年常出现口苦口干，不欲饮水，为之困扰，其间服中药治疗无明显效果。刻下症：口苦，尤以夜间明显，伴口干，夜间易醒，醒后口干口苦，不欲饮水，胸闷，叹气则舒，游走性胸背部疼痛，烦躁易怒，纳可，大便不成形，小便偏黄，无头晕，无恶心呕吐，面部常长硬疖，发红。舌质淡红，苔黄厚腻。脉滑数。

既往史：胆囊切除病史。

辨证：胆经湿热。

治法：清胆利湿。

选方：蒿芩清胆汤加减。

青蒿 12g	黄芩 15g	茯苓 20g	法半夏 10g
青黛 5g	陈皮 10g	竹茹 10g	甘草 2g
党参 10g	姜厚朴 20g	滑石 20g	

×7剂，水煎服，日一剂。

【按语】中医所言的胆多指功能脏腑，西医所言的胆囊多指结构脏腑，两者虽然不是一个概念，但是联系密切。该患者在手术切除胆囊后出现口苦口干，此为胆腑功能受到影响。胆为中正之官，主藏胆汁与排泄胆汁。若胆功能出现问题，胆汁排泄不利，胆气郁滞化火，则熏蒸而口苦；胆气不舒，则胸闷，叹气则舒；郁而化为风火，则出现游走性疼痛，烦躁易怒，口干口苦，面部红疖；苔黄厚腻，大便稀，是有湿邪，故虽口干口苦，但不欲饮。方以蒿芩清胆汤加减，青蒿、青黛、黄芩清解胆经郁热，半夏、陈皮、茯苓、竹茹、滑石化痰湿，党参、甘草补益脾气，重用厚朴降利胆气。诸药合用，使胆气舒、湿热除。

病案三： 温某某，女，77岁，2023年10月31日初诊。

主诉：反复口干口苦半年。

病史：患者诉半年来无明显诱因出现口干口苦，晨起加重，饮水少，纳可，寐差，难入睡，头昏，神疲乏力。舌质红，苔腻。脉弦细数。

辨证：少阳枢机不利，相火内郁。

治法：和解少阳。

选方：小柴胡汤加减。

柴胡 15g	法半夏 10g	黄芩 10g	党参 15g
炙甘草 5g	生姜 3g	大枣 6g	天麻 10g

×7剂，水煎服，日一剂。

二诊（2023年11月10日）：服药后口干口苦无明显改善，口腻，打喷嚏。

法半夏 10g	黄芩 15g	党参 10g	炙甘草 5g
青蒿 15g	陈皮 10g	茯苓 20g	枳壳 10g
竹茹 10g	厚朴 15g		

×7剂，水煎服，日一剂。

2023年11月16日随访，患者诉服药后口干口苦减轻，今晨大便不成形且量多，无胃胀。

三诊（2023年11月24日）：服药后口干口苦减轻，腹胀、舌苔厚腻减轻，故上方去厚朴，续服7剂。

【按语】 口苦症在临床上比较常见。《伤寒论》曰："少阳之为病，口苦，咽干，目眩也。"在中医理论中，苦为火味，口苦多为少阳枢机不利，导致相火内郁上炎作苦。因此一诊习惯性使用小柴胡汤加减治疗。二诊复诊口苦未见明显改善，遂深思之，追问患者尚有口腻、打喷嚏，考虑患者虽有口干口苦，但饮食少，里热并不盛，且有口黏，此为湿邪之征，打喷嚏多为感受外邪，综合为外有湿邪阻滞少阳枢机，郁而化热作苦，因此改方予蒿芩清胆汤加减治疗。

胁痛

病案一： 管某某，男，71岁，2023年10月25日初诊。

主诉：左胁肋部疼痛半个月。

病史：患者诉半个月前无明显诱因突然出现左胁肋部针刺样疼痛，1周后于我院疼痛科门诊就诊，辨病为带状疱疹引起的肋间神经痛，予阿昔洛韦抗病毒及维生素 B_{12} 缓解神经疼痛等治疗1周，症状未见改善，遂于今日来我科门诊。症见：左侧胁肋部针刺样疼痛，呈带状分布，皮色正常，无疱疹，纳可，晨起口苦，晨起大便

3次，初硬后溏，寐差，入睡困难，须口服安眠药助眠。舌质偏红，苔薄少，脉弦小数。

辨证：少阳枢机不利，气滞血瘀。
治法：和解少阳、行气活血。
选方：小柴胡汤加减。

柴胡 15g	法半夏 10g	黄芩 10g	炙甘草 5g
党参 10g	厚朴 10g	郁金 10g	延胡索 10g
桃仁 10g	红花 10g		

×7剂，日一剂，早晚服。

二诊（2023年10月31日）：患者自诉疼痛感明显减轻。加用三棱、莪术各10g，继服7剂。

2023年11月7日随访，患者诉疼痛已消失。

【按语】《伤寒论》有言"血弱气尽，腠理开，邪气因入，与正气相搏，结于胁下"，左胁肋部正属于少阳经地带。邪气郁结于胁下，少阳枢机不利，气滞血瘀，出现针刺样疼痛，少阳相火郁而化火作口苦。方以小柴胡汤和解少阳枢机，佐延胡索、郁金、桃仁、红花疏肝行气，活血止痛。因"结于胁下"，二诊加三棱、莪术行气活血破结，则邪气无所停留，少阳枢机畅通。

病案二： 曾某某，男，87岁，2023年11月28日初诊。

主诉：右侧胁痛5天。

病史：患者5天前无明显诱因出现右侧胁肋部疼痛，无发热恶寒，无恶心呕吐，持续至今，未见改善，今特来我科就诊，抽血查血常规、C反应蛋白、血沉等未见明显异常，肺部CT平扫加增强示：考虑双肺肺气肿，双肺慢性炎性改变；双肺结节，考虑炎性结节可能大；纵隔淋巴结部分见钙化；心脏增大，主动脉及冠状动脉壁钙化，双侧胸膜局部肥厚；左侧腋窝见结节状、肿大淋巴结；甲状腺左叶稍低密度影，腺瘤可能；肝内囊肿；考虑双肾小结石；双侧部分肋骨骨质扭曲。刻下症：右侧胁痛，转侧牵拉疼痛加重，夜间明显，无灼热感，无瘙痒，无发热恶寒，无恶心呕吐，纳可，口干，大便4天一次，成条，小便可，无胸闷咳嗽，无胸痛、心慌，寐差。唇紫暗。舌质红，舌尖部无苔，根部苔薄黄腻，舌底静脉曲张。脉弦涩。未发现疱疹等皮肤损害，再次追问病史，患者诉无外伤史。

既往史：脑出血病史20余年。

辨证：肝经气滞血瘀。

治法：疏肝化瘀。

选方：旋覆花汤加减。

旋覆花（包煎）10g		茜草 30g	醋延胡索 20g
郁金 10g	陈皮 10g	砂仁 5g	党参 30g
丹参 30g			

×7剂，水煎服，日一剂。

西医考虑带状疱疹神经痛，予阿昔洛韦抗病毒、甲钴胺片营养神经，氨基葡萄糖缓解关节疼痛。

二诊（2023年12月5日）：患者诉右胁疼痛较前明显减轻，未发现疱疹等皮肤损害，纳可，大便已解，小便可，唇紫暗。舌质红，舌尖部无苔，根部苔薄黄腻，舌底静脉曲张。脉弦涩。停抗病毒等西药治疗，中医予桃红四物汤加减治疗。

桃仁 10g	红花 5g	当归 10g	川芎 10g
土鳖虫 10g	肉桂 6g	菟丝子 30g	补骨脂 10g
党参 20g	黄芪 20g	陈皮 10g	杜仲 10g

×15剂，水煎服，日一剂。

2023年12月20日随访，右胁疼痛已不明显。

【按语】旋覆花汤出自《金匮要略·五脏风寒积聚病脉证并治第十一》，用来治疗肝着病。肝着是风寒之邪留恋、积聚于肝经，导致胁肋部气滞血瘀。胁肋部为肝经巡行部位，其病位尚表浅，以气分为主。此患者胁部疼痛固定不移,夜间明显,舌底静脉曲张,脉弦涩,曾师以瘀血论治,病位较之更深。气为血之帅,气行则血行。肝脏为将军之官,主疏泄,喜条达而恶抑郁,故一诊以旋覆花汤加延胡索、郁金、陈皮等以疏肝行气为主,活血为辅。旋覆花汤中的新绛,曾师常以茜草代替,茜草在古时就是红色染料,在临床运用中试验之,疗效确切。二诊效显,转以桃红四物汤加土鳖虫以活血化瘀为主。活血化瘀之品终是耗气伤身,念患者年老体弱,佐以补骨脂、杜仲、党参、黄芪等温补阳气,以壮根本。

病案三: 郭某某,女,39 岁,2024 年 5 月 14 日初诊。

主诉:反复右胁肋胀痛不适 16 年,加重 2 周。

病史:患者 16 年前体检时发现乙型肝炎"小三阳",后右胁肋处常胀痛不适,饮食不慎后则加重,其间经抗乙肝病毒、护肝等治疗,"小三阳"稳定,但右胁肋胀痛时好时发。2 周前患者因夜宵频繁,右胁肋胀痛明显加重,B 超显示肝、胆、胰、脾未见明显异常。睡眠障碍,睡中易醒,醒后可入睡,大便溏稀,饮酒后甚,无发热、畏寒、晨起稍感口苦,食量可,久坐左腿部酸胀麻木,神疲、乏力,小便正常。个人史:月经量少,色暗,经前乳房胀,末次月经 2024 年 4 月 20 日,顺产 2 子,均体健。刻下症:右胁肋胀痛,舌淡红,苔薄,脉弦、沉取无力明显。

辨证:肝郁血虚脾弱。

治法:疏肝解郁,养血健脾,调和脾胃。

选方:逍遥散加味。

当归 10g	白芍 10g	醋北柴胡 12g	茯苓 20g
麸炒白术 10g	炙甘草 4g	干姜 4g	薄荷 3g
党参 20g	红曲 5g	郁金 10g	

×7 剂,水煎服,日一剂。

二诊(2024 年 5 月 31 日),患者用药后右胁肋胀痛减轻,但大便仍稀，纳可，寐安，舌淡红苔薄，脉弦。在前方基础上将干姜4g改6g，去红曲加绿梅花10g。

2024年6月18日随访，患者诸症基本好转。

【按语】 肝喜条达，恶抑郁，为藏血之脏，体阴而用阳。若情志不畅，肝木不能条达，则肝体失于柔和，以致肝郁血虚；足厥阴肝经"布胁肋，循喉咙之后，上入颃颡，连目系，上出额，与督脉会于巅"。《灵枢·经脉》载"胆足少阳之脉……是动则病口苦，善太息，心胁痛不能转侧"。肝郁血虚则胁肋胀痛、口苦；肝木为病易传于脾，脾胃虚弱故见神疲、乏力；脾胃虚弱，饮食不慎，可见大便稀；肝藏血，主疏泄，肝郁血虚脾弱，故可见月经量少，色暗，经前乳房胀。治需采用疏肝解郁，养血健脾，调和脾胃之法。方中柴胡、郁金、薄荷疏肝解郁，使肝气得以条达；当归、党参补血养气；白芍养血敛阴，柔肝缓急；木郁不达致脾虚不运，故以白术、茯苓、炙甘草、红曲健脾益气；干姜温中散寒。诸药合用，使肝郁得疏，血虚得养，脾弱得复，气血兼顾，肝脾共调。二诊时患者仍有便稀，考虑脾胃虚寒，加大干姜药量以温胃健脾。为加强理气止痛，去红曲加绿梅花。

黄疸

病案： 夏某某，女，75岁，2024年2月6日初诊。

主诉：皮肤、巩膜发黄1周。

病史：患者"感冒"后皮肤、巩膜发黄1周，于曾师处就诊。肝功能提示总胆红素138.72μmol/L，直接胆红素101.8μmol/L，间接胆红素36.89μmol/L，碱性磷酸酶759U/L，γ谷氨酰基转移酶207U/L，丙氨酸氨基转移酶421U/L，提示肝功能损伤性黄疸。刻下症：体型瘦，皮肤、巩膜发黄，小便黄，无发热恶寒，稍口干,食欲稍差,眠可,大便可。舌略红,苔腻微黄,脉滑。

辨证:阳黄——热重于湿。

治法:清热利湿退黄。

选方:茵陈蒿汤加减。

茵陈 60g	栀子 8g	大黄 6g	虎杖 20g
红曲 6g	茯苓 20g	薏苡仁 30g	车前草 20g
猪苓 20g	地耳草 20g	马鞭草 20g	

×10剂,水煎服,日一剂。

二诊(2024年2月18日):患者因咳嗽而就诊,诉服上方10剂后,黄疸已痊愈。

【按语】黄疸是以身黄、目黄、小便黄为特征的病证,涉及西医肝细胞性黄疸、阻塞性黄疸、溶血性黄疸,此例患者属肝细胞性黄疸无疑。东汉时期张仲景创制茵陈蒿汤、茵陈五苓散、麻黄连翘赤小豆汤等选方治疗。此例患者,黄色明显,身目俱黄,故以茵陈蒿汤为主方治疗。

茵陈蒿汤,出自《伤寒论》,方中重用茵陈蒿为君药,善清热利湿,栀子清热降火,通利三焦,引湿热从小便去,大黄泻热逐瘀,通利大便,导瘀热从大便而下。三药合用前后分消,湿邪得除,瘀热得去,黄疸自退。曾师在方中加入虎杖(利湿退黄之要药)、茯苓、薏苡仁、车前草、猪苓、地耳草、马鞭草,令湿走前窍,所谓治湿不利小便非其治也。全方合用,热清湿去黄疸自除。

第五章 肾系病证

水肿

病案一：史某某，女，54岁，2024年4月19日初诊。

主诉：反复左下肢水肿2年余。

病史：患者从事水产行业多年，近两年来反复左下肢水肿，辗转多处检查及服用药物无明显好转。刻下症：左下肢中度水肿，按之凹陷不易恢复，冬季缓解，夏季加重，无疼痛，无麻木不适，大便秘结难解，1～3天/次，小便可。舌质淡红，苔薄黄，脉滑。患者体型偏胖，肤色白润。

既往史：10年前因宫颈癌行子宫全切术。

辨证：痰瘀互结，水湿停聚。

治法：化痰祛湿，破血逐瘀。

选方：桃陈汤加减。

桃仁10g	法半夏10g	陈皮10g	茯苓30g
红花6g	莪术10g	三棱10g	浙贝母15g
山慈菇15g	川牛膝10g	防己10g	地龙10g
水蛭10g（先煎1小时）	生姜3片	生大黄8g	

×3剂，水煎服，日一剂。

二诊（2024年4月23日）：左下肢水肿渐消，舌、脉如前，继续服用上方10剂。

三诊（2024年5月6日）：左下肢水肿消退，余无明显不适，继服上方，隔天服用。

【按语】怪病都由"痰"作祟，从患者从事行业、体质及脉象来看，可考虑痰湿体质，单侧下肢水肿，多由"瘀"导致，加之病久致瘀，综合考虑为痰瘀互结，阻滞经脉，气血不畅导致水湿停聚，又因痰瘀属阴，按之凹陷不易恢复。桃陈汤是曾师经验用方。方中以二陈汤化痰祛湿，加桃仁、红花、莪术、三棱破血逐瘀，浙贝母、山慈菇化痰散结，牛膝、防己活血通经利水，地龙、水蛭加强破血逐瘀通络之力，生大黄通便兼逐瘀通经，生姜顾护脾胃。

病案二： 朱某某，女，46岁，2024年3月2日初诊。

主诉：面部浮肿半个月。

病史：半个月前无明显诱因开始出现面部浮肿，面赤，自感灼热明显，易出汗，口干欲多饮，食纳可，大便干结，1~2天一次，小便一般，睡眠可。舌质淡红，边有齿痕，苔白，根部黄，脉沉稍弱。生化检查示无异常，尿检无异常。

既往史：糖尿病10年余。

辨证：风水相搏。

治法：疏风利水。

选方：越婢加术汤加减。

生麻黄10g	生石膏30g	白术10g	炙甘草5g
生姜10g	茯苓皮15g		

×3剂，水煎服，日一剂。

二诊（2024年3月6日）：服后浮肿消退，面赤好转，灼热感不明显，大便仍干结，加火麻仁10g。

| 生麻黄 10g | 生石膏 30g | 白术 10g | 炙甘草 5g |
| 生姜 10g | 茯苓皮 15g | 火麻仁 15g | |

×7剂，水煎服，日一剂。

三诊（2024年3月14日）：诸症好转，继续服用上方7剂巩固疗效。

【按语】风邪外袭，内犯于肺，通调水道失职，水气内停，风水相激，发为浮肿；肺胃郁热，热势上犯，见面赤、灼热。方中麻黄配生姜发越肌表之水，石膏清解肺胃郁热，白术健脾燥湿制水，茯苓皮利水消肿，炙甘草调和药性。二诊患者浮肿消退明显，大便干结，加火麻仁润肠通便。三诊效不更方，巩固疗效。

病案三： 肖某某，男，62岁，2023年10月26日初诊。

主诉： 反复双下肢凹陷性水肿4年余，加重半年。

病史： 4年前无明显诱因出现双下肢凹陷性水肿，反复发作，曾于2018年住院治疗，症状缓解出院。今年5月症状反复发作，于某医院住院治疗，治疗效果不显，表现为下肢中-重度水肿，皮肤绷急，按之凹陷，可平复。小便多，大便正常。自觉手脚麻木，常觉颈部凉，无头晕头痛，无心慌心悸，无腹胀。舌质偏暗，苔腻，左脉大于右脉。体格检查：双下肢凹陷性水肿，手部、面部浮肿。

既往史： 高血压，长期口服降压药治疗，血压控制情况尚可。

辨病： 水肿病。

辨证： 寒湿证。

治法： 散寒除湿。

选方： 鸡鸣散加减。

紫苏叶 10g	吴茱萸 8g	桔梗 10g	生姜 6g
木瓜 6g	陈皮 6g	槟榔 10g	赤小豆 30g
黄芪 20g			

×7剂，水冲服，日一剂。

【按语】鸡鸣散出自南宋朱佐所撰《类编朱氏集验医方》，组方以"著者行之"为原则。方中槟榔行气逐湿从大便而出；木瓜柔肝化湿通络；陈皮健脾理气燥湿；紫苏叶、桔梗宣通肺气；吴茱萸、生姜温散寒邪。诸药合用，开上、导下、疏中、温寒，共奏行气降浊、化湿通络之功，临床多用于寒湿脚肿，其效如神。

病案四：许某某，女，89岁，2024年4月24日初诊。

主诉：双下肢水肿1周。

病史：1周前无明显诱因出现双下肢水肿、麻木，下午水肿之势逐渐增加，夜间及早晨减轻，尿频量少，口干欲饮，纳可，大便可，寐差。舌质红，苔黄腻，脉滑数。

辨证：肾气亏虚，水饮不化。

治法：温肾助阳，利水消肿。

选方：济生肾气丸加减。

熟地黄20g	山茱萸10g	炒山药10g	茯苓10g
泽泻10g	牡丹皮10g	淡附片10g	肉桂8g
车前子10g	川牛膝10g	赤小豆30g	

×5剂，水煎服，日一剂。

二诊（2024年4月30日）：水肿明显消退，微肿，大便干，小便正常，咽干，微咳，少量白痰，纳寐可。舌质暗红，苔微腻，脉浮滑数。

熟地黄20g	山茱萸10g	炒山药10g	茯苓10g
泽泻10g	牡丹皮10g	淡附片（先煎）15g	肉桂8g
车前子10g	川牛膝10g	香加皮20g	黄芪30g

×7剂，水煎服，日一剂。

【按语】患者为老年女性，尿频，口干，水肿呈体位性变化。肾主水，肾阳足则水液气化而出，肾阳不足则水液不化，下渗膀胱，出现尿频；漫溢肌肤而为水肿；水气不能上承则口渴。苔黄腻考虑为染苔，非湿热之象。故治宜温肾助阳、利水消肿，恢复水液气化功能。熟地黄、山茱萸、山药补益阴精，茯苓、泽泻、牡丹皮淡渗浊精，附片、肉桂少火生气，车前子、川牛膝、赤小豆利水消肿。曾师谓治疗老年患者疾病用药剂量与年轻人不同，老年人阴阳气血不足，在需要用补药时，应该加重补药的剂量。

病案五： 余某某，女，60岁，2020年7月6日初诊。

主诉：右上肢肿胀半个月。

病史：患者今年5月发现右侧乳腺癌，在某医院行右乳切除术，6月20日出现整个右上肢肿胀无疼痛，右手指屈伸不利，右上肢及右肩背怕冷，时值入夏，仍需覆物，取暖器烘烤则舒服，面色萎黄，头晕，无恶心呕吐，饮食可，二便畅，睡眠差，不易入睡，睡后易醒，无心烦。舌质暗红，舌苔薄腻，唇暗，脉沉细涩。

月经产育史：15岁初潮，月经周期28~30天，经期5~7天，46岁绝经。生育一女，顺产，1-0-1-1。

手术史：46岁因子宫肌瘤行子宫全切术，阑尾切除术。

辨证：血瘀气滞湿阻。

治法：活血理气利湿。

选方：血府逐瘀汤加味。

柴胡 10g	赤芍 10g	枳壳 10g	炙甘草 6g
桃仁 10g	红花 5g	生地黄 10g	当归 10g
川芎 10g	桔梗 10g	川牛膝 10g	泽泻 10g
地龙 8g	桂枝 10g	泽兰 10g	茯苓 15g
首乌藤 30g			

×7剂，水煎服，日一剂，分两次服。

二诊（2020年7月14日）：服药期间，同时在某中医院针灸治疗1周，右上肢肿胀减轻，手指肿胀改善，屈伸稍利，抓握东西尚可，右上肢及右肩背怕冷改善，仍需覆物，就诊时穿长袖衬衫。饮食、二便正常，睡眠改善，面色明润，舌脉同前。拟原方再进14剂，针灸同时治疗。

三诊（2020年8月2日）：右上肢轻度肿胀，手指屈伸自如，抓握正常，右上肢及肩背无明显冷感，不需覆物，面色红润。舌质淡红，苔薄白，脉细滑。方拟：

柴胡10g	赤芍10g	枳壳10g	炙甘草6g
桃仁10g	红花5g	生地黄10g	当归10g
川芎10g	桔梗10g	川牛膝10g	泽泻10g
益母草10g			

×7剂，水煎服，日一剂，分两次服。

随访，诸症平。

【按语】患者因乳腺癌切除右乳，有胸中手术外伤史，胸中瘀血阻滞，郁遏清阳，清窍失养，故头晕，面色萎黄；瘀血阻滞，新血不生，血不养心，故眠差；血瘀上焦气机，气化失常，上焦如雾露之溉，失其正常向上向外宣发之功，水津不布，停滞局部，故右上肢肿胀，手指屈伸不利。血府逐瘀汤出自清代王清任《医林改错》，专为胸中血府血瘀而设。胸中为气之所宗，血之所聚，肝经循行之分野。血府逐瘀汤一为活血与行气相伍，既行血分瘀滞，又解气分郁结；二是祛瘀与养血同施，则活血而无耗血之虑，行气又无伤阴之弊；三为升降兼顾，既升达清阳，又可降泄下行，使气血和调。因兼有水津停聚，在此基础上加入温经通脉利水之品，同时施以针灸治疗。二诊症状改善，守原方结合针灸治疗。三诊已无明显不适，继续扫除血府残留顽寇，以绝后患。

病案六： 曹某某，女，53岁，2015年8月5日初诊。

主诉：反复双下肢浮肿20天，加重2天。

病史：患者双下肢浮肿，晨起肿势轻，下午加重，按之凹陷，不易复起，伴双手轻度浮肿，上楼时感双下肢困重，活动或劳累后见胸闷、气短。近两天加重。头昏，眼花，血压正常，无高血压病史。体倦乏力，纳少，夜寐欠佳，小便短少，大便正常。舌质淡红，苔白腻，脉弦细涩。

既往史：2015年5月因宫颈癌在上海某医院行子宫附件摘除术。

辨证：肝脾失调，血滞湿阻。

治法：养血调肝，健脾利湿。

选方：当归芍药散加味。

当归 10g	炒白芍 10g	川芎 6g	白术 12g
茯苓 12g	泽泻 12g	猪苓 10g	大腹皮 10g
川牛膝 10g	炒薏苡仁 15g	木香 6g	车前草 10g
鸡血藤 15g			

×7剂，水煎服，日一剂，分两次服。

二诊（2015年8月12日）：双下肢浮肿减轻，按之稍凹陷不易复起。双下肢困重感减轻，无胸闷气短，双手无浮肿，活动劳累后乏力，纳可，夜寐欠佳，二便正常。上方去木香、大腹皮，加地龙10g，防己10g。再进7剂。

三诊（2015年8月19日）：双下肢轻度浮肿，纳可，夜寐欠安，二便正常，舌质淡红，苔薄白，脉弦细。

当归 10g	炒白芍 10g	茯苓 10g	白术 10g
川芎 6g	泽泻 10g	鸡血藤 15g	炒薏苡仁 10g
地龙 10g	防己 10g		

×7剂，水煎服，日一剂，分两次。

【按语】 当归芍药散出自东汉张仲景《金匮要略》。《金匮要略·妇人妊娠病脉证并治第二十》云："妇人怀妊，腹中㽲痛，当归芍药散主之。"当归芍药散用于治妊娠腹痛，病机缘于肝脾失调，气血郁滞湿阻。本方养血调肝、渗湿健脾，体现了肝脾两调、血水同治的特点。日本医家尾台榕堂《类聚方广义》称其可治妊娠、产后不利腹痛、小便不利等。明代杜文燮《药鉴》谓："病无常形，医无常方，药无常品,在人之善学善用耳。"血不利则为水,水不利则血不和,方中当归、白芍、川芎一组药以活血,白术、茯苓、泽泻一组药以利湿,两组药相辅相成则血水通利。正如清代唐容川在《血证论》中云"水病而不离乎血""血病而不离乎水"。本病证发于术后,有血不利则为水的前提条件。同时有肝血虚少症状:头昏,眼花,脉弦细;有脾虚湿阻的症状:纳少体倦,下肢、双手浮肿,肢体困重,胸闷气短。病机契合当归芍药散的肝脾失调,血滞湿阻。方中白芍补益阴血,《神农本草经》言其"止痛,利小便,益气"。川芎与当归两味药均归血分,川芎辛温发散,走行一身上下,既入血分,又入气分,为血中气药。元代王好古言川芎"搜肝气,补肝血,润肝燥。"当归辛温,养血活血,合白芍补血以治肝血不足,合川芎祛瘀以疗瘀阻血络。白术、茯苓益气健脾,恢复脾运,茯苓合泽泻利水渗湿。本方配伍:一是补泻兼施,泻中寓补;二是津血并调,治血为主;三是肝脾同治,调肝为要。一诊方中加鸡血藤活血补血;猪苓、薏苡仁加重利水渗湿之功;车前草、川牛膝利尿通淋,湿从小便去;大腹皮行气行水消肿,木香行气健脾。服药后,症状减轻。二诊在原方基础上去木香、大腹皮等,加地龙利尿通络,防己利水消肿。三诊时双下肢轻度浮肿,其它症状已平,拟原方出入,崇土调肝治本。

腰痛

病案一: 陈某某,男,72岁,2024年1月18日初诊。

主诉:腰痛1日。

病史:患者因一天前出现腰痛就诊。追问病史知其十余日前即出现左侧手脚麻木。刻下症:腰痛,左侧肢体麻木,口干,时自觉发热,舌淡红,苔厚腻,脉滑。

辨证:气血瘀滞。

治法：理气活血，祛瘀通络。
选方：筋痹活络汤加减。

当归 10g	丹参 10g	乳香 10g	没药 10g
川牛膝 10g	地龙 10g	红曲 6g	肉桂 5g
淫羊藿 10g			

×3剂，水煎服，日一剂。

患者反馈服药一剂后，腰痛明显缓解。

【按语】 患者既往有腰椎间盘突出病史，此次发作左侧手脚麻木，腰痛不适，为气血瘀滞经络不通之象。瘀血阻滞，津液不得上承，故口干，瘀滞化热，故时热。曾师自拟的筋痹活络汤由活络效灵丹加川牛膝、防己、地龙等组成，治疗腰痛牵及下肢。活络效灵丹出自张锡纯的《医学衷中参西录》，方中当归、丹参能理气活血，祛瘀而不伤新血，乳香、没药能行气止痛，加川牛膝强腰固肾并能引血下行，地龙可通经络，肉桂、淫羊藿温肾散寒、除湿止痛，红曲活血祛瘀化浊，如此则气血散，经络通，故服用一剂即显效。

病案二： 王某某，男，41岁，2024年2月28日初诊。

主诉：腰痛3年余。

病史：患者腰痛3年，加重半月余，左下肢疼痛明显，偶有抽筋，久立则腰痛加重，寐可，小便平，近三日大便溏泄，舌淡苔白，舌边齿痕，左脉尺弱。

辨证：阳虚血瘀气滞。

治法：温阳理气活血。

选方：活络效灵丹加减。

当归 10g	丹参 10g	乳香 10g	没药 10g
防己 10g	川牛膝 10g	地龙 10g	炙甘草 5g
天山雪莲 3g	肉桂 3g	淫羊藿 12g	炒白术 20g

×7剂，水煎服，日一剂。

二诊（2024 年 3 月 6 日）：腰痛好转，原方续服 7 剂。

三诊（2024 年 3 月 13 日）：腰痛好转，站久加重，左下肢疼痛明显，二便平，纳寐可，胃脘不适，欲呕吐。舌淡苔白。

当归 10g	丹参 10g	乳香 10g	没药 10g
防己 10g	川牛膝 10g	地龙 10g	炙甘草 5g
天山雪莲 3g	肉桂 3g	淫羊藿 12g	炒白术 20g
杜仲 10g	续断 20g		

×7 剂，水煎服，日一剂。

随访，患者腰痛好转明显。

【按语】病案二与病案一相似，均为腰痛，且部位局限。对于疼痛部位局限、固定的腰痛患者，曾师多选用活络效灵丹加减。活络效灵丹出自张锡纯《医学衷中参西录》，方中当归、丹参活血化瘀、通络止痛，兼以养血，乳香、没药行气活血、消肿定痛。患者便溏、舌淡、尺脉弱，阳虚症状明显，故合肉桂、淫羊藿、杜仲以温补肾阳，川牛膝可引血下行，防己通经脉、祛风湿、止疼痛，炒白术固护脾胃。复诊加续断、杜仲以增培补肾元之功。

病案三： 袁某某，男，57 岁，2024 年 5 月 11 日就诊。

主诉：反复腰部胀痛 1 周。

病史：患者诉腰胀痛 1 周。自觉腰部胀痛沉重，小便黄有泡沫，尿量少，小便短且频，眠差，中途易醒，纳可，上半身发热，出汗。舌淡红，苔薄腻，有小裂纹，脉弱。

辨证：下焦湿热。

治法：清利湿热。

选方：三仁汤加减。

苦杏仁 10g	薏苡仁 30g	豆蔻 10g	姜厚朴 15g
茯苓 20g	白茅根 30g	淡竹叶 10g	猪苓 10g
泽泻 10g			

×10 剂，水冲服，日一剂。

二诊（2024年5月22日）：患者腰腹痛明显好转，晨起口苦，小便偏黄，泡沫多，夜寐不安，睡眠时间缩短，足底发热，纳可，食后腹胀，二便调。舌淡苔薄白，有小裂纹，脉沉。

薏苡仁 30g	姜厚朴 10g	茯苓 20g	泽泻 10g
柴胡 10g	黄芩 10g	法半夏 10g	首乌藤 20g
滑石 10g			

×10剂，水冲服，日一剂。

随访，患者腰痛明显好转。

【按语】 患者为老年男性，腰胀痛沉重感伴有小便不利为其主症，当为下焦湿热。湿热熏蒸上扰于心，可见睡眠障碍、上半身发热、出汗、苔薄腻等。故以清利三焦湿热之三仁汤加味治疗。三仁汤出自清代吴鞠通《温病条辨》，方中苦杏仁宣利上焦肺气，气行则湿化；蔻仁芳香化湿，行气宽中，行中焦之气；薏苡仁甘淡性寒，渗湿利水，使湿热从下焦而去。三仁合用，三焦分消。半夏、厚朴行气除满，化湿和中，助君药理气除湿，竹叶、滑石助君药利湿清热。全方配伍芳化、苦燥、淡渗同用，使表里湿邪内外分解，三焦湿热上下分消，理气于祛湿之中，清热于渗利之内。曾师在三仁汤基础上加减化裁，另加猪苓、泽泻以增强利水渗湿、泻热降浊之功，白茅根清热利尿，邪走捷径而出。后患者因口苦来就诊，舌苔已退，原治疗思路加小柴胡汤清少阳之热取效，厚朴可消胀除满，首乌藤安神助眠。

病案四： 谢某某，女，66岁，2022年2月25日初诊。

主诉： 腰痛至双下肢疼痛7月余。

病史： 患者诉7个月前无明显诱因出现腰部疼痛不适，逐步加重，牵涉至双下肢疼痛，不能长时间行走，遂于2021年8月20日至2021年9月4日在吉安市某医院中医康复科住院治疗，辨病为腰椎间盘突出症，予针灸、理疗、中药内服综合治疗，好转后出院。出院半个月后，患者腰痛复发，双下肢疼痛加剧，不能久站，遂于 2021 年 9 月 17 日至青原区某医院骨科住院治疗，行腰椎 CT 示：$L_{3\sim4}$、$L_{4\sim5}$ 椎间盘轻度向椎体周围膨出，硬膜囊略受压，$L_5\sim S_1$ 椎间盘向左后侧突出，左侧脊神经根略受压。骨密度检测示：桡骨远端 1/3 处骨质疏松。症状好转后出院。出院后患者病情时常反复，间断性在当地诊所服药调理（具体用药不详）。患者今至我科门诊就诊，刻下症：腰部疼痛不适，伴双下肢疼痛、活动受限，不能久立久行，纳可，寐欠佳，头晕，二便平。

既往史：患者有高血压病史 10 余年，长期口服苯磺酸氨氯地平（1 片 qd）治疗，血压控制情况不详。13 年前有外伤致骨折病史。有乳腺癌手术史，有子宫切除术史，有肠梗阻手术史。

辨证：肝肾不足。

治法：补益肝肾。

选方：自拟补肾通络方。

补骨脂 10g	杜仲 10g	狗脊 30g	鹿衔草 20g
蜈蚣 3g	续断 30g	菟丝子 20g	天麻 20g
黄芪 30g			

×4 剂，水煎服，日一剂。

二诊（2022 年 3 月 1 日）：患者诉腰部疼痛不适，双下肢疼痛，不能久立久行，寐差。

醋乳香 10g	醋没药 10g	当归 10g	丹参 10g
鸡矢藤 30g	鹿衔草 30g	桑寄生 30g	牛膝 30g
续断 30g	柏子仁 30g	炒酸枣仁 20g	

×3 剂，水煎服，日一剂。

三诊（2022 年 3 月 4 日）：患者诉腰痛、双下肢疼痛减轻，不能久立久行。

| 醋乳香 10g | 醋没药 10g | 当归 10g | 丹参 10g |
| 淫羊藿 12g | 白芥子 10g | 蜈蚣 3g | 柏子仁 30g |

茯神20g	狗脊30g	女贞子10g	墨旱莲10g
桑椹30g			

×8剂，水煎服，日一剂。

四诊（2022年3月11日）：患者诉腰痛、双下肢疼痛减轻。

醋乳香10g	醋没药10g	当归10g	淫羊藿15g
白芥子10g	蜈蚣3g	柏子仁30g	茯神20g
狗脊30g	女贞子10g	墨旱莲10g	桑椹30g
鸡血藤20g			

×10剂，水煎服，日一剂。

【按语】 腰痛是一个症状，并不是一个准确的病名。西医根据其疾病特征，将腰椎间盘突出导致的腰痛命名为腰椎间盘突出症。对于这个疾病，西医往往通过抗炎镇痛来缓解其急性期疼痛，后续通过物理康复来治疗。而中医的特色是整体论治，腰椎的问题往往与肝肾联系到一起。初诊考虑患者年老体弱，无其他典型症状，从肝肾不足、筋骨失养入手，用补益肝肾、强筋健骨法治疗，患者腰痛没有明显改善。"通则不痛，不通则痛"，"急则治其标，缓则治其本"。二诊考虑患者现在以腰痛为主，腰部气血运行不畅，气滞血瘀则作痛，治法上以活血化瘀为主，兼补肝肾，予活络效灵丹加减治疗，患者腰痛逐渐改善。

病案五：杨某某，女，51岁，2024年3月27初诊。

主诉：腰痛多年。

病史：腰痛，以腰部两侧及腰骶部明显，受寒时加重，左下腹隐痛，晨起时双手指僵硬，关节疼痛，纳可，大便次数多，小便平，寐差，多梦易醒，醒后难入睡。舌质淡红，苔薄微黄，边有齿痕。脉细数。

既往史：甲状腺结节。

辨证：脾肾不足，外感寒湿。

治法：温化寒湿。

选方：肾着汤合麻黄杏仁薏苡甘草汤加减。

茯苓 20g	干姜 6g	炒白术 10g	麻黄 10g
薏苡仁 30g	苦杏仁 10g	炙甘草 5g	独活 30g
淫羊藿 15g			

×3剂，水煎服，日一剂。

二诊（2024年4月3日）：服药后腰痛较前好转，腰骶部疼痛，双下肢发紧，纳可，大便次数多，寐差，难入睡，多梦易醒。舌质淡红，苔白腻，有齿痕。脉细稍数。

柴胡 15g	法半夏 10g	党参 10g	浙贝母 10g
炒白术 20g	干姜 10g	猫爪草 10g	茯苓 20g
炙甘草 5g	黄芩 10g	煅瓦楞子 30g	

×15剂，水煎服，日一剂。

【按语】《金匮要略·脏腑经络先后病脉证第一》云"五邪中人，各有法度……湿伤于下……湿流关节……"。《金匮要略·五脏风寒积聚病脉证并治第十一》云："肾著之病，其人身体重，腰中冷……腰以下冷痛，腹重如带五千钱，甘姜苓术汤主之。"湿为阴邪，多伤人下肢。该案患者腰骶部疼痛，受寒加重，寒湿停滞腰部，阻滞气血导致腰痛；又见四肢关节僵硬疼痛，湿邪流滞关节，气滞血瘀而疼痛；湿盛则濡泻，脾虚湿盛则大便次数增多，舌边有齿痕。故以肾着汤合麻黄杏仁薏苡甘草汤加减，干姜、炒白术、茯苓健脾温化寒湿，麻黄、苦杏仁、独活、薏苡仁宣畅肺卫、外散寒湿，淫羊藿温补肾阳，炙甘草调和诸药。二诊患者腰痛好转，以小柴胡汤加减治疗甲状腺结节善后。

尿频

【病案】刘某某，男，52岁，2024年3月4初诊。

主诉：反复尿频1年余。

病史：患者1年前无明显诱因出现反复尿频，伴多饮多尿，2023年10月开始出现进食后易腹泻，时结时稀，性功能减退，夜间易醒，2～3次/晚，纳可，平素脾气急躁易怒。舌质红，苔薄白，有裂纹，边有齿痕。脉弦。

既往史：甲状腺功能亢进症病史。

辨证：肝脾不调。

治法：疏肝健脾，固精缩尿。

选方：自拟清肝固肾方。

白芍20g	炙甘草5g	茯苓20g	炒白术10g
当归10g	夏枯草20g	黄连3g	木贼10g
菟丝子30g	补骨脂10g	肉桂2g	

×15剂，水煎服，日一剂。

二诊（2024年3月19日）：服药后多饮多尿次数稍有减少，尿清长，无明显腰痛，腹胀。舌质淡红，边有齿痕，苔白厚。脉缓。

补骨脂10g	肉桂2g	夏枯草20g	白芍10g
炙甘草5g	茯苓20g	炒白术10g	当归10g
菟丝子30g	鸡内金10g	牡丹皮10g	

×7剂，水煎服，日一剂。

【按语】《黄帝内经》云"中气不足，溲便为之变，肠为之苦鸣"，又云"肾者，胃之关也，关门不利，故聚水而从其类也"。肾主水，司二便，肾虚则关门不固，可出现尿频。同时，脾虚水液不能运化，也同样会渗利下焦而出现尿频。本案患者舌边有齿痕，常腹泻，此为脾虚。平素脾气急躁易怒，多为肝气郁结。舌质红，微有肝郁化火。脾气虚弱而肝气不能疏泄，常出现肝木乘侮脾土，症见大便干结溏稀交替。脾虚则尿频。故以茯苓、白术、甘草健脾渗湿；白芍、当归柔肝，木贼、夏枯草清肝以平顺肝气；肉桂、黄连交通心肾；菟丝子、补骨脂补肾固精缩尿。曾师常用交泰丸治疗尿频，认为尿频与精神因素有关，黄连清心火，肉桂助肾气化，交通心肾，有利于止尿频。二诊患者舌苔变白厚，考虑患者脾阳虚较明显，故去黄连、木贼苦寒清热药以防更伤脾阳，加牡丹皮清泻肝火，加鸡内金固精缩尿。

淋证

病案一：彭某，男，49岁，2023年8月22初诊。

主诉：尿涩伴左侧腰腹部胀痛1月余。

病史：2023年7月22日患者因左侧腰腹部疼痛，就诊于当地医院，B超示左输尿管上段结石，左肾积水。外院常规消炎治疗，效果不理想，仍然腰腹部胀痛，于8月22日来我院就诊。症见：左侧腰部连及腹部胀痛，小便滞涩，舌质暗红，苔腻微黄，脉濡数。

辨病：淋证（石淋）。

辨证：湿热下注。

治法：清热利水通淋。

选方：石韦散加减。

石韦30g	瞿麦10g	萹蓄10g	滑石20g
金钱草30g	乌药20g	预知子20g	炒鸡内金10g
威灵仙10g	红曲6g	炒王不留行20g	石见穿20g

×7剂，水煎服，日一剂。

二诊（2023年8月29日）：服药后，患者腰腹胀痛有所缓解，舌脉如前。

石韦30g	瞿麦10g	萹蓄10g	滑石20g
金钱草30g	乌药20g	预知子20g	炒鸡内金10g
威灵仙10g	红曲6g	炒王不留行10g	海金沙10g
天山雪莲3g			

×7剂，水煎服，日一剂。

三诊（2023年9月6日）：腰腹痛进一步缓解。选方：同二诊方，15剂。

四诊（2023年9月26日）：患者已无腰腹痛，小便顺畅，今日复查B超显示左肾95mm×42mm，右肾93mm×43mm，左肾上盏可见大小约4mm×3mm强回声，右肾中盏可见大小约5mm×2mm强回声，双侧输尿管无扩张。上方去乌药、王不留行，15剂。

【按语】该患者以急性腰腹胀痛、小便滞涩为主要临床表现，B超显示左输尿管结石伴肾积水，符合中医淋证中石淋的表现，结合苔腻微黄、脉濡数，辨证为下焦湿热兼瘀血，气机不通，不通则痛，舌质暗红，乃瘀血之外象。选方唐代王焘《外台秘要》之石韦散合三金排石汤，其中大剂量石韦为主药，《神农本草经》云石韦"主劳热邪气，五癃闭不通，利小便水道"。配以瞿麦、萹蓄、滑石清热利水、通淋排石，乌药行气止痛，预知子行气活血止痛，威灵仙通络止痛并能溶石，石见穿、王不留行活血利湿通淋，金钱草、海金沙、鸡内金加强排石，红曲可增强活血化瘀之功，天山雪莲可温肾祛湿通络。全方共奏行气止痛，活血利尿通淋排石之功。

病案二：刘某某，女，62岁，2024年5月16日初诊。

主诉：尿频、尿急、尿灼热感1周。

病史：患者1周前出现尿频、尿急、尿灼热感，无尿痛，量少，下腹部胀，纳可，口干，欲饮水，饮水不多，大便时干时稀，日2～3次，近日情绪不佳，视物模糊，眼睛干涩，头昏蒙，嗜睡。舌质红，中部有裂纹，苔薄，脉滑。

辨病：淋证（热淋）。

辨证：水热互结伤阴。

治法：利尿通淋养阴。

选方：猪苓汤加减。

猪苓 15g	泽泻 10g	滑石 20g	茯苓 20g
百合 20g	地黄 20g	党参 20g	

×3剂，水煎服，日一剂。

二诊（2024年5月31日）：症状缓解，大便软，视物模糊好转，口干好转。舌质淡红，舌中有裂纹，苔薄。脉滑。

猪苓 15g	泽泻 10g	滑石 20g	茯苓 20g
百合 20g	地黄 20g	党参 20g	

×3剂，水煎服，日一剂。

【按语】患者以尿频、尿急、尿灼热感来诊，辨病为淋证。患者小便不利，下腹部胀，口干，欲饮而饮水不多，为水饮蓄于下焦，气化失司，水液不能上承；舌质红，尿灼热感，此为下焦有热邪；眼睛干涩，大便时干结，舌有裂纹，苔薄，此为热邪伤阴。综合辨证为水邪热邪互结在下焦，灼伤阴液，膀胱气化失司，水液代谢失常，出现尿频、尿急、尿灼热感，小便点滴而出。治疗上，选方以猪苓汤加减，猪苓、茯苓、泽泻、滑石利尿通淋清热，百合、地黄滋阴，党参益气。

病案三： 王某某，男，68岁，2023年8月15日初诊。

主诉：尿频急伴乏力汗出3天。

病史：患者诉3天前无明显诱因出现尿频急，伴口干口苦，上半身大汗出，未做治疗，持续至今，感全身疲乏无力，无发热恶寒，无恶心呕吐，无头晕头痛。今为求中医治疗，特来我科门诊就诊。查血常规示：白细胞 10.49×10^9/L，中性粒细胞百分比 80.9%，C反应蛋白 9.2mg/L，血沉 5.6mm/h；尿液分析：隐血（++），尿蛋白（++），白细胞（+++），镜检白细胞++/HP，镜检红细胞++++/HP。刻下症：口干口苦，上半身大汗出，疲乏无力，纳可，下肢行动无力，尿频、尿急、尿痛，小便灼热,色黄,大便日2次,不成形,无发热恶寒,无恶心呕吐,无头晕头痛。舌质暗红,苔黄腻,边无苔,舌底静脉曲张。唇紫暗。左脉滑数,右脉细数无力。

既往史:无特殊病史。

辨病:淋证(热淋)。

辨证:脾肾亏虚,下焦湿热。

治法:清热行气化湿。

选方:三仁汤加减。

| 苦杏仁 10g | 薏苡仁 30g | 厚朴 10g | 茯苓 20g |
| 淡竹叶 10g | 猪苓 20g | 党参 20g | 白茅根 20g |

×3剂,水煎服,日一剂。

二诊(2023年8月18日):患者诉汗出较前减少,乏力较前改善,尿频、尿急、尿痛减轻。感腰痛。已能散步,下肢行走改善。黄腻苔较前消退。

苦杏仁 10g	薏苡仁 30g	厚朴 10g	茯苓 20g
淡竹叶 10g	猪苓 10g	党参 30g	白茅根 20g
川牛膝 10g	续断 30g	杜仲 10g	

×4剂,水煎服,日一剂。

三诊(2023年8月21日):患者诉下肢行走有力,无明显汗出乏力,小便利。

苦杏仁 10g	薏苡仁 30g	厚朴 10g	茯苓 20g
淡竹叶 10g	猪苓 10g	党参 30g	白茅根 20g
川牛膝 10g	醋五味子 5g	黄芪 30g	

×10剂,水煎服,日一剂。

【按语】患者尿频、尿急、尿痛,属于中医淋证范畴,对应西医的泌尿系统感染。患者起病急,热势急迫,此为热淋。患者为老年男性,脾肾不足,则见疲乏无力,下肢行动无力。现偶感湿热邪气,"邪之所凑,其气必虚",导致湿热邪气蕴结于下焦,膀胱气化不利，出现尿频、尿急、尿痛。湿热郁结在里，则见口干口苦。热迫津液，则汗出，因湿在下焦，故上半身大汗出。湿热邪气，治应清热利湿，仿三仁汤意，去温燥之豆蔻，以苦杏仁、薏苡仁宣上渗下，一则气行则湿易化，一则治水开上源。白茅根利尿通淋，凉血止血。因患者脾肾不足，佐以党参、续断、杜仲、牛膝补益脾肾。湿热缠绵，如油入面，全方祛湿不助热不伤正，扶正不留邪。

病案四： 罗某某，男，38岁，2020年6月19日初诊。

主诉：尿频伴腰腹疼痛1周。

病史：患者无明显诱因出现腰腹疼痛，阵发性加剧。体位改变时，有时缓解，有时发作，无饮食起居不慎，腹部疼痛有时向左腰部放射，腹胀，尿频，尿急，尿痛。腹部彩超显示：左肾多发性结石，左侧输尿管下段结石并左肾轻度积水。尿常规：隐血＋。患者拒绝微创手术治疗，要求中医保守治疗，纳差，夜寐欠佳，大便畅。舌质淡红，边有齿痕，苔薄黄腻，脉滑。

辨病：淋证（石淋）。

辨证：脾失健运，下焦湿热。

治法：清热利湿通淋，健脾。

选方：石韦散加味。

石韦20g	瞿麦15g	通草10g	金钱草20g
鸡内金10g	川牛膝10g	乌药13g	王不留行13g
路路通10g	淡竹叶10g	车前子10g	甘草7g
八月札10g	炒白术10g	茯苓15g	

×7剂，水煎服，日一剂，分两次服。

二诊（2020年6月26日）：服药期间，排尿时不时有结石排出，腰腹疼痛减轻，体位改变时偶有疼痛，大便偏稀，一日两次，守前方，加炒山药10g健脾止泻，再服7剂。

三诊（2020年7月3日）：服药期间，排尿时仍不断有结石排出，7剂服完，在某镇卫生院复查彩超，示左肾及左输尿管无结石。今日就诊要求再复查彩超，未见结石。自诉口干欲饮水，无其他不适，治以滋补肾阴。方拟六味地黄丸合二至丸加减。恐利水通淋之品伤阴，酌用以善后。

【按语】《金匮要略·五脏风寒积聚病脉证并治第十一》将此病称为"淋秘"，病机为热在下焦。本次发病季节正值夏季，也是结石好发季节。暑热之邪，煎熬津液易致结石。隋·巢元方《诸病源候论·淋病诸候》把淋证分为石、劳、气、血、膏、寒、热七种，并指出"诸淋者，由肾虚而膀胱热故也"。本病为石淋，辨证为湿热蕴结下焦。《中藏经·论诸淋及小便不利》指出："五脏不通，六腑不和，三焦痞涩，荣卫耗失……砂淋者，脐腹中隐痛，小便难，其痛不可忍，须臾从小便中下如砂石之类……虚伤真气，邪热渐强，结聚而成砂。"石淋实证乃湿热久蕴，熬尿成石。对于石淋的临床症状，《金匮要略·消渴小便不利淋病脉证并治第十三》明确指出："淋之为病，小便如粟状，小腹弦急，痛引脐中。"治以清热利湿、通淋健脾，选用石韦散加炒白术、茯苓、甘草健脾，甘草可解茎中痛，淡竹叶清热利尿，王不留行、川牛膝活血利尿通淋，路路通、金钱草利水通淋，鸡内金通淋化石，八月札、乌药行气止痛。《金匮翼·诸淋》云："散热利小便，只能治热淋、血淋而已。其膏、石、沙淋，必须开郁行气，破血滋阴方可也。"二诊中药服完后，结石一扫而光。三诊复诊时，口干欲饮，恐大队利尿通淋药，易伤阴液，用六味地黄丸合二至丸加减善后。

第六章 气血津液病证

消渴

病案：肖某某，男，62岁，2024年5月10日初诊。

主诉：消瘦、口干、多饮数十年。

病史：患者数十年前发现血糖高，伴消瘦、口干、多食易饥、多饮等症状。现患者空腹血糖17.12mmol/L，消瘦，口干，多食易饥，多饮，二便调，寐安。舌淡苔白腻，有裂纹，脉细。

辨证：中消（胃阴亏虚）。

治法：清胃泻火，滋阴润燥。

选方：玉女煎加味。

川牛膝10g	知母10g	生石膏（先煎）30g	麦冬30g
山药50g	地黄40g	石斛30g	太子参30g

×7剂，水煎服，日一剂。

二诊（2024年5月20日）：空腹血糖11.6mmol/L，消瘦，口

干较前好转，视物模糊明显好转，多食易饥，寐安，二便调。舌淡，苔薄白，中间有裂纹，脉细。

选方以玉女煎加味：

石斛 30g	川牛膝 10g	知母 10g	生石膏 30g
麦冬 30g	山药 50g	地黄 60g	天山雪莲 3g
太子参 30g	天花粉 30g		

×15剂，水煎服，日一剂。

【按语】 阳明、少阴二经，为津液所关，阳明实，少阴虚，则火炽津液干涸，水亏津液亦干涸。景岳方玉女煎，兼顾阳明、少阴二经，其中石膏辛甘大寒，清阳明有余之火而不伤阴；地黄滋肾水，虚实兼顾；知母苦寒滋阴兼备，助石膏清火止烦渴，助地黄滋养肾阴；麦冬滋肾，润胃燥，清心除烦；川牛膝引热下行。全方清热滋阴共进，虚实兼治，治实为主，使胃热得清，肾水得补，诸症可愈。

虚 劳

病案： 刘某某，女，53岁，2024年2月23日初诊。

主诉：倦怠乏力易外感数年。

病史：患者易感冒，怕冷，稍有不慎即感冒，易疲劳，易困，易出汗，手脚无力，现身酸痛，大便硬，眠可，食欲不佳，口苦。下肢络脉显现，舌红，苔中黄厚，脉细弱。

既往史：高血压病史，服药控制尚可；腹部三次手术病史；胆囊息肉；48岁绝经。

辨证：少阳证。

治法：和解少阳。

选方：小柴胡汤加减。

柴胡 10g	法半夏 10g	黄芩 10g	党参 10g
炙甘草 5g	厚朴 20g	桃仁 8g	红花 4g
石菖蒲 10g			

×7剂，水冲服，日一剂。

二诊（2024年3月1日）：近期无感冒，大便软，日一解，偏稀，不觉疲劳，食欲不佳，口苦。舌红，苔中偏厚，脉弱。

柴胡 10g	法半夏 10g	黄芩 10g	党参 10g
炙甘草 5g	厚朴 20g	当归 10g	川芎 10g
木瓜 10g			

×7剂，水冲服，日一剂。

三诊（2024年3月11日）：疲劳感明显好转，大便较前好转，下半夜尿频，寐可，纳可，口苦好转，腰背酸痛。

柴胡 12g	法半夏 10g	黄芩 10g	党参 10g
炙甘草 5g	厚朴 15g	菟丝子 10g	肉桂 3g
桑螵蛸 10g			

×7剂，水煎服，日一剂。

【按语】患者乃慢性疲劳综合征，现代临床患者颇多。此患者症候中口苦，不欲饮食，身酸痛，见小柴胡汤证。故而予以小柴胡汤，加活血化瘀之桃仁、红花，醒神化湿开胃之石菖蒲，行中焦之气之厚朴。二诊即见较明显疗效。之后随证而加减，收效明显，体现了曾师临床辨证思路不拘一格。

血证

病案一： 张某某，男，69岁，2023年1月4日初诊。

主诉：反复便血半年。

病史：患者半年前开始出现便血，2个月前已在南昌确诊"十二指肠及小肠多发憩室并感染"，未行手术，反复便血，既往发现便血需注射白眉蛇毒血凝酶止血，欲求治中医。刻下症：全身乏力，柏油样大便，每日喝粥，进食生冷及难消化食物即出现便血加重，头晕，食纳稍差，无腹痛、腹胀，大便一天一次，小便一般，睡眠可。患者面色萎黄无光泽，舌质淡，苔白，脉细。血常规：血红蛋白浓度73g/L，大便常规：隐血（++）。

辨病：便血。

辨证：脾阳不足，脾不统血。

治法：温阳健脾，养血止血。

选方：黄土汤合四君子汤加减。

黄芩10g	生地黄10g	炒白术10g	附子10g（先煎）
阿胶6g（烊化）	炙甘草5g	党参10g	赤石脂30g
茯苓15g	炮姜10g	荆芥炭10g	炒柏叶10g

×3剂，水煎服，日一剂。

二诊（2024年1月8日）：服药第一天少量出血，第二天大便颜色正常。乏力明显，继续给予原方：

黄芩10g	生地黄20g	炒白术10g	附子10g（先煎）
阿胶6g（烊化）	炙甘草5g	党参30g	赤石脂30g
茯苓15g	炮姜10g	荆芥炭10g	炒柏叶10g

×7剂，水煎服，日一剂。

三诊（2024年1月15日）：患者无便血，复查大便常规示隐血（−），感头晕、乏力，欲改中成药继续调理，给予右旋糖酐铁片加生血宝合剂加附子理中丸调理，嘱其便血随诊。

四诊（2024年3月6日）：患者便血，继服三诊方6剂，血止后，继续服用右旋糖酐铁片加生血宝合剂加附子理中丸调理。

五诊（2024年3月21日）：复查血常规，示血红蛋白105g/L。

六诊（2024年7月18日）：7月份开始因患者妻子脑梗死瘫痪在外地住院，需其照应，未按时就诊，复诊时面色红润，无头晕等不适。复查血常规示血红蛋白110g/L，自诉每逢便血服用五诊方3

剂中药便可及时控制,未再静滴西药及住院治疗。

【按语】该患者舌淡,进食生冷出现便血,血暗可辨证为脾胃虚寒,中气不足,脾失统摄,血溢肠中。黄土汤出自《金匮要略》,具有温阳健脾、养血止血功效,方中附子、炒白术温中摄血,地黄、阿胶养阴止血,炙甘草和中,黄芩苦寒坚阴止血,另反佐附子辛燥偏性,炮姜、荆芥炭、炒柏叶则温阳止血,赤石脂收涩止血,以代替灶心土。二诊患者乏力明显,为失血后气随血脱导致气血亏虚,在原方基础上加重党参、生地黄用量以补气养血。后续复诊以温阳健脾养血中成药善后,患者气血逐渐恢复,贫血改善。

病案二:刘某某,女,16岁,2024年2月13日初诊。
主诉:反复牙龈出血2月余。
病史:反复牙龈出血2月余。夜晚加重,口苦,耳鸣持续声音如鼓,眠差,耳痛,眼痛,舌淡,苔薄,脉数。
辨病:齿衄。
辨证:少阳风火。
治法:清热凉血止血。
选方:小柴胡汤加减。

| 柴胡10g | 法半夏10g | 黄芩10g | 党参10g |
| 生姜2g | 大枣4g | 仙鹤草30g | 白茅根30g |

×7剂,水冲服,日一剂。

后随访电话告知牙龈出血已止。

【按语】牙龈出血为血证范畴,临床常认为与血热、气虚、血瘀三者有关,鲜有从少阳论治者。中医的特色便是不拘一方一法,有是证用是方。该患者虽有牙龈出血,纵观全局,口苦、耳鸣、耳痛、眼痛明显,为少阳风火上壅,迫血妄行,故用小柴胡汤清泻少阳胆火,加凉血止血之白茅根,收敛止血兼补虚之仙鹤草,标本兼顾,则一诊后患者火消热退血宁,诸症消失。

病案三： 卢某某，女，61岁，2024年5月10日初诊。

主诉：反复咯血、多汗2个月。

病史：汗出多，夜间盗汗，气上冲逆，口苦，前几日咯血，大便干，纳可，眠差，受寒则胸背痛，心慌，舌红苔薄白，脉弦。肺部CT检查提示支气管扩张伴感染。

辨病：血证。

辨证：血热证。

治法：清热凉血散瘀。

选方：犀角地黄汤加减。

炒白芍10g	地黄20g	牡丹皮10g	红曲6g
黄芩10g	煅赭石20g	夏枯草20g	浙贝母10g
柏子仁10g	醋五味子10g	水牛角（先煎）10g	

×4剂，水煎服，日一剂。

二诊（2024年5月15日）：无咯血，多汗亦明显缓解，盗汗缓解，口干口苦，咽中异物感，大便次数多，偏干，纳可寐安，左下肢牵涉疼痛，遇寒加重。舌红，苔薄黄腻，脉弦滑。

炒白芍10g	地黄20g	牡丹皮10g	红曲6g
黄芩10g	夏枯草20g	浙贝母10g	煅牡蛎20g
柏子仁10g	醋五味子10g	黄芪30g	煅龙骨20g
水牛角（先煎）10g			

×7剂，水煎服，日一剂。

三诊（2024年5月24日）：多汗，盗汗明显缓解，患者口渴，睡眠较差。

| 生地黄20g | 白芍10g | 天花粉10g | 黄芩10g |
| 黄芪30g | 决明子20g | 夏枯草20g | 首乌藤50g |

×7剂，水冲服，日一剂。

【按语】患者为老年女性，有支气管扩张病史，以咯血、多汗为主诉就医。热邪加于阴则津液出为汗，口苦、大便干亦为热证之象。故用清热凉血散瘀之犀角地黄汤加减治疗。

犀角地黄汤,出自唐代孙思邈《备急千金要方》。方中犀角(现代用水牛角代替)为君药,凉血清心解热毒,火平热降则血宁。生地黄凉血滋阴生津,助犀角清热凉血止血。赤芍与牡丹皮均苦寒为佐,清热凉血、活血散瘀。本方凉血与活血散瘀通用,使得热清血宁而无耗血动血之虑,凉血止血而无冰伏留瘀之弊。曾师在犀角地黄汤基础上加黄芩、夏枯草清肝肺之热而宁血;煅赭石既可重镇降逆气,亦可止血;五味子酸涩止汗;柏子仁养心安神定悸,且可润肠通便,肠腑得通,肺气亦降;红曲之意在清热凉血止血而不留瘀。

二诊旨在养阴清热止汗,故宗犀角地黄汤之意,并加强敛汗之功,煅龙骨、牡蛎重用。三诊已无出血之弊,表现为口渴,睡眠差明显,而出汗明显缓解,故不用水牛角、牡丹皮,而加天花粉生津止渴,首乌藤养血安神,病久恐耗气故加黄芪 30g 益气敛汗。

汗证

病案一:邓某某,女,62 岁,2023 年 1 月 6 日初诊。

主诉:自汗 10 天。

病史:患者 10 天前感染新冠病毒,出现发热、无汗、身痛,自服布洛芬缓释胶囊后热退,之后开始出现汗出量多,不能自止,每日更衣 2 次,在外静滴相关药物后症状加重,遂求治中医。刻下症:汗出、恶风甚,每日更衣 3~4 次,不敢外出,需全身紧紧包裹,活动后加重,夜间无盗汗,全身乏力,胸闷,无口干,食纳可,便溏,一天 3~4 次,小便一般,睡眠可。舌质淡红,苔白稍厚,脉浮。

辨病:自汗。

辨证:痰湿内盛,营卫失调。

治法:燥湿化痰,调和营卫。

选方：桂枝平陈汤（自拟方）加减。

桂枝 10g	白芍 10g	炙甘草 5g	生姜 3 片
大枣 3 枚	姜厚朴 10g	陈皮 10g	苍术 10g
法半夏 9g	茯苓 12g	煅牡蛎 20g（先煎）	黄芪 30g

×3 剂，水煎服，日一剂。

二诊（2024年1月9日）：自汗、恶风症状好转，恶风稍明显，胸闷好转，大便情况好转，上方加防风 6g，给予 5 剂。

三诊（2024年1月15日）：自汗、恶风明显好转，可以外出不戴帽子，但仍有轻微恶风，无胸闷，大便成形，上方减防风，加煅龙骨 20g。

桂枝 10g	白芍 10g	炙甘草 5g	生姜 3 片
大枣 3 枚	姜厚朴 10g	陈皮 10g	苍术 10g
法半夏 9g	茯苓 12g	煅牡蛎 20g（先煎）	黄芪 30g
煅龙骨 20g（先煎）			

×6 剂，水煎服，日一剂。

四诊（2024年1月30日）：患者未复诊，电话随访，已愈，无明显不适，未至院复诊。

【按语】 患者因感染新冠病毒，处理不当，导致坏病。感染新冠病毒出现的发热、无汗、身痛多属寒湿。治法当辛温发汗解表祛湿，然患者口服布洛芬，解表不当，导致邪气羁留，营卫失和，出现自汗不能自止、恶风症状。营阴外泄，正气亏虚，脾失健运，湿邪内生，加之外湿未除，里应外合，导致胸闷、便溏。桂枝平陈汤为桂枝汤合平胃散合二陈汤。方中用桂枝解肌发表，祛在表之风邪；白芍益阴敛营，固外泄之营阴；生姜助桂枝辛散表邪；大枣合白芍补血和营；苍术、厚朴、陈皮、半夏、茯苓合为平陈汤主药，起燥湿化痰、运脾和胃之用；黄芪为益气健脾，增强固表止汗之力；煅牡蛎收敛止汗。

二诊明显好转，恶风明显，加少量防风解表祛风，增强散邪之力。

三诊患者已明显改善，表邪已解，减防风之解表散邪之品，加煅龙骨增强收敛止汗之力。

病案二： 赖某某，男，76岁，2023年11月6日初诊。

主诉：盗汗3月余。

病史：患者盗汗3月余，曾口服中西药（具体不详）久治不愈，求治于曾师处。刻下症：精神尚可，夜晚入睡后出汗，中途醒来汗止，汗出湿襟，觉烦热不觉寒，口不干，食纳可，眠一般，二便尚可，舌质略红，苔少，脉细。

辨病：盗汗。

辨证：阴虚火旺。

治法：滋阴降火，收敛止汗。

选方：当归六黄汤加减。

黄芪30g	当归10g	熟地黄20g	生地黄20g
黄柏8g	黄连3g	黄芩8g	红曲6g
煅牡蛎30g	浮小麦60g	凤凰衣30g	醋龟甲（先煎）10g

×7剂，水煎服，日一剂。

二诊（2023年11月14日）：患者反馈服药一剂出汗即明显改善，今日患者诉膝盖不适，舌略红，苔少，脉缓。选方：

黄芪30g	当归10g	熟地黄20g	生地黄20g
黄柏8g	黄连3g	黄芩8g	煅牡蛎30g
凤凰衣30g	浮小麦60g	天山雪莲3g	木瓜10g
防己10g	川牛膝10g		

×7剂，水煎服，日一剂。

【按语】"阳加于阴，谓之汗"，睡眠中出汗，醒来自止者为盗汗，常为阴阳营卫功能失调所致。营阴不足，阴虚生内热，逼迫津液外泄则成盗汗之症。明代虞抟《医学正传》："盗汗者，寐中而通身如浴，觉来方知，属阴虚，营血之所主也。"清代叶天士《临证指南医案》谓："阴虚盗汗，治当补阴以营内。"当归六黄汤出自金元四大家之一李东垣《兰室秘藏》，书中称其为"盗汗之圣药"，常用于治疗阴虚火旺导致的盗汗。方用当归养营血增液，生地黄、熟地黄入肝肾滋液之源，阴血充则水能制火。黄连、黄芩、黄柏苦寒泻火除烦，清热坚阴。汗出卫虚不固，倍黄芪则益气固表，且能固未定之阴，且合当归、熟地黄益气养血。全方养血育阴与泻火清热并进，标本兼顾，阴固则水能制火，热清则耗阴无由。益气固表与育阴泻火相配，营阴内守，卫外固密，则盗汗烦热可解。加煅牡蛎、凤凰衣、浮小麦敛汗，醋龟甲益阴固本。谨守病机，则一剂则效。

病案三： 龙某，男，49 岁，2023 年 11 月 23 日初诊。

主诉： 手足汗出数年。

病史： 患者诉常年手足容易汗出，紧张时加重，余处汗出正常，曾多处寻医，治疗无明显效果，现来曾师处就诊。现纳可，二便平，寐可，无其他不适。舌质淡红，苔薄白。脉微芤。

辨病： 自汗。

辨证： 阴阳不和。

治法： 调和阴阳。

选方： 桂枝加龙骨牡蛎汤加减。

桂枝 10g	炒白芍 10g	炙甘草 5g	煅牡蛎 20g
煅龙骨 20g	黄芪 30g	浮小麦 30g	凤凰衣 20g
生姜 3 片	大枣 4 枚		

×7 剂，水煎服，日一剂。

二诊（2023 年 12 月 1 日）：患者诉服药后手心汗出明显减少，足心汗出没有明显改善。去凤凰衣，加重黄芪、浮小麦用量，增五倍子，以加强益气收敛固摄止汗之效。

桂枝 10g	炒白芍 10g	炙甘草 5g	煅牡蛎 20g
煅龙骨 20g	黄芪 60g	浮小麦 60g	五倍子 10g
生姜 3 片	大枣 4 枚		

×7 剂，第一、第二次煎药口服，第三次煎药泡脚。

三诊（2024年1月3日）：服药后手心汗出已不明显，足心汗出亦有改善。

桂枝 10g	炒白芍 10g	炙甘草 5g	煅牡蛎 20g
煅龙骨 20g	黄芪 60g	五倍子 10g	凤凰衣 30g
茯苓 20g	生姜 3 片	大枣 4 枚	

×7剂，第一、第二次煎药口服，第三次煎药泡脚。

【按语】桂枝加龙骨牡蛎汤首见于张仲景的《伤寒杂病论》，原用于治疗清谷、亡血、失精，曾师常用来治疗手足汗出。在《伤寒论》中常用桂枝汤治疗营卫不和的自汗出，此种汗出应该是周身汗出，而患者周身汗出正常，唯手足汗出异常。《黄帝内经》云"阳加于阴，谓之汗"，"阴阳相贯，如环无端"，"阴平阳秘"，"阴在内，阳之守也。阳在外，阴之使也"。手足乃阴阳经相交之处，如果阴阳不和，则阳气外散、阴液失守。桂枝汤外可和营卫，内可和阴阳。同时汗为心之液，血汗同源，可见汗液是来自于血液，由心脏所主司。龙骨、牡蛎不仅可以收敛止汗，同样可以收敛心神。此患者之前多次服用中药治疗，多从阴虚论治，然皆无效。一诊服药后手心汗出明显减少，足心汗出没有明显改善，曾师在桂枝加龙骨牡蛎汤基础上加重收摄止汗的作用，且将三煎用于泡脚，使药效直达病所，之后患者足心汗出明显改善。曾师坦言，手足汗出无明显阴阳偏盛偏虚者，常用桂枝加龙骨牡蛎汤治疗，亦不是百发百中，其中病情复杂可想而知，此诚肺腑之言。

病案四：陈某某，女，53岁，2023年10月24日初诊。

主诉：术后烘热汗出5月余。

病史：患者诉5个月前在某医院检查诊断为卵巢癌早期，并行子宫切除手术，放化疗治疗后出现烘热汗出，病延至今，常因此烦躁，遂来曾师处就诊。刻下症：烘热汗出，下午及夜间加重，夜间睡觉盖被子则热甚，掀开被子则畏寒，因此夜寐困难，第二天常精神困倦，纳可，口干，饮水少，大便可，小便次数稍多，精神差，焦虑烦躁。舌质红，苔白薄腻。脉细数。

辨病：自汗。

辨证：阴阳两虚。

治法：滋阴泻火，温补肾阳。

选方：二仙汤加减。

淫羊藿 15g	仙茅 13g	巴戟天 10g	当归 10g
炙甘草 5g	知母 8g	黄柏 6g	浮小麦 80g
茯苓 20g	薏苡仁 20g	龙骨（先煎）20g	制远志 10g

×7剂，水煎服，日一剂。

二诊（2023年10月31日）：患者觉诸症改善，汗出减轻，烘热仍明显。

淫羊藿 13g	仙茅 12g	巴戟天 8g	当归 10g
炙甘草 5g	知母 10g	黄柏 8g	浮小麦 80g
茯苓 20g	薏苡仁 20g	龙骨（先煎）20g	牡蛎（先煎）20g

×7剂，水煎服，日一剂。

善后方：丹栀逍遥散。

当归 10g	白芍 10g	柴胡 15g	茯苓 20g
白术 10g	炙甘草 5g	牡丹皮 10g	栀子 8g
干姜 2g	薄荷 2g	香附 10g	

×7剂，水煎服，日一剂。

【按语】 曾师发现在临床上常有妇人于术后出现烘热汗出，妇人有其特有的生理特性，且此妇人正值绝经前后，因此曾师认为妇人术后烘热汗出多是阴阳失调，常用二仙汤加减治疗。绝经前后妇人肝肾阴虚，又行手术及放化疗，不仅伤阴又助热邪，导致阴虚阳浮，真阳虚损。阴虚阳浮，则烘热汗出，卫气夜行于阴，则夜间加重，真阳不足则小便频、畏寒、苔白腻。方中知母、黄柏苦寒泻火以坚阴，淫羊藿、仙茅、巴戟天温补肾阳，当归养血调冲任，患者汗出较多，又焦虑烦躁，重用浮小麦，合甘麦大枣汤之意，配伍龙骨、牡蛎滋阴潜阳止汗、重镇安神。因患者苔腻，加茯苓、薏苡仁渗湿健脾。二诊患者患者虚热明显，加重清热，减少补阳，另予丹栀逍遥散7剂善后。

病案五： 赖某某，男，76岁，2024年5月24日初诊。

主诉：夜间汗出1周余。

病史：患者近1周来，夜间寐时常汗出，醒后汗止，汗出湿衣被，乏力，咳嗽，咳痰难出，色白，胸闷，纳可，大便4天1次，排便困难，干结，小便可，精神尚可。舌体瘦小，舌质淡红，舌尖略红，苔薄。脉细数。

既往史：慢性阻塞性肺疾病病史。

辨病：盗汗。

辨证：阴虚火旺。

治法：滋阴泻热。

选方：当归六黄汤加减。

黄芪 30g	当归 10g	熟地黄 15g	生地黄 15g
黄芩 6g	黄柏 6g	黄连 3g	五味子 10g

×7剂，水煎服，日一剂。

二诊（2024年6月20日）：患者诉服上药后，夜间汗出好转。但昨夜睡觉时汗出再次加重，汗出湿衣被，上半身觉热，下半身觉冷，咳嗽，痰难咳出，胸闷，纳可，大便4天1次，头晕乏力。舌质淡红，苔白厚腻且干。脉弦缓。

川贝母 3g	桑白皮 10g	地骨皮 10g	薏苡仁 30g
瓜蒌皮 20g	瓜蒌子 20g	红曲 6g	凤凰衣 30g
浮小麦 30g	煅牡蛎 30g	浙贝母 10g	茯苓 20g

×7剂，水煎服，日一剂。

【按语】患者舌体瘦小，大便干结，脉细，此为阴津不足；脉数，舌尖略红，此为内有里热。患者有咳嗽咳痰、胸闷等症状，因为有慢性阻塞性肺疾病病史。夜寐时阳气入里，在里阴液不足，阳气与火邪迫阴液外出而汗出。当归、熟地黄、生地黄滋阴养血，益阴以制阳光；黄连、黄柏、黄芩苦寒清热泻火；黄芪益气实卫固表；五味子收敛止汗。一诊患者服药后盗汗好转。二诊患者再次出现盗汗，但伴随症状已发生改变，证候已不同。考虑患者有慢性阻塞性肺疾病病史，常咳嗽咳痰，平素肺气虚，为痰湿体质。肺气不足，痰湿阻肺，大便亦常干结；痰湿阻肺化热，则上半身觉发热，热邪迫津外泄则盗汗。故二诊患者以痰湿郁热为标，急则治其标，治法上以化痰湿、清泻肺热为主。方中川贝母、浙贝母、全瓜蒌、薏苡仁化痰；桑白皮、地骨皮、凤凰衣清泻肺热，其中地骨皮常用来治有汗之骨蒸，凤凰衣清肝肺热邪，亦为治汗常用药；茯苓健脾化湿，以杜痰湿之源；煅牡蛎、浮小麦固涩止汗。

病案六： 廖某某，男，30岁，2024年4月23日初诊。

主诉：手足汗出量多数年。

病史：患者诉近年来手足汗出量多，且逐年加重，汗出黏手，自觉身体烦热，稍动则发热汗出，无头晕头痛，无心慌心悸，无恶风寒，纳寐可，口干口苦，二便调。舌质淡红，舌尖红有点刺，苔薄白，有齿痕。脉数。体型偏胖。

辨病：自汗。

辨证：阴阳失调。

治法：调和阴阳。

选方：桂枝加龙骨牡蛎汤合导赤散加减。

黄芪50g	桂枝10g	白芍10g	炙甘草5g
煅龙骨20g	煅牡蛎20g	五味子10g	凤凰衣30g
地黄20g	川木通10g		

×7剂，水煎服，日一剂。

另：五倍子30g，7剂，煎水泡手脚。

二诊（2024年5月8日）：服药后，手足汗出减轻，仍容易烦热汗出。舌质淡红,苔根黄腻,有齿痕。左脉弦滑,右脉滑。

黄芪 50g	桂枝 10g	白芍 10g	炙甘草 5g
煅龙骨 20g	煅牡蛎 20g	五味子 10g	凤凰衣 30g
地黄 20g	木通 10g		

×7剂,水煎服,日一剂。

另:五倍子 30g,7剂,煎水泡手脚。

【按语】 桂枝汤外可调营卫,内可和阴阳。该患者手足汗出,常烦热,自汗出。《伤寒论》中云"太阳中风,阳浮而阴弱,阳浮者,热自发,阴弱者,汗自出"。又云"病人脏无他病,时发热,自汗出而不愈者,此卫气不和也。先其时发汗则愈"。手足为阴阳经交会之处,阴阳不和则卫阳浮越而烦热,营阴不能固守而自汗出。故以桂枝加龙骨牡蛎汤调和阴阳,收摄阴液。患者舌尖有点刺,口干口苦,兼有心肝火旺,加木通清心火,凤凰衣清肝火。五味子、地黄益阴收敛止汗。阳加于阴谓之汗,汗出时间过长,伤及阳气阴液,重用黄芪固表实卫止汗。

病案七: 林某某,女,65岁,2024年5月20日初诊。

主诉:汗出多数十年。

病史:患者诉数十年来容易汗出,半个月前在他医处服用当归六黄汤加减治疗1周无明显疗效。刻下症:易汗出,动则汗出,以上半身明显,尤其是头汗,汗出量多,手心潮热,寐差,入睡困难,心烦易怒,纳可,易疲乏。舌质淡红,苔薄白腻,脉滑。

辨病:自汗。

辨证:表虚不固。

治法:固表止汗。

选方:牡蛎散加减。

煅龙骨(先煎)30g	凤凰衣 30g	地骨皮 10g	陈皮 10g
黄芪 50g	煅牡蛎(先煎)20g		

×7剂,水煎服,日一剂。

二诊(2024年5月27日):自觉较前舒,汗出稍缓解,干活加重,心情较前舒畅,寐安,纳可,二便调。舌质淡红,苔薄白腻,脉滑。继用前方7剂。

【按语】患者常年汗出量大,病情缠绵难愈,多为虚证。观患者手心潮热、心烦易怒,此为阴分虚热;表虚不固则汗出无度,气虚则疲乏。《黄帝内经》云"阳加于阴,谓之汗",虚阳外越,迫津外泄则作汗。汗为心之液,常年汗出无度常损伤心阴心神。煅龙骨、煅牡蛎镇心安神、收摄止汗;地骨皮清虚热,治有汗之骨蒸;凤凰衣性味甘淡而平,滋阴清虚热;重用黄芪益气实卫固表;患者舌苔薄白腻,加陈皮理气化湿。

病案八: 刘某某,男,95岁,2023年4月4日初诊。

主诉:自汗盗汗反复1年余,加重3天。

病史:患者近1年来反复出现自汗盗汗,进食则发热自汗出,以胸背及腋窝处汗出多,下肢汗出少,夜寐易烦热盗汗。近3天汗出甚,为求中医系统治疗,特来我科门诊就诊。刻下症:自汗盗汗,进食则发热汗出,以胸背及腋窝处汗出多,下肢汗出少,夜寐易烦热盗汗,恶风寒,膝关节冷痛肿大,心慌,口干,饮水多,大便滑脱不禁,夜尿6次,头晕,精神差。舌质暗,中部花剥,苔白腻。脉寸尺沉细,关大而有力。

辨病:自汗盗汗。

辨证:表虚不固。

治法:益气固脱,健脾利水。

选方:防己黄芪汤加减。

黄芪60g	防己10g	茯苓20g	炒白术10g
炙甘草5g	生姜3g	大枣6g	煅牡蛎30g
木瓜10g	炒白芍10g	砂仁5g	浮小麦30g
五味子10g			

×3剂,水煎服,日一剂。

二诊(2023年4月7日):患者诉汗出无明显改善,现夜尿频明显,夜尿5~6次,睡眠受影响。为解决夜尿频影响睡眠的问题,予桑螵蛸散加减。

桑螵蛸 30g	煅龙骨 20g	当归 10g	龟甲 8g
党参 10g	茯苓 10g	石菖蒲 10g	制远志 7g
黄芪 30g	浮小麦 30g	五味子 10g	肉桂 3g
菟丝子 20g			

×3剂,水煎服,日一剂。

三诊(2023年4月11日):患者诉夜尿次数减少,仍3次夜尿,大便不成形,汗出恶风明显,偶胸闷心慌,口干,饮水多,精神差。仍予防己黄芪汤加减治疗。

黄芪 60g	防己 10g	茯苓 30g	炒白术 20g
炙甘草 5g	生姜 3g	大枣 6g	煅牡蛎 30g
砂仁 5g	浮小麦 30g	党参 20g	

×3剂,水煎服,日一剂。

四诊(2023年4月14日):患者诉大便已成形,汗出减少,纳可,寐差,仍尿频,精神差。去煅牡蛎、砂仁,加淡附片、桂枝,续服4剂。

黄芪 60g	防己 10g	茯苓 20g	炒白术 20g
炙甘草 5g	生姜 3g	大枣 6g	浮小麦 30g
党参 20g	附子 6g	桂枝 10g	

×4剂,水煎服,日一剂。

五诊(2023年4月18日):患者汗出改善,纳可,大便成形,夜尿频,寐差。

黄芪 50g	防己 10g	茯苓 20g	炒白术 20g
炙甘草 5g	生姜 3g	大枣 6g	党参 20g
五味子 10g	煅龙骨 20g		

×15剂,水煎服,日一剂。

【按语】《素问·调经论篇》云："帝曰：阴虚生内热奈何？岐伯曰：有所劳倦，形气衰少，谷气不盛，上焦不行，下脘不通，胃气热，热气熏胸中，故内热。"患者年老体弱，肺脾肾气虚，故二便不固；水谷入胃后运化失司，水谷精微不得输布，三焦不通郁而化热，热迫津液而自汗出；水谷精微运化失司，日久则阴精亏虚，阴虚则阳易浮，更助郁热之势。患者又素有膝关节疼痛病史，近3天偶感风寒湿邪气，风邪开泄，卫表更虚，汗出加重，寒湿凝滞，则更恶风寒，膝关节冷痛肿大，苔白腻。《金匮要略》云："风湿，脉浮身重，汗出恶风者，防己黄芪汤主之。"故以防己黄芪汤加减治疗，重用黄芪，佐白术、炙甘草、生姜、大枣、煅牡蛎、浮小麦、五味子益气固表治本，防己、茯苓外散风湿治标，木瓜、白芍酸柔止痛且可益营止汗。二诊患者诉服用3剂后汗出无明显改善，但夜尿频已严重影响生活质量，考虑患者年老心肾两虚，遂予桑螵蛸散调补心肾、固精缩尿。三诊患者夜尿次数既已改善，曾师仍坚持一诊看法，考虑服药太少，药效不足，继续以防己黄芪汤加减治疗，此次去木瓜、白芍、五味子等阴柔之品。四诊患者诉汗出减少，遂再加桂枝、附子增强温阳固表之力。五诊患者汗出明显减少，效不更方，恐桂枝、附子温燥，遂去之，加五味子、煅龙骨，续服15剂善后巩固疗效。

病案九： 李某某，男，55岁，2024年3月6日初诊。

主诉： 自汗1月余。

病史： 2个月前体检发现"肺结节"，到医院进一步检查，建议手术切除，术后病理提示浸润性高分化腺癌，未行放化疗。之后出现汗出多，表现为自汗，动则加重，汗出湿衣，伴头晕，时作呕，无心慌心悸，眠可，二便调，舌尖红，边有齿痕，苔黄厚腻，左脉弱，右脉滑。

辨病： 自汗。

辨证：湿阻兼气虚。

治法：健脾祛湿清热，益气固表。

选方：二陈汤加味。

陈皮 10g	法半夏 10g	茯苓 20g	黄芪 40g
五味子 5g	石菖蒲 10g	薏苡仁 30g	胆南星 10g
地骨皮 10g			

×7剂，水煎服，日一剂。

二诊（2024年3月13日）：汗出明显减少，伴呕恶。

陈皮 10g	法半夏 10g	茯苓 20g	黄芪 40g
五味子 5g	石菖蒲 10g	地骨皮 10g	竹茹 10g
薏苡仁 30g			

×7剂，水煎服，日一剂。

三诊（2024年3月20日）：汗出减少，已无呕吐，怕风，乏力，纳可，眠可，二便调，身体皮肤出疹，舌边有齿痕，苔白腻，脉滑。

陈皮 10g	法半夏 10g	茯苓 20g	黄芪 40g
五味子 5g	石菖蒲 10g	白术 10g	防风 10g
砂仁 2g			

×7剂，水煎服，日一剂。

【按语】 患者为中老年男性，近2个月来有肺部手术病史。术后动则汗出，量多，故诊为自汗。该患者病程1月余，头晕，舌苔黄厚腻，右脉滑，提示体内湿热盛。湿阻中焦，清阳不升，故头晕。湿浊化热，故舌苔可见黄厚腻，脉象可见滑脉。另因其舌边有齿痕，左脉弱，故该患者有气虚表现，气虚湿阻，故舌边齿痕明显，气虚不充血脉，故脉弱。故先用二陈汤加味健脾渗湿清热。二陈汤，出自《太平惠民和剂局方》，方中半夏辛温性燥，善燥湿化痰，和胃降逆；陈皮为臣，可理气行滞，又可燥湿。君臣相合，等量合用，相辅相成，增强燥湿之力，体现了治湿先理气，气顺则湿消；半夏、陈皮皆以陈久者良，无过燥之弊，故称之为"二陈"。佐以茯苓健脾渗湿，健脾以杜绝生湿之源。本方结构严谨，标本兼顾。曾师在二陈汤基础上加石菖蒲醒脾化湿和胃，胆南星燥湿散结祛风，二者相配可走行于上，兼治痰湿所致头晕；薏苡仁利水渗湿，走行于下，给邪以出路；地骨皮则能清肺火；五味子酸敛止汗；黄芪甘温，重用则可兼治气虚之本，同时固表止汗。故二诊效果明显，汗出减少，其作呕乃胃热逆气，加竹茹清热止呕。三诊，患者呕消，汗少，但怕风，乏力，齿痕舌，皮疹，舌苔白腻，脉滑，正虚与湿浊均明显，加砂仁醒脾和胃理气，并合用玉屏风散固表止汗。玉屏风散最早出自宋代张松的《究原方》，录自《医方类聚》。因其贵重如玉，故名玉；因其功用有如御风之屏障，故名屏风。其中黄芪甘温，内补肺脾之气，外可固表止汗，为君，白术补气健脾之功，助黄芪以加强益气固表之力，防风走表散风邪，且黄芪得防风，固表而不致留邪，防风得黄芪，祛邪而不伤正，补中寓疏，散中寓补。纵观病情，患者形体尚实，且病程较短，同时手术后伤正气，致使湿气乘虚而入且化热，导致汗出过多为病。故先以治标清热祛湿为主，汗少之后，标本兼治，燥湿清热与益气健脾同治，以绝湿盛之源。

病案十： 尹某，男，42岁，2023年11月28日初诊。

主诉：盗汗2周。

病史：患者2周前无明显诱因出现夜间睡着时出汗，汗出湿衣，醒后汗止，心烦，口干唇燥，大便干结，小便黄赤，神疲乏力，平素常发口腔溃疡，寐差，纳可。刻下症：心烦，口干唇燥，大便干结，小便黄赤，神疲乏力。舌尖红，苔黄，脉数。

辨病：盗汗。

辨证：虚火内灼，迫津外泄。

治法：滋阴降火，固表止汗。

选方：当归六黄汤加减。

黄芪20g	当归8g	生地黄8g	黄芩10g
黄柏10g	黄连6g	熟地黄10g	浮小麦60g
白芍6g			

×7剂，水煎服，日一剂。熬完口服用量后，药渣加水2000mL，加适量醋，煎水泡脚用。

二诊（2023年12月6日）：患者服药后盗汗明显好转，口干唇燥、大便干结未见明显改善。守前方加柏子仁10g，醋五味子10g，7剂，水煎服，仍取药渣加水2000mL，加适量醋，煎水泡脚用。

1个月后随诊，患者症状基本痊愈。

【按语】 早在《黄帝内经》对汗的生理及病理就有一定的认识，明确指出汗液为人体津液的一种，并与血液有密切关系，所谓血汗同源。《灵枢·五癃津液别》说："天暑衣厚则腠理开，故汗出……天寒则腠理闭，气湿不行，水下留于膀胱，则为溺与气。"汉·张仲景《金匮要略·水气病脉证并治》首先记载了盗汗的名称，并认为由虚劳所致者较多。宋·陈无择《三因极一病证方论·自汗证治》对自汗、盗汗作了鉴别："无问昏醒，浸浸自出者，名曰自汗；或睡着汗出，即名盗汗，或云寝汗。若其饮食劳役，负重涉远，登顿疾走，因动汗出，非自汗也。"朱丹溪对自汗、盗汗的病理属性作了概括，认为自汗属气虚、血虚、湿、阳、痰；盗汗属血虚、阴虚。明·张景岳《景岳全书·汗证》对汗证作了系统的整理，认为一般情况下自汗属阳虚，盗汗属阴虚，但"自汗盗汗亦各有阴阳之证，不得谓自汗必属阳虚，盗汗必属阴虚也"。清·叶天士《临证指南医案·汗》谓："阳虚自汗，治宜补气以卫外；阴虚盗汗，治当补阴以营内。"本患者属阴虚火旺之盗汗。肾阴亏虚不能上济心火，则心火独亢，致虚火伏藏于阴分，寐则卫气行阴，助长阴分伏火，两阳相加，迫使阴液失守而盗汗；虚火上炎，则心烦；火耗阴津，乃见口干唇燥、口腔溃疡、大便干结、小便黄赤；虚火上炎，耗气伤津，故见神疲乏力；舌尖红、苔黄、脉数皆内热之象。治宜滋阴降火，固表止汗。方中当归养血增液，血充则心火可制；生地黄、熟地黄入肝肾而滋肾阴；三药合用，使血充则水能制火。盗汗因于水不济火，火热熏蒸，故以黄连清泻心火，合以黄芩、黄柏泻火以除烦,清热以坚阴;当归、生地黄、熟地黄、黄芩、黄柏五药合用,热清则火不内扰,阴坚则汗不外泄。汗出过多,导致卫虚不固,用黄芪、浮小麦,益气实卫以固表;加用白芍敛阴止汗。诸药合用,共奏滋阴泻火、固表止汗之效。

郁证

病案一: 贺某某,女,43岁,2024年4月23日初诊。

主诉:头晕2个月。

病史:2个月前,无明显诱因出现头晕,下肢无力,自行按摩无效,继而出现心慌,于当地医院服用补气血中药,月经量多,到某中医院针灸治疗,心慌缓解,服用祛湿中药,仍然症状反复出现,头昏,无头痛,自觉烦躁,无恶心呕吐,觉口苦乏力,精神不济,难以集中精力,无寒热,2个月来烘热两次,出汗,眠差,情绪焦虑,入睡困难,梦多,中途易醒,醒后难以入睡,二便调。面色暗黄无光泽,舌淡暗,苔厚浊,脉沉缓。

辨病:郁病。

辨证:气郁痰凝。

治法:疏肝理气,化痰开郁。

选方:温胆汤加减。

| 陈皮10g | 法半夏10g | 黄芩10g | 石菖蒲10g |
| 远志10g | 薏苡仁30g | 厚朴10g | |

×7剂,水冲服,日一剂。

二诊(2024年4月30日):头昏,运动则加重,乏力,纳呆,脑鸣,睡眠较前好转,心慌稍好转,心烦较前好转,烘热汗出好转,情绪抑郁,善思易郁,口干、口苦、口臭,二便调。舌红苔黄腻,有小裂纹,脉滑。

陈皮 10g	法半夏 10g	茯苓 20g	枳实 10g
竹茹 10g	黄连 6g	黄芩 6g	石菖蒲 10g
远志 10g	薏苡仁 30g	厚朴 10	

×7剂，水冲服，日一剂。

三诊（2024年5月8日）：诸症好转，眠尚可，食欲不佳，肠鸣多，大便成形，口微苦。面色㿠，舌红，中间有裂纹，苔花剥，色白，脉数。

陈皮 10g	法半夏 10g	茯苓 20g	枳实 10g
竹茹 10g	石菖蒲 10g	砂仁 2g	远志 10g
薏苡仁 30g	厚朴 10g	黄连 6g	

×7剂，水冲服，日一剂。

四诊（2024年5月15日）：头晕好转，乏力，心情烦躁，额头至鼻部昏沉感，眼睛干较前好转，视物模糊，脑鸣好转，口干口苦，纳食一般，二便调，小腹部胀。舌红苔白腻，脉滑。

陈皮 10g	法半夏 10g	茯苓 20g	枳实 10g
竹茹 10g	石菖蒲 10g	砂仁 2g	远志 10g
薏苡仁 30g	厚朴 10g	黄连 6g	党参 10g

×15剂，水冲服，日一剂。

【按语】 患者为中年女性，症状繁多，主要以头晕为主，情绪烦躁、焦虑状态突出，有多处检查及治疗史，烘热汗出，心烦，失眠，梦多，舌淡暗苔厚浊，提示痰浊内盛、气郁痰阻，故以疏肝理气、化痰开郁为法，选方温胆汤加减燥湿化痰开郁。

胆为中正之官，主决断。本方为宋代陈无择的《三因极一病证方论》中所载温胆汤，主治"心胆虚怯，触事易惊，或梦寐不祥，或异象惑，遂致心惊胆慑"。凡十一脏取决于胆，若胆为痰热所困，不能升发相火，常失其决断而六神无主，易受惊吓、易恐，或者抑郁。该患者出现头晕、下肢无力，前医因此辨为虚证，服补益气血方治疗，反而导致月经量多。曾师仔细观察，该患者虽有头晕、乏力的虚证表现，亦存在口干口苦、烘热汗出、舌质红、苔厚浊的实证表现，且发现患者有明显的抑郁症状。因此综合辨证为气郁痰凝证，方予温胆汤加减治疗。温胆汤，以二陈汤为基础，半夏与竹茹配合，一温一凉，化痰和胃，陈皮与枳实相合，亦为一温一凉，而理气化痰之力增。温凉并进，全方不寒不燥，理气化痰、和胃降气，胃气和降则胆气得疏，痰浊得去则胆无邪扰，诸症自愈。加菖蒲、远志可开窍豁痰、醒神益智，加黄连、黄芩则增强清热除烦之功，薏苡仁、砂仁、厚朴则可利湿行气、和胃除胀。后期出现乏力，正虚则酌加党参以扶正。

病案二： 肖某某，女，39岁，2024年6月11日初诊。

主诉：咽喉堵塞感1年余。

病史：近1年来咽喉常有堵塞感，咽之不下，咳之不出，影响睡眠，深以为苦，纳可，二便调，平素脾气暴躁易怒。舌质红，苔少，边有齿痕。脉弦弱。月经常推后，量中等，经期7~9天，月经有血块，来月经前乳房胀满。

既往史：肺结节病史，甲状腺结节病史。

辨病：梅核气。

辨证：痰气郁阻。

治法：解郁化痰。

选方：丹栀逍遥散加减。

当归 10g	炒白芍 10g	茯苓 10g	炒白术 10g
甘草 5g	牡丹皮 10g	炒栀子 8g	法半夏 10g
香附 10g	柴胡 15g		

×7剂，水煎服，日一剂。

二诊（2024年6月18日）：服药后咽喉堵塞感减轻，可咳出白痰，但进食油炸食品后加重，甚则呼吸困难，身痛，纳可，寐差，脱发严重，怕冷。月经昨日已至，色黑，有血块，经前乳房胀痛。舌尖红，苔少，边有齿痕。脉弦弱。

当归 20g	炒白芍 10g	茯苓 20g	炒白术 10g
甘草 5g	牡丹皮 10g	炒栀子 8g	法半夏 10g
香附 10g	柴胡 12g		

×7剂，水煎服，日一剂。

【按语】患者咽喉堵塞，咽之不下，咳之不出，这是典型的梅核气症状，临床上常用半夏厚朴汤加减治疗。曾师观患者平素脾气暴躁易怒，经前常乳房胀满，舌质红，此为肝气内郁化火。患者舌边有齿痕，脉虽弦但脉力弱，此为脾气不足，痰湿内生。肝气内郁，气机不行，痰湿更不能运化，痰气交阻于咽喉则吞吐不出。故方以丹栀逍遥散加减治疗，当归、白芍、柴胡、香附、牡丹皮、栀子疏肝解郁兼清郁热，白术、茯苓、甘草、法半夏健运脾气、燥湿化痰。

瘿病

病案：杨某某，女，51岁，2024年1月11日初诊。

主诉：发现甲状腺结节1年余。

病史：1年余前体检查B超显示甲状腺结节，4A级，自觉喉咙干，偶有咳嗽，咽喉不痒，无胸闷不适，纳可，入睡困难，晨起自觉手部僵硬，膝关节疼痛，时有腰痛。检查尿酸高。舌淡边有齿痕，苔薄白，脉弦。

辨病：瘿病。

辨证：气滞痰凝。

治法：理气化痰散结。

选方：小柴胡汤合理中丸（易汤）加减。

柴胡 10g	法半夏 10g	黄芩 10g	党参 10g
瓦楞子 30g	浙贝母 10g	炒白术 20g	干姜 10g
猫爪草 10g	红豆杉 3g	茯苓 20g	

×15剂，水煎服，日一剂。

二诊（2024年1月26日）：余症同前。

柴胡 10g	法半夏 10g	黄芩 10g	党参 10g
瓦楞子 30g	浙贝母 10g	炒白术 20g	干姜 10g
猫爪草 10g	红豆杉 3g	茯苓 20g	陈皮 10g
海藻 10g	昆布 10g		

×7剂，水煎服，日一剂。

三诊（2024年2月1日）：症候同前。

柴胡 10g	法半夏 10g	黄芩 10g	党参 10g
瓦楞子 30g	浙贝母 10g	炒白术 20g	干姜 10g
猫爪草 10g	红豆杉 3g	茯苓 20g	陈皮 10g
海藻 10g	昆布 10g	牡蛎 30g	

×15剂，水煎服，日一剂。

四诊（2024年2月16日）：患者夜间醒后难以入睡，腰痛，左下腹隐隐作痛，晨起双手关节痛，纳可，二便调，舌淡边有齿痕，苔薄，脉弦。

柴胡 10g	法半夏 10g	黄芩 10g	党参 10g
瓦楞子 30g	浙贝母 10g	炒白术 20g	干姜 10g
猫爪草 10g	红豆杉 3g	茯苓 20g	陈皮 10g
海藻 10g	昆布 10g	牡蛎 30g	

×15剂，水煎服，日一剂。

五诊（2024年3月3日）：腰痛，两侧及腰骶部痛，夜寐梦多，双手指关节晨僵，大便次数多，舌淡苔薄，边有齿痕，脉细数。

麻黄 10g	薏苡仁 30g	苦杏仁 10g	炙甘草 5g
天山雪莲 3g	炙淫羊藿 15g	茯苓 20g	干姜 8g
炒白术 10g			

×3剂，水煎服，日一剂。

六诊（2024年3月6日）：服药后，腰痛明显好转。

柴胡 12g	法半夏 10g	党参 10g	浙贝母 10g
炒白术 10g	干姜 10g	红豆杉 3g	茯苓 20g
炙甘草 5g	黄芩 6g	山慈菇 4g	

×15剂，水煎服，日一剂。

七诊（2024年3月21日）：继服上方10剂。

八诊（2024年4月1日）：手僵，腰痛好转，纳可，大便次数多，质地偏稀，心烦，寐可，舌淡苔薄腻，边有齿痕，脉细数。

柴胡 12g	法半夏 10g	党参 10g	浙贝母 10g
炒白术 10g	干姜 10g	红豆杉 3g	茯苓 20g
炙甘草 5g	黄芩 6g	山慈菇 4g	炒薏苡仁 30g
威灵仙 10g	煅瓦楞子 30g		

×15剂，水煎服，日一剂。

九诊（2024年4月16日）：关节晨僵，颈部疼痛，精神欠佳，大便2次/日，眠可，5月18日月经至，持续10日未尽，量多，有血块，舌淡胖，齿痕明显，苔薄腻，脉细数。

柴胡 12g	法半夏 10g	党参 10g	浙贝母 10g
炒白术 10g	干姜 10g	红豆杉 3g	茯苓 20g
炙甘草 5g	黄芩 6g	山慈菇 4g	炒薏苡仁 30g
威灵仙 10g	煅瓦楞子 30g	石见穿 20g	

×10剂，水煎服，日一剂。

十诊（2024年4月26日）：患者复查甲状腺彩超，提示结节3.7mm×2.3mm，明显缩小。大便次数多，纳寐可，舌淡边有齿痕，苔白，脉细滑。

柴胡 12g	法半夏 10g	党参 10g	浙贝母 10g
炒白术 10g	干姜 10g	红豆杉 3g	茯苓 20g
炙甘草 5g	黄芩 6g	山慈菇 4g	炒薏苡仁 30g
威灵仙 10g	煅瓦楞子 30g	石见穿 20g	

×15剂，水煎服，日一剂。

【按语】 甲状腺结节临床常见，中医称为瘿病。《诸病源候论》指出瘿病的病因主要是情志内伤及水土原因，因女性以肝为先天，妇人的经、孕、产、乳等生理特点与肝经气血关系密切，遇情志、饮食等原因，常引起气郁痰结、气滞血瘀及肝郁化火等病理变化，故而女性是瘿病的好发人群。陈实功提出瘿病主要由气、痰、瘀壅结而成，主要采取行散气血、行痰顺气、活血散坚治法。

此患者为中老年女性，在外地昆山生活，易地而居，好吃甜食及海鲜，易生痰，同时压力较大。情志不遂，久之造成气滞痰凝，气痰搏结于颈部，故形成瘿病。气郁化火扰心可见入睡困难，同时患者舌淡边有齿痕，提示气虚湿阻。故给予疏肝解郁、理气化痰，兼以益气健脾。

选方小柴胡汤合理中丸（易汤）加瓦楞子、浙贝母、猫爪草、红豆杉。小柴胡汤，出自张仲景《伤寒杂病论》，用于少阳证，柴胡入肝胆经，泄肝胆之邪，疏肝胆气机，黄芩泄少阳之热，柴胡之升与黄芩之泄升降结合，半夏可和胃降逆，脾胃中焦本虚，故入党参可益气健脾。理中丸亦出自《伤寒杂病论》，性温和而补脾胃，脾胃健则无生痰之虞。两方合用，一为治肝，一为治脾，合方肝脾同调。浙贝母可清热化痰、解毒散结，红豆杉取其抗瘤作用，山慈菇消肿散结、抗肿瘤，瓦楞子消痰化瘀、软坚散结，猫爪草性温，化痰散结、消肿。以上五味药酌情使用。患者有关节疼痛、晨僵、腰痛等现象，提示体虚寒凝，致使病情相对复杂。故而在临证过程中需权衡兼顾。

第七章 肢体经络病证

痹证

病案一： 邹某某，男，74岁，2023年11月4日初诊。

主诉：前额、手足麻木半个月。

病史：患者于半个月前无明显诱因开始出现前额、手足麻木，近1周逐渐加重，在神经内科行生化检查及头、颈CT均未见异常，未处理，遂求治于中医。刻下症：前额、手足麻木，活动稍受限，口黏，无头晕、头痛，食纳可，大便溏，一天2~3次，小便可，睡眠可。舌质红，苔薄、根部稍腻，脉弦滑。

辨病：筋痹。

辨证：风痰阻络，经脉不通。

治法：化痰祛风，和血通痹。

选方：二陈汤合黄芪桂枝五物汤加减。

法半夏 10g	陈皮 9g	茯苓 15g	炙甘草 5g
当归 10g	川芎 10g	蔓荆子 10g	桑叶 8g
木瓜 12g	黄芪 15g	桂枝 10g	白芍 10g
生姜 3 片			

×3 剂，水煎服，日一剂，分两次服。

2023 年 11 月 8 日电话回复：服用第 1 剂药即明显好转，服用 3 剂药后已无麻木不适，口不黏，大便基本正常。

【按语】 本病考虑为风痰阻于经络，经脉不畅，痹阻血脉，气血不濡故前额、肢体麻木；脾失健运，湿阻中焦，升降失调，则大便溏稀；湿久成痰，气化不利则口黏；苔腻、脉弦滑为痰湿之象。方中半夏、陈皮健脾燥湿化痰，茯苓淡渗利湿，当归、川芎活血行气，蔓荆子、桑叶疏风并清利头目，木瓜和胃化湿、舒筋活络，黄芪、桂枝、白芍相须为用，共收健脾胃、调营卫、通经络之功，生姜、炙甘草助化痰之力、调和诸药。

病案二： 康某，男，49 岁，2023 年 6 月 28 日初诊。

主诉：反复左侧大踇趾红肿疼痛数年。

病史：尿酸高，常发痛风，表现为左侧大踇趾红肿疼痛，需服用塞来昔布，方能缓解疼痛，但饮食稍有不慎即发，故来求诊于中医。症见舌体大，舌边齿痕，余无明显异常。

辨病：痹证（中医）；痛风性关节炎（西医）。

辨证：脾虚湿阻，血脉瘀阻。

治法：健脾利湿。

选方：理中汤加减。

| 党参 20g | 茯苓 20g | 陈皮 7g | 炙甘草 5g |
| 土茯苓 20g | 白术 20g | 干姜 8g | 青皮 7g |

×15 剂，水煎服，日一剂，分两次服。

二诊（2023 年 7 月 19 日）：症状好转，红肿消退，前方去青皮加车前草20g、干姜10g，继服15剂。

三诊（2023年8月7日）：症状基本消除，二诊方加白茅根30g、防己10g、川牛膝10g、虎杖10g，继服14剂。

四诊（2023年9月1日）：左侧大踇趾已无疼痛，舌淡苔薄白，边有齿痕，脉缓。处方仍以理中汤加减。

党参30g	干姜8g	白术10g	炙甘草5g
茯苓20g	玉米须30g	陈皮7g	当归10g
川芎10g			

×7剂，水煎服，日一剂，分两次服。

五诊（2023年11月2日）：患者因大便黏而就诊，诉自6月服药后痛风未发。

【按语】现代痛风属于中医痹证范畴，常与饮食不慎相关，与脾胃关系密切，并且常表现为大踇趾关节处（乃脾经所过）红肿疼痛，故而曾师在防治痛风时，常考虑此，而常用补脾利湿之法。理中丸易汤加味即为合适。理中丸，出自《伤寒论》第386条及第396条，方中干姜辛热，温中焦脾胃，助阳祛寒，为君药。人参益气健脾，培补后天之本助运化，为臣药；白术健脾燥湿，为佐药；炙甘草益气和中，缓急止痛，调和诸药，为使药。四药合用，温中焦之阳气，祛中焦之寒邪，健中焦之运化，中焦一运，则湿浊邪可化，可以减少因风寒湿所致痹证的发生。清·吴鞠通《温病条辨》云理中汤"温中散寒，人参、甘草，胃之守药……干姜能通能守……且守中有通，通中有守，以守药作通用，以通药作守用"。理中汤加茯苓、土茯苓、车前草、虎杖、防己等利湿之品，可谓既治标又治本，故而可以减少痛风发作。

病案三：高某某，男，71岁，2024年5月15日初诊。

主诉：双下肢麻木2年。

病史：2年前患者无明显原因出现双下肢麻木，无疼痛，无关节不适，伴皮肤瘀紫条纹，纳可，寐差多梦，二便调，舌红苔薄白，中有小裂纹，脉细。

既往史：糖尿病病史 10 年。

辨病：血痹（中医）；糖尿病周围神经病变（西医）。

辨证：血虚血瘀。

治法：养血祛瘀通络。

选方：桃红四物汤加味。

桃仁 8g	红花 4g	当归 8g	熟地黄 20g
川芎 8g	川牛膝 8g	防己 8g	党参 20g
赤芍 8g	水蛭 4g		

×7 剂，水煎服，日一剂。

二诊（2024 年 5 月 22 日）：患者双下肢仍然麻木，夜间口干，时有饥饿感，梦多，舌红，中间有裂纹，苔微黄腻，脉弦滑数。

桃仁 8g	红花 4g	当归 8g	熟地黄 20g
川芎 8g	川牛膝 8g	党参 20g	白芍 10g
赤芍 8g	水蛭 4g	红曲 6g	

×7 剂，水煎服，日一剂。

三诊（2024 年 5 月 29 日）：自我感觉麻木好转，夜间口干梦多，大便可，下肢肌肤甲错，舌红，舌中有裂纹，脉细数。

桃仁 10g	红花 5g	当归 10g	熟地黄 20g
川芎 10g	川牛膝 10g	党参 30g	白芍 10g
赤芍 10g	水蛭 5g	防己 10g	

×15 剂，水煎服，日一剂。

四诊（2024 年 6 月 15 日）：麻木明显好转，口渴缓解，纳寐可，二便调，下肢肌肤甲错，舌暗红，舌中有裂纹，微腻，脉细数。

桃仁 10g	红花 5g	当归 10g	熟地黄 20g
川芎 10g	川牛膝 10g	白芍 10g	木瓜 10g
赤芍 10g	水蛭 5g		

×15 剂，水煎服，日一剂。

【按语】该患者为糖尿病患者，糖尿病古称消渴，现代临床认为容易引发周围血管及周围神经病变，表现为肢体麻木、视力下降、皮肤溃疡等。关于其并发症的描述，金代刘完素在《宣明论方·消渴总论》中提出，消渴一证"可变为雀目或内障"，张子和认为"夫消渴者，多变聋盲、疮癣、痤痱之类"。其下肢麻木当属"血痹""不仁""麻木"范畴，病机为脏腑亏损，气血不畅，营血不能濡养四肢。患者下肢麻木，兼舌红有裂纹，脉细数，本虚为阴虚血虚，又有肌肤甲错、夜间口干等症，乃血瘀之象，故而辨证为血虚血瘀之证，治疗当以养血活血、祛瘀通络为法。桃红四物汤，强劲破血之桃仁、红花活血祛瘀；熟地黄、当归滋阴补肝、养血；白芍养血和营；川芎活血行气，调畅气血；全方配伍使得瘀血去、新血生、气机畅，是临床上活血化瘀的基础选方。特点为补血不滞血，行血不伤血，温而不燥，滋而不腻。另加川牛膝可引药走于下；赤芍可养血又能活血，配合白芍养阴柔肝；红曲可活血化瘀、健脾养血；水蛭善于破血逐瘀通经，入血分增强桃仁、红花活血祛瘀之功；因年事已高，形体较瘦，故加党参以益气扶正。复诊见苔微腻，则辨有湿内生，随证添加防己善走下焦通腠理，除湿利水通络，木瓜擅长舒筋活络，又能和胃化湿，治疗筋病络病，筋急络阻则缓，筋缓则能利能通。

病案四： 王某某，女，51岁，2024年5月6日初诊。

主诉：全身关节痛1月余。

病史：1个月前无明显原因出现全身关节痛，下肢为甚，鼻流清涕，纳寐可，二便调。月经已绝，舌淡苔黄腻，脉浮滑。

辨病：骨痹。

辨证：风寒湿痹。

治法：散寒除湿，活络通痹。

选方：麻黄杏仁薏苡甘草汤合甘姜苓术汤加味。

| 麻黄 10g | 薏苡仁 30g | 苦杏仁 10g | 炙甘草 5g |
| 独活 30g | 红曲 6g | 干姜 6g | 炒白术 10g |

×7剂，水煎服，日一剂。

另南星止痛膏外贴膝关节处。

二诊（2024年5月13日）：患者仍然关节痛，头晕，双眼眶疼痛，盗汗，睡眠不安，双下肢乏力，纳差，二便调。舌淡红苔薄，脉滑。

麻黄 10g	薏苡仁 30g	苦杏仁 10g	炙甘草 5g
红曲 6g	威灵仙 10g	淫羊藿 10g	葛根 30g
白芥子 10g	乌梢蛇 10g		

×7剂，水煎服，日一剂。

三诊（2024年5月20日）：患者腘窝处紧，身体呈游走性疼痛，双下肢无力，颈部不适，时有头晕，纳可，入睡困难。舌淡红，舌中有裂纹，苔白，脉滑。

麻黄 10g	薏苡仁 30g	苦杏仁 10g	炙甘草 5g
红曲 6g	乌梢蛇 10g	淫羊藿 10g	牛膝 30g
桑寄生 30g	千年健 30g		

×7剂，水煎服，日一剂。

四诊（2024年5月30日）：关节痛好转，下肢后外侧、少腹部有紧绷牵拉感。颈部、腰部稍觉不适。舌淡红，苔薄白，脉滑。

麻黄 10g	薏苡仁 30g	苦杏仁 10g	炙甘草 5g
天山雪莲 3g	乌梢蛇 10g	炒白芍 20g	牛膝 30g
桑寄生 30g	千年健 30g	木瓜 10g	

×10剂，水煎服，日一剂。

后电话随访，患者诉关节痛明显好转。

【按语】 患者新起关节疼痛，有流涕、脉浮等外感表证表现，故辨病辨证为外感风寒湿引起的痹证。痹证发病多与风、寒、湿、热之邪有关，病情反复，黏滞，渐进。故早期治疗尤为重要。"所谓痹者，各以其时，重感于风寒湿之气也"。根据风寒湿邪的偏盛，分为行痹、痛痹、着痹，张仲景在《金匮要略》中载"历节"之名，以桂枝芍药知母汤、乌头汤为基本治疗选方，后有隋代巢元方认为体虚外感是引起痹证的主要因素，孙思邈创独活寄生汤治疗痹证。其外感初期，感受风寒湿，治法为散寒除湿、活络通痹，选用麻黄杏仁薏苡甘草汤加味治疗。

麻黄杏仁薏苡甘草汤，出自《金匮要略·痉湿暍病脉证治第二》，麻黄味辛，散外寒之力著，苦杏仁味苦，降肺气之力显，薏苡仁健脾利湿之力强，配伍独活走下肢而祛风除湿，通痹止痛，兼解表。干姜、白术则健脾以除湿。二诊加淫羊藿温肾阳除湿，白芥子、威灵仙、乌梢蛇祛风通络，葛根可舒缓经络，解肌。双下肢无力，加千年健、桑寄生、牛膝以补肾祛湿走下肢，木瓜、白芍可柔肝舒筋，随证加减。

病案五： 张某某，女 45 岁，2023 年 6 月 11 日初诊。

主诉：头面部发麻 1 月余。

病史：1 个月前无明显诱因出现头面部皮肤发麻，小腿麻木，头晕眼花，手心发热，发麻，时有心慌胸闷，烦躁，精神不集中，纳可，入睡困难，大便黏，小便可。月经延长，量不多，有血块，色黑，伴有腰痛。舌淡苔白，舌中有裂纹，舌下络脉迂曲、暗，脉弱。

辨病：皮痹。

辨证：血虚生风。

治法：养血祛风。

选方：当归饮子加减。

当归 10g	熟地黄 20g	川芎 5g	炒白芍 10g
天麻 20g	红曲 6g	白蒺藜 10g	牡蛎 20g
龙骨 20g			

×7 剂，水煎服，日一剂。

二诊（2023年6月18日）：患者服药期间不觉发麻，但手心发热，下肢酸，腰酸，纳可，晨起口苦，小腹部胀，入睡困难，大便可，小便黄。月经已至，色黑量少，轻微腹痛，经前乳头痛。体型偏胖，舌质偏红，舌中有裂纹，苔薄，舌下络脉迂曲，脉滑。

当归 10g	熟地黄 20g	白芍 10g	川芎 5g
炒王不留行 20g	益母草 20g	地骨皮 10g	黄芩 10g
炒蒺藜 10g	茺蔚子 20g	合欢花 60g	

×5剂，水冲服，日一剂。

三诊（2023年6月23日）：手心发热，头皮已无发麻，下肢络脉可见少许青紫纹，夜间抽筋，口干欲饮水，咳嗽时有漏尿，腹胀，纳可，舌淡红，苔薄白，中间有裂纹，舌下络脉稍瘀，脉滑。

当归 10g	川芎 5g	白芍 10g	牡蛎 20g
熟地黄 20g	淫羊藿 12g	知母 6g	菟丝子 30g
桑螵蛸 10g	补骨脂 10g	天山雪莲 3g	

×7剂，水煎服，日一剂。

服药后，患者诉手心发热已除，头皮无发麻，无咳嗽漏尿现象。

【按语】 患者以头面部麻木为主症就医，兼有小腿发麻，头晕眼花，月经量不多，可知属于血虚络脉空虚失荣，引动肝风所致。心阴血不足，可有心慌胸闷、烦躁、精神不集中、入睡困难等血不养心、阴虚虚热扰心之象。故治疗当以养血祛风为法。方用当归饮子养血祛风，加天麻、白蒺藜平肝息风并能引药上行头面，加龙骨、牡蛎可重镇安神、平肝潜阳，红曲兼以活血化瘀。

二诊患者月经至，血聚胞宫，头面血虚更甚，当仍以养血为法，同时经由月经排出瘀血，瘀血去则新血得生，故加王不留行、益母草，加强活血祛瘀之功。合欢花易龙骨、牡蛎，轻清上清心火而安神，祛风而止麻。

三诊，月事已去，血虚阴虚则手心发热、口干欲饮水，故前方加知母,加强清热之功,漏尿乃肾气不固之象,菟丝子、淫羊藿、补骨脂、桑螵蛸、天山雪莲均可补肾培元。

纵观治疗过程历时二十日,抓住关键核心病机,针对血虚论治,兼顾经期血虚血瘀、冲任血聚等因素,标本兼治,肝肾同调,故取得较好疗效。

病案六: 宋某某,女,67岁。2022年4月21日初诊。

主诉:反复双手手指小关节、腕关节肿痛2年余,加重2个月。

病史:患者诉于2019年12月起无明显诱因出现右手手指小关节肿胀,晨起僵硬,稍活动后自行缓解,未予重视,不曾治疗。2020年1月,患者感上述症状进行性加重,左手手指小关节、腕关节相继出现肿痛。为求进一步治疗,患者于2020年1月14日至吉安市某医院就诊,抽血查风湿三项示:类风湿因子49.8 IU/L,抗环瓜氨酸肽抗体116 IU/L。诊断为类风湿关节炎,予甲氨蝶呤片口服对症治疗。坚持服药1年余,患者于2021年6月至医院复诊,门诊予加用硫酸羟氯喹片治疗。半年前,患者感双手手指小关节肿痛、僵硬症状均有减轻,遂自行停用甲氨蝶呤片、硫酸羟氯喹片。近2个月来,患者复感双手手指小关节肿痛、变形,晨起僵硬。患者今至我科门诊就诊,刻下症:双手手指小关节肿痛、变形、晨起僵硬,双手腕关节、双膝关节疼痛,活动受限,纳可,寐欠佳,二便平。舌质暗,苔白稍腻。脉沉弦。

既往史:高血压病史10余年,长期规律性服用酒石酸美托洛尔片(12.5mg bid)+厄贝沙坦片(150mg qd)+阿托伐他汀钙片(20mg qn)治疗,血压控制可。自诉血糖偏高,未服药治疗。

辨病:骨痹。

辨证:寒湿痹阻关节。

治法:温经散寒,除湿通痹。

选方：乌头汤加减。

制川乌（先煎）10g　麻黄10g　　黄芪30g　炒白芍20g
甘草10g　　　　　　乌梢蛇10g　细辛5g　　桂枝10g
海桐皮30g　　　　　全蝎5g（冲服）

×4剂，水煎服，日一剂。

二诊（2022年4月25日）：患者诉双手手指小关节、双手腕关节、双膝关节疼痛均较前减轻，双膝关节活动受限。前方去海桐皮。

制川乌（先煎）10g　麻黄10g　　黄芪30g　炒白芍20g
甘草10g　　　　　　乌梢蛇10g　细辛5g　　桂枝10g
全蝎5g（冲服）

×4剂，水煎服，日一剂。

三诊（2022年4月28日）：患者多关节疼痛明显减轻。加海桐皮30g。

制川乌（先煎）10g　麻黄10g　　黄芪30g　炒白芍20g
甘草10g　　　　　　乌梢蛇10g　细辛5g　　桂枝10g
海桐皮30g　　　　　全蝎5g（冲服）

×15剂，水煎服，日一剂。

【按语】《金匮要略·中风历节病脉证并治第五》云："病历节，不可屈伸，疼痛，乌头汤主之。"类风湿关节炎常表现为关节的肿胀、僵硬、疼痛，属于中医历节病范畴。外感风寒湿邪气，阻滞营卫气血，日久由皮肤内舍于关节。风寒湿邪气痹阻于关节，气血津液运行受阻，导致痰瘀互结，出现关节肿痛。治当温经散寒、除湿通痹。方中乌头大辛大热能祛除寒湿，通达关节气血；麻黄、桂枝、细辛辛温散寒、宣通阳气，助乌头祛除寒湿；白芍可行血除痹，伍甘草缓急止痛；黄芪益气实卫以扶正祛邪；全蝎、乌梢蛇通络止痛；海桐皮祛除寒湿。寒湿既祛，营卫气血津液得通，则关节肿痛得消。

病案七： 文某某，女，79岁，2024年6月7日初诊。

主诉：颈肩部酸痛1周余。

病史：1周前自觉颈肩部酸痛，恶风寒，汗出，头身困重，手脚冰冷，纳呆，二便调，寐差，入睡困难。舌质红，舌胖大，苔白厚腻。脉浮滑。

辨病：骨痹。

辨证：寒湿侵袭。

治法：散寒化湿。

选方：不换金正气散加减。

炒苍术 10g	厚朴 15g	陈皮 10g	炙甘草 4g
干姜 6g	藿香 10g	薏苡仁 30g	

×7剂，水煎服，日一剂。

二诊（2024年6月13日）：服药后症状稍有改善，食欲差，不欲进食，大便成形，矢气多，怯寒，手脚冰凉，寐差。舌胖大，苔白厚干。脉滑。

远志 10g	党参 10g	炒苍术 10g	厚朴 10g
陈皮 10g	炙甘草 4g	干姜 3g	薏苡仁 30g

×7剂，水煎服，日一剂。

【按语】该患者年老体弱，中阳不足，寒湿内生，症见纳呆、手脚冰冷、胖大舌、苔白厚腻。同气相求，内外相引，容易感受寒湿邪气，症见颈肩部酸痛、恶风寒、头身困重等症状。湿为阴邪，容易伤阳，当以温药和之；湿邪黏腻重着，易阻碍气机，行气则湿易化。处方以不换金正气散加减，外散寒湿、内祛寒湿，苍术辛温散寒燥湿，佐以藿香外散寒湿，厚朴苦温下气燥湿，佐以陈皮行气化湿，干姜温中散寒。患者年老睡眠差，加远志化痰湿又能安神助眠。患者虽一派寒湿之象，但湿邪郁久又常生郁热，见舌质红、脉有滑象，加薏苡仁甘淡凉化湿，微清郁热，且湿邪去则郁热散。

病案八： 颜某某，女，67岁，2024年4月19日初诊。

主诉：双手关节疼痛10余年，加重2天。

病史：患者诉10年前出现双手晨僵，肘膝关节疼痛，双手浮肿，服用艾拉莫德、羟氯喹，症状可缓解，停药后反复。最近长时间阴雨天，近2天症状加重，出现胸闷气短，纳呆，乏力，寐差，醒后难入睡，大便次数多且偏稀。舌质暗，苔薄，舌下络脉曲张。脉细。

辨病：骨痹（中医）；类风湿关节炎（西医）。

辨证：阴阳两虚，外感寒湿。

治法：温阳填精，散寒除湿。

选方：阳和汤加减。

鹿角霜 10g	炮姜 10g	桂枝 10g	麻黄 10g
白芥子 10g	炙甘草 8g	当归 10g	鸡血藤 30g
全蝎 5g	桃仁 10g	红花 5g	乌梢蛇 10g
熟地黄 40g			

×7剂，水煎服，日一剂。

【按语】 类风湿关节炎在江西地区发病率很高，因为江西地处南方，常年多雨潮湿，尤其是年纪大的农村劳动人民，因为需要下田蹚水，罹患此病的概率很大。曾师提出的"广义整体观念"中有人与地域环境是一个整体，本案发病与曾师广义的地域整体观念不谋而合。该案患者为老年女性，正气虚弱，则病程时间长，因近期连绵阴雨天，再次感受寒湿邪气而症状加重。正气虚弱为内因，长时间阴雨天为诱因，病程长为正气虚弱无以祛邪，寒湿留恋在关节。肺脾气虚则胸闷气短、纳呆、乏力，湿气内盛则便频质稀。本病虚实夹杂，曾师抓住患者苔薄的病症特点，考虑患者阴阳两虚，常用阳和汤加减治疗。鹿角霜、炮姜、桂枝温阳，熟地黄滋养阴精，麻黄、桂枝温通阳气、散寒止痛，白芥子温化寒痰，全蝎、乌梢蛇通络止痛，当归、桃仁、红花活血化瘀止痛。全方扶正祛邪，标本兼治，久病缓治，能得殊效。

病案九：杨某某，男，56岁，2024年4月28日初诊。

主诉：反复多处关节疼痛10余年。

病史：近10年来，反复出现腕掌关节、踝关节等多处关节疼痛，1个月前于当地医院查血尿酸700μmol/L，口服非布司他片、秋水仙碱治疗1个月，导致腹泻，复查尿酸值下降。今欲寻求中医治疗，刻下症：右侧踝关节红肿疼痛明显，纳可，二便可，寐可。舌质红，中有裂纹，苔微黄腻，脉滑。

既往史：高血压病史，口服抗高血压药，控制一般。

辨病：骨痹。

辨证：湿热下注。

治法：清利湿热。

选方：三妙散加减。

炒苍术 10g	川牛膝 10g	陈皮 7g	川芎 10g
土茯苓 20g	金钱草 20g	虎杖 20g	车前草 20g
黄柏 10g			

×15剂，水煎服，日一剂。

【按语】该案患者反复多处关节疼痛，查尿酸值明显高于正常值，属于中医的痹证，西医的痛风范畴。踝关节在人体远端，湿热下注，流注关节，气血痹阻不通，导致关节红肿热痛。舌质红、苔黄腻、脉滑，均为湿热之征。治疗上，以三妙散加减，黄柏、苍术寒温并用，清热燥湿的同时不凝滞气血，伍土茯苓、车前草、金钱草清热利湿，陈皮、川芎、虎杖活血行气化湿，川牛膝逐瘀、通利关节。诸药共奏清利湿热、气血通行之功。

病案十：喻某某，男，29岁，2024年5月13日初诊。

主诉：双脚脚趾疼痛10年，加重2周。

病史：患者诉10年来反复出现双脚脚趾及足跟部疼痛，近2周无明显诱因发作频繁，患处红肿，触之局部皮温高，纳一般，口干口苦，胃胀，小便平，大便稀，寐安。舌尖红，苔薄腻，边有齿痕。脉滑。

辨病：骨痹。

辨证：湿热下注。

治法：清利湿热。

选方：四妙散加减。

炒苍术 10g	黄柏 10g	茯苓 20g	川牛膝 10g
陈皮 7g	当归 10g	川芎 10g	土茯苓 20g
虎杖 10g	车前草 20g	黄芩 10g	

×7剂，水煎服，日一剂。

【按语】《黄帝内经》中云"故伤于风者，上先受之；伤于湿者，下先受之""喜怒不节则伤脏，风雨则伤上，清湿则伤下"。湿为阴邪，常下流于足；湿性黏腻，易阻滞气血，而手足为人体四肢末端，湿邪常阻滞足部气血，导致气血不流通，不通则痛。患者口干口苦，舌尖红，脉滑，为内有郁热；胃胀，舌边有齿痕，大便稀，为脾虚不能运化水湿；患处红肿热痛，为湿热郁滞在足。故以四妙散加减，苍术健脾温通燥湿，黄柏、黄芩清热燥湿，川牛膝补肾强筋，茯苓、土茯苓、车前草、陈皮化湿浊，当归、川芎、虎杖活血化瘀止痛。湿热证，不可独用黄芩、黄连这般苦寒清热燥湿之品，恐寒而凝滞气血，更加重气血郁滞，且患者素体脾虚湿盛，更应反佐苍术辛温散寒湿。全方合用，共奏清热利湿、活血止痛之功。

病案十一： 王某某，女，80岁，2024年3月11日初诊。

主诉：手足关节疼痛20余年。

病史：患者诉20年来反复出现手足关节疼痛、变形，常服西药抗炎镇痛药治疗,今欲寻求中药治疗,特来曾师处就诊。刻下症:手足关节疼痛、变形,与天气变化无明显关系,双下肢水肿,下肢无力,站立困难,足底疼痛,心慌胸闷,动则气喘,纳可,小便频,夜尿6次/晚,大便时溏时硬,寐差。舌质红,苔薄稍黄,有裂纹。脉弦细。

既往史:慢性阻塞性肺疾病;高血压病。

辨病:骨痹。

辨证:阳虚痰凝。

治法:温阳化痰。

选方:阳和汤加减。

| 熟地黄 40g | 鹿角霜 10g | 炮姜 10g | 桂枝 10g |
| 麻黄 10g | 白芥子 10g | 炙甘草 10g | 党参 20g |

×7剂,水煎服,日一剂。

二诊(2024年3月21日):服药后觉舌头热,口干口苦,气喘好转,大便硬。

| 熟地黄 40g | 鹿角霜 10g | 炮姜 10g | 麻黄 10g |
| 白芥子 10g | 炙甘草 10g | 党参 20g | 黄芩 10g |

×7剂,水煎服,日一剂。

【按语】患者为老年女性,多年来手足关节疼痛、变形,辨病为骨痹。患者病情缠绵难愈,日久入络,痰瘀互结,不通则痛,故手足关节疼痛、变形。患者夜尿多,双下肢水肿,下肢无力,动则气喘,此为肾阳亏虚,水不化气、肾不纳气。故一诊以阳和汤加减,温阳填精化痰。痰瘀互结日久,郁而化热。二诊患者服药后有助热趋势,故去桂枝加黄芩。全方扶正祛邪,标本兼治。

病案十二: 夏侯某某,女,48岁,2024年5月11日初诊。

主诉:后背疼痛反复2年余。

病史:患者诉后背疼痛反复发作2年余,干活后加重,夜间平卧明显,曾自行服用止痛药,效果不明显,现欲寻求中医治疗。刻下症:后背疼痛,干活后加重,夜间平卧明显,胸闷气短,自觉吸气不足,纳差,欲呕吐,寐差,嗜睡,难入睡,易醒。舌质暗,苔白腻,舌下静脉曲张。脉弱。

辨病:肌痹。

辨证:瘀血阻滞,脾肾气虚。

治法:活血化瘀益气。

选方:身痛逐瘀汤加减。

川牛膝10g	地龙10g	羌活10g	秦艽10g
醋香附10g	炙甘草5g	当归10g	川芎10g
五灵脂10g	桃仁10g	没药10g	红花5g
红曲6g	炙黄芪20g		

×7剂,水煎服,日一剂。

【按语】患者长期背部疼痛,经久不愈,病位固定不移,观其舌脉,辨证为瘀血阻滞证,不通则痛。又见患者胸闷气短,吸气不足,为肺气亏虚;苔白腻,为内有痰湿,脾虚不能运化水谷精微。方用身痛逐瘀汤加减,桃仁、红花、当归、川芎、五灵脂、没药活血化瘀止痛,香附行气止痛,牛膝、地龙通络止痛,黄芪、红曲、炙甘草健脾补肺益气,羌活、秦艽辛温祛风除湿,引诸药达阳位。患者后背疼痛,胸闷气短,呼多吸少,胸中大气不足,不能助心行血,则血行瘀滞,夜间平卧加重。胸为阴,背为阳,皆在人体上部,前后相连,胸中大气不足同样会影响后背气血运行,因此必须益气以行血,补益胸中大气。

病案十三:陈某某,女,44岁,2024年5月23日初诊。

主诉:左侧肩臂部疼痛10余日。

病史:患者无明显诱因出现左侧肩臂部疼痛反复10余日,觉骨头内痛,牵涉颈部疼痛,无上肢麻木感,无头痛头晕,局部怕风,纳可,口苦,自觉有口臭,夜尿频,大便调,寐可。月经量多,血块多,暗红,无腹痛腰痛,末次月经2024年5月1日。舌质淡红,苔薄白,边有齿痕。右脉稍弱。

辨病:痹证。

辨证:风寒湿邪留滞经络,气血痹阻不通。

治法:祛风除湿,通络止痛。

选方:桂枝汤加减。

桂枝10g	炒白芍10g	炙甘草5g	威灵仙10g
桑枝10g	当归10g	川芎10g	鸡血藤20g
乌梢蛇10g	黄芩10g	黄芪30g	

×7剂,水煎服,日一剂。

二诊(2024年5月31日):服药后肩臂疼痛缓解,但今晨左侧肩部疼痛又起。自诉肩部疼痛与月经周期有关系,经前常会加重。舌质淡红,苔薄腻,边有齿痕。左脉滑,右脉弱。

天南星10g	桂枝10g	炙甘草5g	威灵仙10g
桑枝10g	当归10g	川芎10g	鸡血藤20g
乌梢蛇10g	黄芪30g		

×7剂,水煎服,日一剂。

【按语】患者既往无外伤史,左侧肩臂疼痛多为外感风寒湿留滞经络,气血痹阻不通,不通则痛。方中桂枝辛温解肌、温通经络,桑枝、威灵仙、乌梢蛇祛风湿、通利关节、通络止痛,当归、川芎、白芍、鸡血藤养血活血化瘀,黄芪益气实卫,黄芩清解郁热。患者舌质淡红,苔薄白,右脉弱,考虑患者体质偏弱,故多以温壮气血药为主,辅以祛风湿、通络止痛。

病案十四: 曾某某,男,44岁,2023年10月25日初诊。

主诉:肩颈疼痛数月。

病史:数月前受凉后出现肩颈疼痛,遇寒痛甚,得热痛减,肌肉强直,转头不利,恶风,无汗,后背发凉,纳眠可,二便平,舌苔薄白,脉浮。我院颈椎磁共振示颈椎退行性变,曲度变直;$C_{4/5}$、$C_{5/6}$、$C_{6/7}$椎间盘膨出。

辨病:肌痹。

辨证:寒邪凝滞,痹阻气血,筋脉失养。

治法:发汗解表,生津舒筋。

选方:葛根汤加减。

葛根 30g	威灵仙 10g	白芥子 10g	麻黄 10g
桂枝 10g	苦杏仁 10g	炙甘草 5g	全蝎 5g
红曲 6g			

×4剂(嘱自行加入生姜3片,大枣五枚),水煎服,日一剂。

2023年11月1日随访,患者病愈。

【按语】患者肩颈疼痛,遇寒痛甚,得热痛减,肌肉强直,转头不利,此为外感寒邪,寒性凝滞,易致气血痹阻,使气滞血瘀,经脉不通,"不通则痛",则出现肩颈疼痛等痛证;风寒之邪,郁遏卫阳,腠理闭塞,营阴郁滞,经脉不通,故见恶风、无汗;患者无汗,提示津液不足,不能濡养筋脉,则后背发凉;舌苔薄白、脉浮均为一派寒象。方用葛根汤加减,葛根解肌散邪,生津通络;辅以麻黄、桂枝疏散风寒,发汗解表;苦杏仁降利肺气,与麻黄相伍,一宣一降,以恢复肺气之宣降;炙甘草生津养液,缓急止痛;生姜、大枣、红曲调和脾胃,鼓舞脾胃生发之气;威灵仙、白芥子、全蝎合用祛痰化湿,舒筋活络止痛。本方诸药合用,风寒之邪得解,生津舒筋,肩颈疼痛得愈。

病案十五: 陈某某,女,67岁,2023年10月30日初诊。

主诉:肩颈疼痛数年。

病史:患者诉肩颈疼痛、转头不利反复发作数年,偶可缓解,无汗。5天前因乘车受寒,肩颈疼痛加重,转头不利,畏寒,四肢冰冷，纳可，寐差，二便平。舌红，苔少，脉沉细。

辨病：筋痹。

辨证：血虚寒凝。

治法：补血散寒，温经活络。

选方：阳和汤加减。

熟地黄40g	鹿角霜10g	炮姜10g	桂枝10g
麻黄10g	白芥子10g	炙甘草10g	天山雪莲3g
乌梢蛇8			

×7剂，水煎服，日一剂。

二诊（2023年12月11日）：患者7剂药后，肩颈疼痛症状明显好转，停药。3天前因不慎感寒，肩颈疼痛复作，舌红，少苔，脉沉。予阳和汤加味。

鹿角霜10g	炮姜10g	白芥子10g	炙甘草10g
天山雪莲3g	葛根30g	威灵仙10g	肉桂10g
全蝎4g	麻黄10g	熟地黄40g	

×7剂，水煎服，日一剂。

三诊（2023年12月20日）：患者诉肩颈部疼痛痊愈，但现症出现腰背部疼痛，追问病史，患者既往有腰椎滑脱，足冷，纳可，寐稍差，二便平。舌红，苔薄白，脉沉。予活络效灵丹加味。

醋乳香8g	醋没药8g	当归10g	丹参10g
肉桂6g	淫羊藿12g	天山雪莲3g	独活20g
桑寄生30g	黄芩片10g	熟地黄40g	

×7剂，水煎服，日一剂。

【按语】阳和汤是治疗阳虚寒凝证的经典方，多用来治疗偏瘫、阴疽、鹤膝风等病。患者为老年女性，畏寒，四肢冰冷，属阳虚体质，阳虚无以温煦肢体关节，营血不足，寒凝痹阻，故致肩颈疼痛、转头不利，苔少、脉沉细亦为虚寒之象，治宜补血散寒，温经活络。一诊予阳和汤加减，方中重用熟地黄温补营血、填精补髓，鹿角霜温肾阳、益精血。二药合用，温阳补血，共为君药。炮姜药性辛热，入血分，温阳散寒，温通血脉；白芥子辛温，可达皮里膜外，温化寒痰，通络散结；麻黄、桂枝，辛温达卫，宣通毛窍，开肌腠，散寒凝；天山雪莲补肝肾，温肾阳；乌梢蛇祛风通络，止痛；炙甘草解毒而调和诸药。服药7剂肩颈疼痛明显好转，但患者见症好转即停药，复感风寒，病情反复，二诊用阳和汤原方加天山雪莲、葛根、威灵仙、全蝎。葛根、威灵仙、全蝎三药合用通经舒络，祛寒胜湿，善治肩颈疼痛，直达病所。患者三诊时，肩颈疼痛痊愈，腰痛予活络效灵丹加味。

曾师分析，此患者应有颈椎间盘突出病史，只是未做颈椎MRI以明确病因。曾师从广义整体观念和动态辨证观出发，分析患者为老年女性，气血不足，感受风寒，风寒邪气乘虚侵袭颈椎部位，若寒重当以温经祛寒为主，若正虚当以补虚为主。曾师擅长抓主症，患者为老年女性，一派寒象中发现患者苔少，苔少为阴血不足，阳和汤温经散寒又能滋阴，正合病机。曾师谓患者一诊后应续服几剂以善后，结果见症状好转即停药，不慎感寒症状复发，病程既长，当加重用量，佐以"颈三味"——葛根、威灵仙、全蝎温经散寒止痛，直达病所，故见效明显，患者三诊时颈椎疼痛便已消失。

病案十六： 彭某某，男，60岁，2023年12月20日初诊。

主诉：右侧肩颈部疼痛不适1周余。

病史：患者诉1周前不慎感寒出现右侧肩颈部疼痛不适，转侧不利，今来曾师处就诊。诊见：右侧肩颈部疼痛不适，转侧不利，受寒加重，纳可，二便调，睡眠可，无恶风寒。舌质淡红，苔白腻。脉弦。

既往史：颈椎间盘突出、高血压病史。

辨病：颈痹。

辨证：风寒外袭。

治法：温经散寒，舒筋活络。

选方：麻黄附子甘草汤加减。

麻黄 10g	淡附片（先煎）10g	炙甘草 10g	桂枝 10g
葛根 30g	威灵仙 10g	天麻 10g	当归 10g
白芥子 10g			

×5 剂，水煎服，早晚服。

2023 年 12 月 29 日随访，患者诉头晕已无，右侧肩颈部尚有轻微转侧不利，嘱患者注意休息、保暖。

【按语】患者肩颈部疼痛不适，有颈椎间盘突出病史，西医多用非甾体抗炎药止痛治疗收效不佳，从中医的角度来看，近期天气转凉，加之患者素有颈椎病，偶感风寒邪气，风寒邪气乘虚而入，寒主收引，导致肩颈部位气血运行不畅，不通则痛。以麻黄附子甘草汤加减治疗，麻黄外散风寒，附子温经祛寒止痛，炙甘草调和药性，辛甘合用助阳。葛根、威灵仙，为曾师治颈椎病常用药物，合用可直达病所，温经通络止痛。寒盛，气血津液均运行不畅，桂枝、当归仿当归四逆汤之意，温经散寒、活血止痛；津液亦运行不畅停聚而为痰饮，白芥子祛痰通络。天麻又名定风草，眩晕皆可用，以救急。因此 5 剂药可获速效，而颈椎间盘突出为慢性病，与日常生活习惯息息相关，嘱患者注意休息，保护颈椎。

病案十七： 肖某某，女，32 岁，2023 年 8 月 11 日初诊。

主诉：双侧髋关节、腰背部疼痛 7 年，加重伴肩颈疼痛 1 月余。

病史：患者诉 7 年前无明显诱因出现双侧髋关节疼痛，呈间歇酸胀样疼痛，站立行走时症状较明显，平卧时症状缓解，晨起感关节疼痛加重，活动后症状缓解，无晨僵，阴雨天症状未加重，未影响日常生活及工作。曾在多家医院就诊，辨病为"强直性脊柱炎"，使用阿达木单抗对症治疗,症状部分缓解后又复发。2021年7月22日在我院疼痛科予镇痛消炎、阿达木单抗对症治疗处理,症状好转后出院。其间定时予生物制剂治疗。近1月余,肩颈疼痛明显,为求中医系统治疗,特来我科门诊就诊。抽血查血常规、C反应蛋白、血沉未见明显异常,颈椎+腰椎MRI示:C_3、C_4椎体异常信号;T_{11}椎小关节周围软组织肿胀;颈、腰椎骨质增生。刻下症:双侧髋关节、腰背部轻微疼痛,肩颈部疼痛明显,转侧不利,纳可,二便平,寐差,梦多。舌质暗红,苔薄,舌底静脉曲张。脉弦细数。

既往史:无特殊病史。

辨病:骨痹。

辨证:阴阳两虚,寒湿阻滞。

治法:填精益髓,温阳通脉。

选方:阳和汤加减。

熟地黄40g	鹿角霜10g	炮姜10g	桂枝10g
麻黄10g	白芥子10g	炙甘草10g	炒白芍10g
蕲蛇8g	威灵仙10g	葛根30g	

×3剂,水煎服,日一剂。

二诊(2023年8月14日):服药后,肩颈部疼痛仍明显。原方续服,葛根加重至50g。

熟地黄40g	鹿角霜10g	炮姜10g	桂枝10g
麻黄10g	白芥子10g	炙甘草10g	炒白芍10g
蕲蛇8g	威灵仙10g	葛根50g	

×15剂,水煎服,日一剂。

2023年9月1日随访,患者疼痛已明显减轻。

【按语】患者为中年女性,患强直性脊柱炎多年,慢性病程,长期使用非甾体抗炎药、生物制剂等控制病情,但病情时有反复。肾主骨生髓,肾中阳气通过腰阳关穴位散布于督脉。强直性脊柱炎常因肾阴阳亏虚导致脊柱失养,若不慎外感寒湿之邪,日久则入舍于脊柱、关节，凝滞气血。阳和汤功能填精益髓、温阳通脉，正合强直性脊柱炎之病机。重用熟地黄填精益髓，鹿角霜温阳通脉，两药合用共为君药。佐麻黄、炮姜、桂枝以助温通，白芍、甘草酸柔止痛，蕲蛇通络止痛，白芥子祛痰散结。因患者肩颈部疼痛，曾师习惯重用葛根，合威灵仙生津舒筋、活血通络以止痛。

病案十八：刘某某，女，52岁，2023年6月5日初诊。

主诉：右肘关节疼痛1月余。

病史：患者1个月前开始出现右肘关节疼痛，夜间明显，遇阴雨天疼痛加重，怕冷，背部发紧，纳可，大便黏腻难解不畅，寐差，入睡困难，舌淡苔薄，脉弦滑。

既往史：肝囊肿、肝血管瘤病史。

辨病：痛痹。

辨证：风寒湿证。

治法：祛风除湿，散寒通络止痛。

选方：麻黄附子细辛汤加味。

| 麻黄10g | 附片8g（先煎） | 细辛6g | 炙甘草10g |
| 天山雪莲3g | 乌梢蛇8g | 桑枝10g | |

×7剂，水煎服，日一剂。

外用复方南星止痛膏贴敷，隔日一次。

二诊（2023年6月12日）：疼痛较前明显缓解，怕冷、背部发紧缓解，夜间手指发麻，寐差难以入睡，中途醒，大便2天一行，纳可。舌淡红，苔薄，舌下络脉瘀紫，脉弦滑。

| 麻黄10g | 附片8g（先煎） | 细辛6g | 炙甘草10g |
| 天山雪莲3g | 乌梢蛇8g | 桑枝10g | 当归30g |

×7剂，水煎服，日一剂。

服药后，疼痛进一步减轻。嘱患者防寒保暖，尽量不碰冷水。

【按语】患者为中老年女性，因关节疼痛就诊，故辨病为痛痹。

痹证发病多与风、寒、湿、热之邪有关，病情反复，黏滞，渐进。故早期治疗尤为重要。"所谓痹者，各以其时，重感于风寒湿之气也"。根据风寒湿邪的偏盛，痹证分为行痹、痛痹、着痹，张仲景在《金匮要略》中载"历节"之名，以桂枝芍药知母汤、乌头汤为基本治疗选方，后世隋·巢元方认为体虚外感是引起痹证的主要因素，孙思邈创独活寄生汤治疗痹证。本例患者痹证新发，以夜间及阴雨天加重的疼痛为主，位置相对固定，故属于痹证中的痛痹。因此用麻黄附子细辛汤祛风除湿，散寒通络止痛。

麻黄附子细辛汤，出自金代成无己《注解伤寒论》，适用于素体阳虚，外感风寒之证。麻黄发汗解表，附子温经助阳，鼓邪外出，两药相合，外散寒邪，内复阳气；佐以细辛可外解太阳之表，内散少阴之寒，助麻黄发汗解表，又助附子温经散寒。三药相合，补散兼施，可使外感寒邪从表散，又可护其阳，使里寒为之散逐，共奏助阳解表之功。清代钱潢《伤寒溯源集》曰："以麻黄发太阳之汗，以解其在表之寒邪；以附子温少阴之里，以补其命门之真阳；又以细辛之气温味辛，专走少阴者，以助其辛温发散。三者合用，补散兼施，虽发微汗，无损于阳气矣，故为温经散寒之神剂云。"曾师在此基础上加天山雪莲，可祛风胜湿、温补肾阳、通经活血，乌梢蛇祛风通络止痉，桑枝则可祛风湿、利关节，尤其对于上肢关节疼痛有引药达经作用。一诊即见疗效。

病案十九：刘某某，女，35岁，已婚。2015年7月16日初诊。

主诉：双上肢怕冷半年，伴蚁行感。

病史：患者自诉去年12月份因琐事与邻居争吵后，常生闷气，心情不舒，不久出现双上肢怕冷，添衣被无改善。双手肘至双手冷，时有蚁行感，无疼痛，现已入夏，患者穿两件衣服，触摸双手至肘部，温度比正常低。患者饮食、睡眠、二便均正常，月经周期推后，经色暗红，夹有血块，无痛经，经前乳房胀痛，经来缓解，无口干口苦。舌质暗红，苔薄白，脉弦涩。

辨病：痹证。

辨证：肝郁气滞，血行不畅。

治法：疏肝理气活血。

选方：四逆散合桃红四物汤加味。

柴胡 10g	白芍 10g	枳壳 10g	香附 8g
青皮 6g	炙甘草 6g	桃仁 10g	红花 5g
当归 10g	生地黄 10g	川芎 10g	

×7剂，水煎服，日一剂，分两次服。

二诊（2015年7月23日）：服药后，双手怕冷减轻，手肘至双手温度有所回升，皮肤蚁行感稍缓解，舌脉同前，守前方再进14剂。

三诊（2015年8月18日）：患者穿短袖就诊，双上肢无明显怕冷，手肘至双手温度正常，上肢皮肤蚁行感消退，触摸双手至双肘部偏温。月经8月8日来潮，月经周期恢复正常，经前稍感乳房胀痛，经色鲜红，夹血块，经量正常，6天净。舌质淡红，苔薄白，脉沉细。拟原方再进7剂。

【按语】四逆散出自《伤寒论》，四逆即手足逆冷，临床可见阳虚厥逆、阳郁厥逆、血虚厥逆、血瘀厥逆等。四逆散所言四逆与阳衰阴盛四肢厥逆有本质区别。明·李中梓曰："此证虽云四逆，必不甚冷，或指头微温，或脉不沉微，乃阴中涵阳之证，惟气不宣通，是以逆冷。"患者因与人争吵，肝气不舒，肝气郁滞，疏泄失司，脾气被困，清阳不达四末，而见双手不温；郁滞日久，气机不畅，血行失常，血为气滞，故月经周期推后，经色暗红，夹有血块；经前乳胀，经来缓解，为肝郁气滞血瘀之征。方中柴胡入肝胆经，升发阳气，疏肝解郁，透邪外出，白芍敛阴养血柔肝，与柴胡合用补肝血，条达肝气，枳壳理气解郁，泄热破结，柴胡、枳壳一升一降，舒畅气机，升清降浊。枳壳、白芍相配，理气和血，气血调和。桃红四物汤养血活血，针对气滞血行不畅，青皮、香附加强疏肝理气之功。三诊后诸症平。

病案二十：郭某，男，52岁，2021年8月6日初诊。

主诉：双侧大腿疼痛1周。

病史：患者近1周双侧大腿疼痛，夜寐时加重，感酸楚疼痛不适，白天症状稍缓解，四肢沉重，告知近1个月在乡下做木工，因天气炎热，每天务工时大汗淋漓，衣裤湿透，风扇不停，纳食一般，二便畅，舌质淡红，苔白腻，脉沉细。

辨病：肾着。

辨证：寒湿困阻。

治法：祛风散寒，暖土胜湿。

选方：甘草干姜茯苓白术汤加味。

炙甘草6g	干姜6g	茯苓15g	白术10g
独活10g	桑寄生15g	川芎10g	防己10g
川牛膝10g	炒薏苡仁15g	秦艽10g	威灵仙10g

×7剂，水煎服，日一剂，分两次服。

二诊（2021年8月13日）：服药后，症状大为减轻，双侧大腿酸楚不适，夜寐安，纳可，二便畅。舌质淡红，苔薄白腻，脉濡细，守原方再进7剂。

7天后随访，已无不适，正常务工。嘱务工时汗湿衣裤应及时更换。

【按语】本病即《金匮要略》所言肾着病。《金匮要略·五脏风寒积聚病脉证并治第十一》云："肾着之病，其人身体重，腰中冷，如坐水中，形如水状，反不渴，小便自利，饮食如故，病属下焦，身劳汗出，衣里冷湿，久久得之，腰以下冷痛，腹重如带五千钱，甘姜苓术汤主之。"患者夏日炎炎务工，衣裤湿透，风扇不停，寒湿侵于下焦，痹阻经脉，故双侧大腿疼痛，四肢沉重。夜时，阴气盛阳微，酸楚疼痛加重，治以暖土胜湿。清代尤在泾云："肾受冷湿，着而不去，则为肾着……然其病不在肾之中脏，而在肾之外府，故其治法，不在温肾以散寒，而在燠土以胜水。"方中君以干姜，辛热，温中散寒，臣以茯苓，甘淡平渗，利水湿，白术健脾燥湿，独活、威灵仙、秦艽、川芎祛风除湿止痛，桑寄生、防己祛风止痛利水，川牛膝、桑寄生补肝肾强筋骨，炒薏苡仁健脾利水渗湿。一诊服药后，症状明显改善。二诊守原方再进7剂，诸症平。本病证缘于起居不慎，劳汗当风，衣里冷湿所致，嘱患者平时务工注意，以防再犯。

病案二十一：李某某，女，39岁，2023年7月25日初诊。

主诉：全身关节酸楚疼痛1年余，加重2个月。

病史：患者于2022年3月剖宫产一男婴，产后出现全身关节酸楚疼痛，服药症状未明显缓解。2个月前，肩颈、手腕、踝关节酸楚疼痛加重，夜不能寐。刻下症：全身关节酸痛，产后月经量减少，色暗红，无血块，无痛经，纳食一般，二便畅，舌质淡红，有细小裂纹，苔薄腻，双手寸关脉细，尺脉偏紧。

辨病：痹证。

辨证：营卫气血不足，外感风寒湿邪。

治法：益气温经和营，祛风散寒除湿。

选方：黄芪桂枝五物汤加味。

黄芪 15g	桂枝 8g	炒白芍 20g	秦艽 10g
独活 10g	葛根 20g	鸡血藤 30g	羌活 8g
桑枝 15g	当归 10g	川芎 10g	炒薏苡仁 10g

×7剂，水煎服，日一剂，分两次服。自行添加生姜3片，大枣3枚。

二诊（2023年8月11日）：患者诸症缓解，守前方再进7剂，诸症平。

三诊（2024年6月17日）：自诉今年5月下旬又出现肩颈、腕部、踝关节疼痛，近期加重，关节酸楚疼痛，夜不能寐，月经量明显减少，末次月经5月19日，三天干净，色暗红，无血块，痛经（一），纳可，小便畅，大便排泄不畅，偏软成形，二日一行，稍口干，不欲饮水，舌淡红，有细小裂纹，苔薄腻。脉濡细弱。

辨证：气血不足，感风寒湿之邪。

治法：益气温经和营，祛风散寒除湿通痹。

选方：黄芪桂枝五物汤加味。

黄芪 15g	桂枝 7g	炒白芍 20g	秦艽 10g
独活 10g	威灵仙 10g	葛根 30g	鸡血藤 30g
羌活 10g	当归 10g	川芎 10g	白术 15g
薏苡仁 15g			

×7剂，水煎服，日一剂，分两次服。自行添加生姜3片，大枣3枚。

【按语】 患者初次发病见于产后，在产褥期内称为产后身痛，与产后的基本生理多虚，腠理空虚，易感外邪有关。隋代巢元方《诸病源候论·妇人产后病诸候》指出："产则伤动血气，劳损脏腑，其后未平复，起早劳动，气虚而风邪乘虚伤之，……初客皮肤经络，疼痹不仁……"清代沈又彭《沈氏女科辑要笺正》云："此证多血虚，宜滋养，或有风寒湿三气杂至之痹，则养血为主，稍参宣络，不可峻投风药。"患者当时治疗不得法，症状未改善延至一年余，已不属产后身痛范畴，而属痹证范畴。但患者素体营卫气血不足，正值夏季，贪凉饮冷，感受风寒湿邪。《金匮要略》指出："血痹，阴阳俱微，寸口关上微，尺中小紧，外证身体不仁，如风痹状，黄芪桂枝五物汤主之。"在此方基础上加当归、川芎、鸡血藤，加重养血活血行气之功，加秦艽、羌活、独活、桑枝，祛风胜湿、利关节，炒薏苡仁健脾祛湿，葛根舒筋通络。二诊时诸症缓解，效不更方，再进7剂，诸症平。三诊时发病正值阴雨绵绵之日，因素体气血不足，值天阴雨不止，卫外不足，风寒湿邪痹阻经络，出现全身关节酸楚疼痛；月经量少，舌淡红有裂纹为营血不足之征；大便软，排泄不畅，苔薄腻为湿邪之征。治法为益气温经和营、祛风散寒、除湿通络，守原方加减治疗。

病案二十二： 林某，男，37岁，2024年5月22日初诊。

主诉：反复四肢酸楚无力1年余，加重1周。

病史：患者去年五月时感四肢酸楚无力，但肌力正常。周身酸楚不适，倦怠乏力。精神不振，食纳一般。曾做相关检查无明显异常（具体检查不详）。当时服中西药治疗后症状缓解。今年1周前出现周身酸楚不适，四肢酸楚无力，精神不振，易疲乏，食欲一般。睡眠可，小便短黄，大便偏稀不畅，一日1～2次，形体偏胖，面色垢黄晦滞。不抽烟，少量饮酒，口渴不欲多饮。舌体胖大，边有齿痕，苔黄厚腻。脉濡数。

辨病：痹证。

辨证：湿热内蕴。

治法：清热利湿，宣上畅中渗下。

选方：三仁汤加减。

苦杏仁 10g	白豆蔻 6g	薏苡仁 15g	法半夏 10g
厚朴 10g	通草 10g	淡竹叶 10g	滑石（先煎）10g
茯苓 15g	白术 10g	车前子 10g	

×7剂，水煎服，日一剂，分两次服。

二诊（2024年5月29日）：患者自诉周身酸楚、精神不振、易疲乏等症状较前改善，但四肢酸楚无力无明显改善。饮食可，睡眠可，大便成形，一日一行，小便清。舌体胖大，边有齿痕，苔腻薄黄。脉濡稍数。

辨证：风湿在表，郁而化热。

治法：解表祛湿清宣。

选方：麻黄杏仁薏苡甘草汤加减。

麻黄 6g	苦杏仁 10g	薏苡仁 15g	炙甘草 6g
羌活 10g	独活 10g	秦艽 10g	炒山药 10g
白术 10g	茯苓 15g		

×7剂，水煎服，日一剂，分两次服。

三诊（2024年6月5日）：患者自诉服药后，前几天症状明显改善。但近两日又出现四肢酸楚无力反复，纳可，睡眠可。小便畅，大便成形偏软，一日一行。舌体胖大，边有齿痕，苔薄腻，脉濡稍数。

辨证：风湿在表夹热，脾虚。

治法：解表祛湿健脾。

选方：麻黄杏仁薏苡甘草汤加减。

麻黄 6g	苦杏仁 10g	炒薏苡仁 15g	炙甘草 10g
羌活 10g	独活 10g	秦艽 10g	炒山药 10g
炒白术 10g	茯苓 10g		

×7剂，水煎服，日一剂，分两次服。

【按语】《金匮要略》云："湿家之为病，一身尽疼，发热，身色如熏黄也。"患者两次发热均出现在江南多雨季节，湿气较重，加之患者形体偏胖，喜饮酒（张仲景称为酒客），乃湿热内蕴之体。内湿外湿相合而发病。湿邪之为病，易一身尽疼或疼烦，沉重无力。而患者风湿在表，肌表郁滞症状较轻，故只出现四肢及周身酸楚无力，面色垢黄晦滞。《金匮要略》云："风湿相搏，……法当汗出而解，值天阴雨不止，医云此可发汗，……若治风湿者，发其汗，但微微似欲出汗者，风湿俱去也。"患者发病在暮春，春季多风，又逢多雨季节，风湿相搏，侵袭肌表，郁而化热。故二诊选用麻黄杏仁薏苡甘草汤，解表祛湿清宣，取微微发汗，使阳气周流全身，缓缓蒸发，营卫通畅，风邪和湿邪同时随汗排出。加羌活、独活祛风胜湿，祛一身风湿之邪。秦艽祛风湿，清湿热。白术、茯苓祛湿，炒山药健脾。三诊患者自诉症状反复，正值天阴雨不止，内湿外湿相合，导致疾病复发。故在原方基础上改白术、薏苡仁为炒白术、炒薏苡仁，加强健脾祛湿之功。

病案二十三：潘某某，男，54岁，2024年6月9日初诊。

主诉：右膝关节肿痛1周。

病史：1周前患者出现右膝关节肿痛，屈伸不利，行走时呈现撕裂样疼痛，局部灼热感，患处皮肤稍红，易出汗。饮食可，大便偏稀，排泄不畅，一日一行，小便短黄，有泡沫。平素抽烟，一日一包，少量饮酒。血压偏高140/100mmHg，间断服用抗高血压药。刻下症：右膝关节肿痛，局部灼热，口唇暗，舌体胖大，边有齿痕，舌质淡红，舌底络脉青紫，苔黄腻，脉沉濡稍数。

辨病：骨痹。

辨证：湿热下注，经脉阻滞。

治法：清热利湿，通筋利痹。

选方：四妙散加减。

苍术10g	黄柏10g	独活10g	秦艽10g
炒薏苡仁15g	川牛膝10g	当归10g	赤芍10g
川芎10g	泽兰10g	益母草10g	伸筋草15g

×7剂，水煎服，日一剂，分两次服。

二诊（2024年6月15日）：患者右膝关节红肿消退，行走时无撕裂疼痛，关节屈伸灵活，右膝关节稍感酸痛，食可，大便偏软成形，一日一行，小便畅。舌体胖大，边有齿痕，苔薄黄腻，舌底络脉青紫减轻。脉沉濡稍数。证治如前，守前方去泽兰加威灵仙10g、鹿衔草10g，再进7剂。

【按语】湿性黏滞，表现一是症状的黏滞性，如大小便涩滞不畅，舌苔黏腻；二是病程的缠绵性，病程较长，反复发作，难速愈。故患者症状、病程都符合。《素问·太阴阳明论》曰："伤于湿者，下先受之。"说明湿性趋下易侵阴位，故患者右膝关节受累；湿为阴邪，易阻滞气机，湿滞经络关节，湿郁阳遏，郁而化热，故膝关节红肿灼热疼痛；湿郁气滞血瘀，故撕裂样疼痛，唇暗、舌底脉络青紫。二妙丸中，黄柏寒凉苦燥，其性沉降，善清下焦湿热，苍术辛苦而温，其性燥烈，一则芳化苦燥以除湿，一则健脾助运以治生湿之本。明代吴昆《医方考》云："苍术妙于燥湿，黄柏妙于去热。"二药互制其苦寒或温燥之性，主治湿热下注。上方加牛膝补肝肾，强筋骨，引药下行；加薏苡仁渗湿健脾，舒筋缓急；加独活、秦艽祛风胜湿，主要针对江南长江中下游地区，每年六月中旬至七月上旬，进入梅雨季节，阴雨连绵，风湿重；脾阳不足，阴血亏虚，取四物汤养血活血之功，去生地黄防滋腻碍湿，改白芍为赤芍；明代李时珍《本草纲目》谓益母草有消水行血之功，《神农本草经》谓泽兰主"大腹水肿，身面四肢浮肿，骨节中水"，两药共奏化瘀行水消肿之功，针对湿郁气滞血瘀；伸筋草祛风除湿，舒筋活络。

病案二十四： 林某，女，37岁，2020年9月5日初诊。

主诉： 右下肢疼痛1月余。

病史： 患者妊娠8月余时出现腹大如孕双胎，伴右下肢大腿部疼痛，夜不能寐。常因疼痛而流泪，无恶寒、发热、劳伤史。B超示单胎。妇产科考虑胎儿过大，右旋的子宫压迫所致，嘱咐好好休息观察，可考虑择日剖宫产，产后有可能缓解。坚持至妊娠九个月，因疼痛剖宫产，产后1周仍未缓解，在我院中医骨伤科住院治疗1周未缓解，出院后寻求中医治疗。刻下症：右下肢大腿部疼痛，痛处固定，夜不能寐，腰酸，入夜口干，不欲多饮。纳可，二便畅。舌质暗，苔薄白，脉沉涩。

辨病： 骨痹。

辨证： 血瘀肾虚。

治法：活血补肾。

选方：活络效灵丹加味。

当归 10g	丹参 10g	乳香 10g	没药 10g
川牛膝 10g	鹿衔草 10g	怀牛膝 10g	桑寄生 20g
广地龙 10g	杜仲 15g	川芎 10g	延胡索 10g
补骨脂 10g			

×7剂，水煎服，日一剂，分两次服。

二诊（2020年9月12日）：右侧下肢大腿稍感疼痛，腰酸，夜寐安。舌质暗红，苔薄白，脉沉细。方拟：

菟丝子 10g	熟地黄 15g	黄芪 15g	杜仲 15g
桑寄生 20g	川牛膝 10g	怀牛膝 10g	补骨脂 10g
当归 10g	川芎 10g	赤芍 10g	广地龙 8g

×7剂，水煎服，日一剂，分两次服。

【按语】怀孕后胞宫与胚胎都在同时长大。西医妇产科明确指出未孕前，子宫重50～70g，大小约8cm×5cm×3cm，容量约5mL，妊娠足月子宫大小约35cm×25cm×22cm，宫腔容量约为非孕时的1000倍，重量约为非孕时的20倍。子宫位于盆腔中央，夹在膀胱与直肠之间，一般来说，由于左侧有乙状结肠和直肠，子宫被挤着歪向了右边，呈稍微向右旋状态。怀孕过程中，随着子宫的增大，右旋的情况会加剧，到怀孕晚期，随着胎儿长大，子宫体积和重量越来越大，子宫后方有一些重要大血管如腹主动脉、髂内动脉、下腔静脉等，加之患者不注意睡姿，容易对血管造成压迫，导致血流不畅，造成本病证的右下肢大腿疼痛，夜不能寐；瘀血内阻，则入夜口干，不欲多饮；高龄孕产，肾气不足，外府失荣，故腰酸；舌质暗、脉沉涩均为血瘀肾虚之征。活络效灵丹出自张锡纯《医学衷中参西录》，原书所言"此方，于流通气血之中，大具融化气血之力……治内外疮疡、心腹四肢疼痛，凡病之由于气血凝滞者，恒多奇效"。方中当归辛甘温，为血中气药，补血活血，止痛，且化瘀而不伤正，适合于产后多虚之证，配以丹参，加强活血祛瘀之力；乳香、没药为活血止痛之良药，既活血祛瘀，又增行血止痛之效；川牛膝、怀牛膝、桑寄生、杜仲补肝肾，引血下行；鹿衔草强筋骨；补骨脂温肾助阳，广地龙性善走窜，长于通行经络，两药配伍温通经络；川芎、延胡索活血行气止痛。一诊服药后，症状大为缓解，仍有腰酸，以肾虚为主，治以补肾益气酌以活血通络。

痿证

病案：廖某某，男，65岁，2022年11月7日初诊。

主诉：右手麻木伴肌肉萎缩1年余。

病史：患者1年前无明显诱因开始出现右手麻木伴肌肉萎缩，在多处就诊无改善，在我院神经内科就诊，建议行肌电图检测，欲求治于中医。刻下症：右手麻木，软弱无力，手冷，伴手部肌肉逐渐萎缩，以拇指周肌肉萎缩为主，合谷、大鱼际处凹陷，持物无力，感背部冷，无肩颈不适，无头晕、头痛，无口干、口苦，食纳可，大便稍干结，小便可，睡眠可。舌质红，苔薄，脉沉稍细。

既往史：糖尿病多年。

辨病：肢痿。

辨证：血虚寒凝，血脉不通。

治法：温经散寒，养血通脉。

选方：麻黄附子细辛汤合当归四逆汤加减。

生麻黄 8g	细辛 3g	淡附片 10g（先煎）
鸡血藤 20g	桂枝 10g	当归 10g
白芍 10g	甘草 5g	党参 15g
全蝎 5g（打粉冲服）	通草 6g	

×3剂，水煎服，日一剂。

二诊（2023年11月11日）：麻木、怕冷症状明显好转，感肢端较前有力，效不更方，继服7剂。

三诊（2023年11月18日）：患者感觉较好，稍麻木，可持筷吃饭，可拧钥匙开门，党参增至30g，继续服用10剂。

四诊（2023年11月29日）：稍麻木、怕冷，手部力量逐渐恢复，可见拇指周肌肉稍隆起，背部无冷感。舌质红，苔薄，脉稍滑，给予当归四逆汤加四君子汤加减：

桂枝 10g	当归 12g	白芍 10g	甘草 5g
党参 30g	全蝎 5g（打粉冲服）	细辛 3g	通草 6g
白术 10g	鸡血藤 20g	大枣 6g	

×15剂，水煎服，隔日一剂。

2024年1月初电话随访，手部基本恢复正常。

【按语】患者手麻、肢冷、脉细，可知为营血虚弱，寒凝经脉，血行不利所致；寒邪凝滞，血行不利，阳气不能达于四肢末端，营血不能充盈血脉，故脉细、肢冷，病久气血不能濡养肌肉，则肌肉萎缩，又因患者阳气不足，不能温煦太阳经脉，则背冷。治当温经散寒、养血通脉，选方给予当归、白芍养血和血，细辛、桂枝温经散寒、温通血脉，甘草益气健脾养血，鸡血藤养血活血通络，党参健脾益气以壮肌肉，麻黄、附子温经助阳散寒，全蝎增强通络之力。三诊患者明显好转，加大党参用量，增强益气健脾生肌之力。四诊患者手部力量基本恢复，肌肉得以充养，背部无冷感，脉象不沉，用药方向以温经散寒、养血通脉、健脾益气为主，主方用当归四逆汤不变，加四君子汤加减以强壮肌肉收效。

厥证

病案：肖某某，女，56岁，2023年9月18日初诊。

主诉：双手指麻木、紫暗、冰凉多年。

病史：患者双手指麻木，色紫暗，触之凉，遇冷水加重，纳可，口干口苦，胃脘胀满，烧心感，头晕，目胀，大便次数多，偏稀，小便可，寐差。舌质暗，苔黄腻。脉弦滑。

辨病：厥证。

辨证：少阳枢机不利。

治法：和解少阳。

选方：小柴胡汤加减。

| 柴胡 15g | 法半夏 10g | 黄芩 10g | 党参 10g |
| 炙甘草 5g | 姜厚朴 10g | 瓦楞子 30g | 夏枯草 20g |

×7剂，水煎服，日一剂。

二诊（2023年10月12日）：服药后，手指麻木发冷减轻，口干口苦减轻，胃部烧心感不明显。

柴胡 12g	法半夏 10g	黄芩 10g	党参 10g
炙甘草 5g	姜厚朴 10g	炒白术 10g	茯苓 20g
鹿角霜 10g			

×7剂，水煎服，日一剂。

【按语】雷诺病是肢端小动脉痉挛引起手足皮肤颜色改变的综合征，常表现为手指或脚趾皮肤间歇出现发白或发紫，然后变潮红，以及手足局部温度的改变，出现手足厥冷。因此符合中医厥证的范畴，临床上常用温经通脉、养血通脉等温通法治疗。《素问·阳明脉解篇》："四肢者，诸阳之本也。"手足为阴阳经交会之处。若阴阳气不相顺接则常出现手足厥冷。脉弦为少阳枢机不利，脉滑为有火，少阳相火郁滞上扰清窍则口干口苦，头晕目胀。少阳枢机不利，气机郁滞而阳气不达于四肢，阴阳气不能顺接则出现双手指发冷、麻木、色紫暗。少阳枢机不利，脾虚湿盛，痰饮相火错杂于中焦，则出现胃胀、烧心感、大便次数多、大便质稀。故以小柴胡汤和解少阳，柴胡、黄芩、夏枯草疏泄少阳气机，清泻郁火；半夏辛温化饮，与黄芩辛开苦降，调理中焦气机；厚朴降气化痰；党参、炙甘草补中益气和中；兼以瓦楞子制酸和胃。二诊效不更方，患者已无烧心感，故去瓦楞子，口干口苦减轻，去夏枯草，佐以鹿角霜增强温通功效。

痉证

病案一： 杨某某，男，55岁，2024年5月31日初诊。

主诉：手足痉挛数月。

病史：数月前无明显诱因出现手脚抽筋，四肢乏力，小腿部酸胀，腰痛，视物模糊，头晕头痛，心慌心悸，右胁下咳嗽时微痛，纳可，寐可。舌体瘦，舌质淡红，舌尖红，苔白厚腻。左脉弦滑。

辨病：柔痉。

辨证：肝血不足，兼脾虚湿盛。

治法：养血柔筋。

选方：芍药甘草汤加减。

| 当归 10g | 白芍 15g | 茯苓 20g | 炒白术 10g |
| 炙甘草 5g | 天麻 10g | 木瓜 10g | 党参 20g |

×7剂，水煎服，日一剂。

二诊（2024年6月14日）：服药后手脚抽筋、四肢乏力好转，大便稀，左侧轻微胸痛，咳嗽痰多，色白，头昏，纳寐可。舌体瘦，舌尖红，苔黄厚腻。脉弦滑。

炒白芍 10g	炙甘草 4g	木瓜 10g	茯苓 20g
炒白术 10g	薏苡仁 30g	陈皮 10g	法半夏 10g
天麻 20g	党参 20g		

×7剂，水煎服，日一剂。

三诊（2024年6月25日）：患者已无抽筋，四肢乏力好转，但觉胸闷痛，无心慌，稍觉头晕，纳寐可，二便调。舌质淡红，苔薄。脉缓。

炒白芍 10g	炙甘草 4g	木瓜 10g	法半夏 10g
天麻 20g	党参 20g	瓜蒌皮 20g	薤白 20g
桂枝 10g			

×7剂，水煎服，日一剂。

【按语】 芍药甘草汤出自张仲景《伤寒论》，后世常用来治疗手脚抽筋。肝主筋，肝血不足则筋失濡养，出现抽筋。血虚生风，不能上养神明则头晕头痛，不能养心则心慌心悸。脾虚内生痰湿，则四肢乏力、苔白厚腻。故治疗上，以芍药甘草汤加减，白芍、当归养肝血濡筋，天麻息风止眩晕，木瓜舒筋活络，常用于湿痹拘挛，半夏、陈皮、白术、茯苓、薏苡仁、党参健脾燥湿。该患者脾虚痰湿很明显，如果仅仅套用芍药甘草汤，则难免滋腻碍脾。三诊患者症状大为改善，遗留胸闷痛，故去茯苓、白术等健脾化湿药，加入瓜蒌皮、薤白、桂枝以宽胸通阳散寒。

病案二： 杨某，女，44岁，2023年10月17日初诊。

主诉： 肩颈僵痛3日。

病史： 患者3日前突发肩颈疼痛、肌肉强直，转头不利，无汗，偶有头热，于骨伤科行针灸按摩治疗，症状如前未见改善。纳寐可，大小便正常。舌红，苔白厚。脉浮紧。

辨病： 刚痉。

辨证： 风寒痹阻。

治法： 发散风寒，舒筋活络。

选方： 麻黄汤加味。

麻黄 10g	桂枝 10g	苦杏仁 10g	炙甘草 5g
葛根 30g	威灵仙 10g	川乌 10g	

×3剂，水煎服，日一剂。

3 剂后随访，患者诉服用一剂后，肩颈活动如常，无疼痛，病愈。

【按语】 患者突发肩颈疼痛、肌肉强直，转头不利，是为痉证，痉为风强病，引发筋脉受邪，因无汗，此为刚痉。《黄帝内经》曰"诸暴强直，皆属于风"。此乃风寒，以风邪为主，邪气阻滞经脉，营卫运行不利，再加津液不足，不能濡养筋脉，二者相互影响，从而形成此证。太阳中风重感于寒，外寒闭塞营卫，故出现苔白厚、脉浮紧等症。方用麻黄汤加味，麻黄汤中麻黄开腠发汗，祛表之风寒，臣以桂枝解肌发表、温通经脉，二药合用畅行营阴，使疼痛之症得解；佐以苦杏仁，宣中有降，与麻黄相伍，一宣一降，以恢复肺气之宣降；加用葛根、威灵仙祛风散寒、通经络，川乌祛风除湿、温经止痛，三药合用加强祛风散寒，通络止痛之效；炙甘草调和诸药。

第八章 脑系病证

眩晕

病案一： 林某某，男，83岁，2024年1月12日初诊。

主诉：恶心呕吐伴头昏重6天。

病史：6天前患者受凉后出现恶心欲呕，自服藿香正气丸后恶心好转，但头昏重甚，视物昏花，觉心慌，膝盖无力，口中黏腻，乏味，食欲不振，无寒热、咳嗽、咽喉不适等症状，大便常稀，小便无力，指甲变形，舌暗红，舌下络脉迂曲，苔略厚，脉滑。

既往史：5年前结肠肿瘤手术史。

辨证：痰湿上犯。

治法：健脾化痰祛湿。

选方：半夏白术天麻汤加味。

法半夏 10g	白术 10g	天麻 10g	茯苓 20g
陈皮 10g	肉桂 6g	党参 10g	菟丝子 20g

×4剂，水冲服，日一剂。

二诊（2024年1月18日）：诉诸症好转，口中微干，右耳耳鸣，稍觉心慌，大便可，舌尖略红，苔厚腻，脉滑数。

| 法半夏 10g | 陈皮 10g | 茯苓 20g | 白术 10g |
| 天麻 10g | 炙甘草 5g | 党参 10g | |

×6剂，水冲服，日一剂。

后电话随访，患者已无头晕。

【按语】 患者为老年男性，首诊头昏重为其主症，有冬季外感史，同时头重，口黏，大便稀，苔厚，脉滑，提示中焦痰湿，上犯头部，故出现头昏头重。故拟健脾化痰之法，选方半夏白术天麻汤加肉桂、党参、菟丝子。半夏白术天麻汤，出自清代程钟龄的《医学心悟》，其中半夏燥湿化痰、降逆止呕，天麻平肝息风止头眩，茯苓、陈皮、白术健脾理气化痰，加党参可增强补益脾气之功，加肉桂、菟丝子可温暖下焦、温肾健脾、固护肾精。

病案二： 刘某某，女，67岁，2024年2月21日初诊。

主诉：头昏、胸闷、心悸数年。

病史：患者数年前因头昏、胸闷心慌，就诊于我院心血管内科，辨病为心房颤动，口服达比加群、消栓肠溶胶囊等。时发胸闷，到我院中医科门诊求治。刻下症：头昏，胸闷，心慌，纳食减少，睡眠一般，二便调。舌淡暗，苔薄，脉虚数。

辨证：心阴亏虚。

治法：养心益阴，止眩定悸，通阳复脉。

选方：炙甘草汤加减。

炙甘草 20g	党参 20g	桂枝 8g	酸枣仁 10g
麦冬 10g	干姜 8g	火麻仁 10g	熟地黄 40g
五味子 5g			

×7剂，水煎服，日一剂。

二诊（2024年2月28日）：头昏好转，心慌好转，眠可，舌淡红，苔薄，脉虚数，脉三五不调。

炙甘草 20g　　党参 20g　　桂枝 8g　　酸枣仁 10g
麦冬 10g　　干姜 6g　　火麻仁 10g　　熟地黄 40g
五味子 5g

×7剂，水煎服，日一剂。

三诊（2024年3月7日）：症状进一步好转，舌淡暗，苔薄，右脉沉弱，至数不齐。

炙甘草 20g　　党参 20g　　桂枝 6g　　麦冬 10g
干姜 4g　　火麻仁 10g　　熟地黄 40g　　龙骨、牡蛎各 20g
五味子 5g

×7剂，水煎服，日一剂。

四诊（2024年3月14日）：胸闷，头昏，舌淡红，苔微黄，脉弱。

炙甘草 20g　　党参 20g　　桂枝 6g　　麦冬 10g
干姜 4g　　火麻仁 10g　　熟地黄 40g　　龙骨 20g
五味子 5g　　薤白 20g

×7剂，水煎服，日一剂。

五诊（2024年3月21日）：胸闷不适，眼睛胀痛，舌淡暗，苔薄白，脉三五不调。

炙甘草 20g　　党参 20g　　桂枝 6g　　麦冬 10g
干姜 4g　　火麻仁 10g　　五味子 5g　　檀香 5g
夏枯草 20g　　生地黄 40g

×7剂，水煎服，日一剂。

六诊（2024年3月28日）：好转，时眼痛，舌淡暗，右边苔厚，右脉偏弱。

炙甘草 20g　　党参 30g　　桂枝 6g　　麦冬 10g
干姜 4g　　火麻仁 10g　　五味子 5g　　檀香 5g
生地黄 40g

×7剂，水煎服，日一剂。

七诊（2024年4月5日）：舌淡红，苔薄，脉至数不齐。前方加降香 10g，7 剂，水煎服，日一剂。

八诊（2024 年 4 月 30 日）：自诉 4 月 25 日夜间发作胸闷一次，自觉热，出汗，休息后缓解，打嗝，纳可，二便调。舌暗，苔薄，脉涩弱。

檀香 5g	砂仁 5g	薤白 20g	桃仁 10g
红花 5g	法半夏 10g	丹参 30g	川芎 10g
土鳖虫 10g	瓜蒌皮 20g		

×8 剂，水煎服，日一剂。

九诊（2024 年 5 月 8 日）：胸闷缓解，打嗝，觉热，出汗，口干口苦，心烦，纳可，寐安，二便调。体检发现下肢静脉迂曲，舌暗，苔薄，脉涩弱。

檀香 5g	砂仁 5g	薤白 20g	桃仁 10g
红花 5g	法半夏 10g	丹参 30g	川芎 10g
土鳖虫 10g	瓜蒌皮 20g	黄芩 10g	丁香 10g

×8 剂，水煎服，日一剂。

十诊（2024 年 5 月 15 日）：活动后胸闷心慌，打嗝，口干口苦，出虚汗好转，舌尖略红，苔薄腻，脉涩弱。

檀香 5g	砂仁 5g	薤白 20g	桃仁 10g
红花 5g	法半夏 10g	丹参 30g	川芎 10g
瓜蒌皮 20g	黄芩 6g	党参 30g	厚朴 20g
水蛭 5g			

×7 剂，水煎服，日一剂。

十一诊（2024 年 5 月 22 日）：患者胸闷好转，偶心慌，纳寐可，二便调。舌尖红，苔薄腻，脉涩弱。

辨病：胸痹。

辨证：痰瘀痹阻。

选方：丹参饮合瓜蒌薤白半夏汤加减。

檀香 5g	砂仁 5g	薤白 20g	桃仁 10g
红花 5g	丹参 30g	川芎 10g	瓜蒌皮 20g

黄芩 6g　　　　党参 30g　　　厚朴 20g　　　水蛭 5g
炙甘草 6g

×7剂，水煎服，日一剂。

【按语】患者为老年女性，有房颤病史，以头昏、胸闷、心慌为主要症状，据主症心慌、脉虚数，辨为心阴不足证。阴不足不养心，故心慌；心阴不足，胸阳不展，故头昏、胸闷。治当养心益阴、止眩定悸、通阳复脉，选方炙甘草汤加减。炙甘草汤，出自《伤寒论》，又称复脉汤，重用地黄，补五脏内伤不足，通血脉，益气力，伍炙甘草、人参、大枣益心气，补脾气，以滋生化之源，阿胶、麦冬、火麻仁滋心阴，养心血，充血脉，佐桂枝、生姜性温行血，温心阳通血脉，可用酒煎服，以助药力。全方滋而不腻，温而不燥，气血足，阴阳调，则心动悸、脉结代皆得平。另加酸枣仁、五味子酸甘化阴以助心阴，酌情加龙骨、牡蛎重镇安神定志，薤白通心阳，中途出现眼胀，提示肝阴虚不足、肝阳亢，故熟地黄改生地黄，加夏枯草清肝泻火，檀香理气除胀。头昏胸闷缓解后，予以行气活血之丹参饮合瓜蒌薤白半夏汤痰瘀并治，桃仁、红花、水蛭、川芎增强活血化瘀之力，党参、厚朴增强其益气行气化痰之功。

病案三：高某某，女，53岁，2024年2月27日初诊。

主诉：头晕伴视物模糊数月。

病史：既往高血压病史多年，数月前出现晨起血压高，眼睛模糊，小腿抽筋，食欲差，欲呕，怕冷，流涕，舌红苔少，脉缓。

既往史：高血压病史，糖尿病病史。

辨证：肝风内动。

治法：平肝息风止痉。

选方：芍药甘草汤加减。

炒白芍 30g　　　炙甘草 5g　　　木瓜 10g　　　龙骨（先煎）20g

牡蛎20g　　　天麻10g　　　茯苓20g　　　炒白术10g

×7剂，水煎服，日一剂，每次100mL，2次/日。

二诊（2024年3月4日）：诉晨起视物模糊，腿抽搐好转，但大便次数多，便质稀。

炒白芍30g　　　炙甘草5g　　　木瓜10g　　　龙骨（先煎）20g
牡蛎20g　　　天麻10g　　　茯苓20g　　　炒白术10g
木香5g

×7剂，水煎服，日一剂，每次100mL，2次/日。

【按语】该患者以晨起视物模糊、小腿抽筋等为主症主诉，中年女性，肝肾不足，肝阴虚失荣风动，故而出现视物模糊、小腿抽筋的临床表现，舌红少苔可佐证。因此予以芍药甘草汤为主方，加入舒筋息风通络之品木瓜、天麻，龙骨、牡蛎平肝潜阳，茯苓、白术可健脾除湿。

病案四：罗某某，男，65岁，2023年10月12日初诊。

主诉：头晕反复发作3月余，加重1周。

病史：3个月前无明显诱因出现头晕，伴有左耳耳鸣、眼花不适、身倦、乏力等症。患病以来未引起重视，未经过正规治疗。1周前，患者头晕、耳鸣症状加重，遂慕名来曾师处就诊。刻下症：头晕，左耳耳鸣（声如蝉鸣），眼花，神疲乏力，纳眠可，二便调，舌体胖大有齿痕，苔微黄，有裂纹，脉细。

辨证：气虚下陷，清阳不升。

治法：益气升阳，生津开窍。

选方：益气聪明汤加减。

炙黄芪20g　　　党参20g　　　升麻7g　　　蔓荆子7g
葛根7g　　　法半夏10g　　　盐泽泻10g　　　炙甘草5g
砂仁（后下）2g

×7剂，水煎服，日一剂。

二诊（2023年10月23日）：患者自诉用药后头晕、耳鸣、眼花症状明显好转，神疲稍改善，遂继用前方7剂巩固疗效。

后期随访，患者自诉用药后症状基本已愈。

【按语】患者初诊自诉头晕，左耳耳鸣，眼花，身体疲乏，曾师考虑为气虚下陷，脾胃虚弱，使清阳不升、胃失和降，气乱于上所致。气虚下陷、清阳不升，故致头面部气血瘀阻，血脉闭塞，见头晕、耳鸣、眼花。清代王昂《医方集解》："五脏皆禀气于脾胃，以达于九窍；烦劳伤中，使冲和之气不能上升，故目昏而耳聋也。"李东垣曰："医不理脾胃及养血安神，治标不治本，是不明理也。"脾胃乃后天之本、气血生化之源，脾胃气虚，痰湿运化无力，津液不能上承，故见舌体胖大有齿痕，苔微黄，有裂纹，脉细。曾师遂用东垣名方——益气聪明汤加减。方中黄芪、党参重用以益气补中，升麻、葛根、蔓荆子升阳举陷，半夏、泽泻、砂仁利水化湿，甘草调和诸药。一诊用药后患者症状明显改善，二诊原方续用，后期随访诸症基本痊愈。因此凡属气虚下陷，升清无力所致的眩晕、眼花、耳聋等诸疾皆可本方辨证用之，使中气得升，耳目聪明，眩晕自愈。

病案五： 李某某，女，72岁，2022年7月7日初诊。

主诉： 反复头晕11年，加重伴胸闷、心悸1年余。

病史： 患者近11年常无明显诱因反复出现头晕、头痛，未予重视，不曾系统治疗。2022年3月24日无明显诱因感头晕头痛加重，伴心慌心悸、胸闷气短，全身关节疼痛不适，来我院中医科门诊拟"眩晕病"收治入院，完善相关检查，心脏彩超示：主动脉瓣中度关闭不全；左心室收缩及舒张功能正常。头颅MRI＋头颅MRA＋颈椎MRI＋颈部MRA检查示：双侧顶叶散在小缺血灶。脑动脉及颈动脉成像未见明显异常，左侧顶叶软化灶。颈椎退行性改变。颈椎间盘变性：$C_{4/5}$、$C_{5/6}$、$C_{6/7}$椎间盘稍膨出，$C_{5/6}$后突。治疗上予血栓通、倍他司汀静滴，双丹胶囊、颈舒颗粒口服以改善微循环，抗眩晕对症治疗，中医予以健脾祛湿治疗，症状好转后出院。其间，患者头晕反复发作，头痛减轻。1周前，患者无明显诱因感头晕、胸闷心悸加重，再次来我科就诊。刻下症：头晕，轻微头痛，头晕时胸闷加重，深呼吸缓解，持续时间短，无胸痛，夜间入睡时及午休醒时心悸加重，四肢麻木、无力感，欲寐，乏力，精神差。舌质红，苔黄腻。脉滑。

既往史：颈椎病病史。

辨证：血虚生风。

治法：养血息风，安神定悸。

选方：加味四物汤加减。

熟地黄 20g	川芎 5g	白芍 10g	当归 10g
菊花 10g	鸡矢藤 20g	炙甘草 5g	煅龙骨 20g
煅牡蛎 20g	木瓜 10g	炒酸枣仁 30g	

×6剂，水煎服，日一剂。

二诊（2022年7月11日）：患者诉时头晕，伴有胸闷心悸，右耳耳鸣耳聋。因药房无煅牡蛎，加重煅龙骨至30g，加天麻30g，桑叶10g，去酸枣仁。

熟地黄 20g	川芎 5g	白芍 10g	当归 10g
菊花 10g	鸡矢藤 20g	炙甘草 5g	煅龙骨 30g
木瓜 10g	天麻 30g	桑叶 10g	

×6剂，水煎服，日一剂。

三诊（2022年7月13日）：患者诉双手麻木消失，仍无力，现仍感阵发性头晕，感双眼胀、重，欲寐，胃中不适，纳差，二便可。

法半夏 10g	炒白术 10g	天麻 20g	陈皮 10g
炙甘草 5g	茯苓 20g	钩藤 20g	夏枯草 20g
全蝎 5g	泽泻 30g	黄芪 40g	

×2剂，水煎服，日一剂。

四诊（2022年7月16日）：患者诉阵发性头晕，伴轻微恶心欲吐，胃中不适，胸稍闷，喜叹息。去全蝎加胆南星10g，天花粉10g。

法半夏10g	炒白术10g	天麻20g	陈皮10g
炙甘草5g	茯苓20g	钩藤20g	夏枯草20g
泽泻30g	胆南星10g	天花粉10g	

×2剂，水煎服，日一剂。

五诊（2022年7月18日）：患者诉头晕改善，胸闷减轻。

法半夏10g	炒白术10g	天麻20g	陈皮10g
炙甘草5g	茯神20g	钩藤20g	胆南星10g
天花粉20g	大腹皮10g	首乌藤30g	炙黄芪20g

×15剂，水煎服，日一剂。

【按语】本案患者头晕反复发作，病程长，病情复杂，西医认为多与脑缺血性疾病、颈椎间盘突出疾病相关，常用改善脑血管循环、舒筋活络等治法，效果多有限，病情多反复。中医辨证论治，抓住本质问题，往往见效明显。妇女以血为先天，常容易出现血不足。头为精明之府，五脏六腑之精气皆上会于头面部，其中精、血是十分重要的生理物质。心主血藏神，若心血不足，头脑神明失于濡养，则出现头晕、欲寐。正午之时乃心经当令，心血不足，则出现胸闷心悸加重。且血虚生肝风，肝风内动则头目眩晕。掌受血而能握，若血不足，四肢失于濡养，则四肢麻木、无力。阴虚则阳易亢，血虚之人亦可见虚热之征。在一派虚象中兼见实象，患者舌质红、苔黄腻、脉滑，为痰热之征。因此曾师以四物汤养血为主，煅龙骨、煅牡蛎、酸枣仁安神为辅，佐以菊花清在上之虚热，木瓜酸柔益阴以濡筋，鸡矢藤健胃消食、清热化痰。三诊，患者心悸、四肢麻木感好转，血虚已有改善，仍感阵发性头晕，感双眼胀、重，胃中不适，此为痰热与肝风作祟，遂改方以半夏白术天麻汤健脾化痰、平肝息风为主，佐钩藤、夏枯草、胆南星清肝息风。患者常年头痛、四肢关节疼痛不适，病久入络，加全蝎既能息风又可通络止痛。

病案六： 张某某，女，34岁，2022年8月23日初诊。

主诉：反复头晕1年，加重伴失眠5天。

病史：患者于1年前无明显诱因出现头晕，眼花，视物旋转，发作时站立不稳，如坐舟车，休息后可自行缓解，未予重视。1年来头晕间断发作，休息后可缓解，未予特殊治疗。5天前无明显诱因头晕加重，入睡困难，今特来我科门诊就诊。查颈椎CT示：$C_3 \sim C_6$椎间盘中央型突出。刻下症：患者入睡困难，易醒，心情烦躁，偶感头晕，头晕时汗出，纳可，二便平，无恶心呕吐，无发热畏寒，无胸闷心慌。舌质暗红，苔微黄厚腻，脉滑。

辨证：胆郁痰扰。

治法：理气化痰，疏利肝胆。

选方：黄连温胆汤合玉屏风汤加减。

陈皮10g	法半夏10g	茯苓20g	竹茹10g
枳实10g	炙甘草5g	黄芪30g	麸炒白术10g
防风10g	黄连8g	酸枣仁30g	龙骨50g

×3剂，水煎服，日一剂。

二诊（2022年8月26日）：患者诉睡眠有所改善，无头晕，偶有头部裹物感，夜间多汗，无颈部不适感，双上肢无麻痹。

当归10g	熟地黄20g	地黄20g	黄芩8g
黄连3g	黄柏6g	酸枣仁30g	醋五味子10g
凤凰衣30g	黄芪30g	麸炒白术20g	

×4剂，水煎服，日一剂。

三诊（2022年8月31日）：患者诉夜间汗出稍有改善。黄芪加量至40g，另加防风10g。

| 当归10g | 熟地黄20g | 地黄20g | 黄芩8g |
| 黄连3g | 黄柏6g | 酸枣仁30g | 醋五味子10g |

| 凤凰衣 30g | 黄芪 40g | 麸炒白术 20g | 防风 10g |

×4剂，水煎服，日一剂。

四诊（2023年9月5日）：患者诉夜间汗出较前明显改善。舌质淡红，苔薄，脉滑。

| 当归 10g | 黄连 5g | 酸枣仁 30g | 黄芪 30g |
| 白术 20g | 防风 10g | 煅牡蛎 20g | 银柴胡 10g |

×15剂，水煎服，日一剂。

2023年9月20日随访，患者诉夜寐可，夜间汗出减少。

【按语】 此案患者眩晕常年发作，发时头晕目眩，此为肝风内动。观患者舌质暗红，苔微黄厚腻，脉滑，此为内有痰热之征。痰热郁于肝胆，肝胆气机不利，导致肝风内动，头晕目眩。痰热扰心，则心神不安，睡眠不稳。患者因为常年眩晕，心情烦躁，时常焦虑。曾师常用温胆汤用来治疗痰热内盛的焦虑患者。一诊中黄连温胆汤清化热痰，疏利肝胆气机，气机调畅则神魂安宁，佐玉屏风汤、龙骨固表止汗，酸枣仁安神助眠。二诊患者诉已无头晕，睡眠亦有改善，唯夜寐时出现盗汗，遂改为当归六黄汤加减。曾师常用当归六黄汤治疗湿热盗汗，因本方既可清气分实热，又可清血分虚热，还能燥湿、固表止汗。三诊患者盗汗改善，既见成效，合玉屏风汤，加重黄芪固表实卫止汗之力。四诊，患者夜间汗出量少，黄腻苔明显消退，湿热较前减轻，主要予玉屏风益气固表实卫止汗善后，佐牡蛎加重固涩止汗，银柴胡、黄连清虚热，当归、酸枣仁养血安神助眠。

病案七： 温某某，女，35岁。2023年6月19日初诊。

主诉： 头晕头痛半月余。

病史： 患者半个月前出现头晕头痛，伴耳鸣，无恶心呕吐，无视物旋转，食少纳呆，颈部不适感，乏力，月经期嗜睡，经前口渴，二便调，月经提前，经期延长半月余，量多，色淡，有血块，面色淡暗，舌淡，苔薄黄，脉偏滑。

既往史：子宫憩室，腰椎间盘突出病史。

辨证：脾虚气陷。

治法：益气健脾，升阳举陷。

选方：补中益气汤加减。

党参 30g	黄芪 30g	升麻 7g	柴胡 7g
陈皮 10g	炒白术 10g	炙甘草 5g	茯苓 20g

×7剂，水煎服，日一剂。

二诊（2023年6月26日）：头晕、头痛好转，耳鸣，纳呆，嗜睡，面色尚可，四肢乏力，舌淡，苔薄，脉偏滑。

党参 30g	炙黄芪 30g	炒白术 10g	炙甘草 5g
砂仁 3g	茯苓 20g	陈皮 10g	木香 3g

×7剂，水煎服，日一剂。

三诊（2023年7月3日）：头晕、头痛、乏力进一步好转，早醒，耳鸣，纳食少，下肢冷，舌淡苔薄，脉偏滑。

炒酸枣仁 10g	炒白术 10g	党参 20g	炙黄芪 20g
炙甘草 5g	茯苓 10g	陈皮 10g	木香 3g
远志 7g	当归 10g	生姜 2g	大枣 4g

×7剂，水冲服，日一剂。

【按语】 患者为中年女性，以头晕头痛为主诉就医，辨病为眩晕病。因其特点为伴有食少纳呆，经期延长，量多，色淡，拟诊为脾虚气陷，清阳不升。清阳不升，脑窍失养，故头晕头痛，耳鸣；脾气虚，运化不及，故食少纳呆，乏力；脾气失摄，故月经提前，且经期延长，量多；脾虚不足，经期血聚胞宫，故血不养神，嗜睡神疲。气虚不运血，故可见瘀血之象，瘀阻胞宫故月经有血块，瘀阻经脉，故面色淡暗。脾虚气陷，当益气健脾、升阳举陷，选方补中益气汤加减。补中益气汤，出自《脾胃论》，为李东垣所创名方。方中重用黄芪，味甘微温，入肺、脾二经，补中益气，升阳固表，为君药。党参、炙甘草、白术补气健脾为臣,与黄芪合用,增强补中益气之功。陈皮理气和胃,使诸药补而不滞。以升麻、柴胡二药升阳举陷,协助君药升提下陷之中气,明代李时珍《本草纲目》载"升麻引阳明清气上行,柴胡引少阳清气上行,此乃禀赋素弱,元气虚馁及劳役饥饱,生冷内伤,脾胃引经最要药也"。炙甘草调和诸药,为使。因其血虚之象不明显,故去当归。而其脉偏滑,恐有气虚生痰湿之虞,故加茯苓健脾祛湿。二诊,头晕头痛明显好转取效,故去升麻、柴胡,加木香、砂仁行气醒脾消食助运。三诊,头晕、头痛、乏力均明显改善,患者诉睡眠欠佳,早醒,故加当归、酸枣仁养血安神助眠,远志安神同时能够助脾祛痰。诊治过程中,曾师紧紧抓住中焦脾运功能,以参、芪、苓、术为主药,针对头晕,清气不升,则升清举陷,助脾运气血上荣于脑窍,故头晕头痛除。二诊时针对乏力、纳呆,以醒脾助运为主。三诊针对失眠早醒,加养血安神之品,体现了曾师重视脾胃功能的临床思维。

病案八: 朱某某,女,55岁,2023年6月12日初诊。

主诉:头晕数日。

病史:患者头晕数日,无视物旋转,无恶心呕吐,无心悸心慌,纳眠可,无寒热表现,小腿抽筋,体型偏胖,舌淡红,苔厚,脉滑。

辨证:痰浊上扰。

治法:化痰开窍通络。

选方:半夏白术天麻汤加减。

法半夏 10g	白术 10g	天麻 10g	陈皮 10g
茯苓 20g	远志 10g	石菖蒲 10g	天南星 10g
红曲 6g	全蝎 3g(冲服)		

×15剂,水煎服,日一剂。

电话随访,患者服药后头晕明显缓解。

【按语】眩晕是临床上常见的疾病，清代程钟龄《医学心悟》云："眩，谓眼黑。晕者，头旋也，古称头旋眼花是也。其中有肝火内动者，……有湿痰壅遏者，书云'头旋眼花，非天麻、半夏不除，是也。"眩之病因病机，责之于"诸风掉眩，皆属于肝""无痰则不作眩""上虚则眩"等。本例据患者眩晕之表现，结合体型，苔脉，辨病为痰浊上扰致眩。故用半夏白术天麻汤化痰开窍止眩。半夏白术天麻汤出自《医学心悟》，方中半夏燥湿化痰、降逆，天麻平肝息风止头眩晕，二药合用，治风痰上扰眩晕头痛，白术、茯苓健脾祛湿，治生痰之源，陈皮理气化痰，甘草、生姜、大枣，调和脾胃，方简力宏，共同体现化痰息风、健脾祛湿之功。曾师在此基础上酌情加减化裁，加菖蒲、天南星加强化痰之功，红曲可活血消食化痰，全蝎入络且息风化痰，远志安神、祛痰。

头痛

病案一： 李某某，女，51岁，2024年4月25日初诊。

主诉：反复头痛6年余。

病史：患者诉头痛反复发作6年，以头部右侧为主，呈游走性针刺样头痛，持续时间较长，无头晕。其间曾寻中西医治疗，无明显疗效。今来曾师处就诊，刻下症：怕冷，受寒则头痛加重、口苦，易疲劳乏力，纳可，动则汗出，易感冒，下肢酸软无力，二便平，寐可。舌质淡红，瘦小，苔微黄厚，脉弱。已绝经。

辨证：脾肺气虚，风痰入络。

治法：益气实卫，息风化痰，通络止痛。

选方：半夏白术天麻汤合通窍活血汤加减。

法半夏10g	桃仁10g	川芎10g	黄芪30g
制天南星10g	红曲6g	炒白术10g	天麻10g

| 茯苓 20g | 陈皮 10g | 炙甘草 5g | 全蝎 5g（开水冲服） |
| 石菖蒲 10g | 九香虫 2g | | |

×11剂，水煎服，日一剂。

二诊（2024年5月6日）：服药后，头痛稍有改善，四肢关节疼痛，动则汗出，时冷时热，烘热汗出。舌质稍红，苔黄，中有裂纹。

桃仁 10g	川芎 10g	黄芪 30g
制天南星 10g	法半夏 10g	炒白术 10g
天麻 10g	茯苓 20g	陈皮 10g
炙甘草 5g	全蝎 5g（开水冲服）	石菖蒲 10g
九香虫 2g	乌梢蛇 8g	

×10剂，水煎服，日一剂。

【按语】患者平素怕冷，易感冒，动则汗出，此为脾肺气虚，卫外不固，风邪乘虚而入。风性开泄，故常自汗出；风邪善行数变，故呈游走性针刺样头痛；头痛反复发作，病情缠绵不愈，风邪日久入络，与痰瘀互结，阻滞气血流通，不通则痛。故以半夏白术天麻汤合通窍活血汤加减治疗。半夏、陈皮健脾化痰；白术、茯苓健脾化湿；天南星、天麻息风化痰；川芎、桃仁活血化瘀，而专治头痛；全蝎、乌梢蛇息风通络止痛；石菖蒲开窍化痰；以少量九香虫代麝香，芳香通窍活血，引药上行；黄芪益气实卫以助祛风。诸药合用，共奏益气实卫、息风化痰、通络止痛之功。

病案二：肖某某，男，33岁，2024年5月14日初诊。

主诉：反复头痛1年余。

病史：患者额头及头两侧反复疼痛1年余，头昏、脑鸣，劳则加重，受寒则加重，牵涉至后脑勺疼痛，耳鸣，声音大，时间持续，双眼疼痛，迎风流泪，纳差，口干口苦咽干，饮水可解，胸痛，情绪激动则发，全身乏力，下肢为甚，大便偏稀，夜寐差，平素怕冷。舌质红,花剥苔,苔厚。脉弦。

辨证:少阳郁火。

治法:清解少阳。

选方:柴胡汤加桂枝干姜汤加减。

法半夏 10g	党参 10g	黄芩 10g	干姜 6g
桂枝 10g	川芎 10g	姜厚朴 10g	茯苓 20g
石菖蒲 10g	柴胡 15g		

×10剂,水煎服,日一剂。

后电话随访,患者家属诉服药后头痛缓解,虽偶有发作,但疼痛程度较前明显减轻,可以忍受。

【按语】患者头痛缠绵难愈,病程日久,部位以额头及头部两侧为主,此为少阳经脉所过;劳则加重,正气不足;受寒则加重,牵涉至后脑勺,此为外有表邪,感寒则寒邪收引而痛,后脑勺亦为少阳经所过;迎风流泪,此为感受风邪留恋在目中,少阳经过目,风邪开泄,鼓动眼泪而出;口干口苦咽干,此为邪入少阳,少阳相火郁滞化火;大便偏稀,全身乏力,脾胃虚弱;情绪激动则发,气机郁滞加重相火郁滞。综合分析,患者脾胃虚弱,风寒邪气留恋少阳清窍,少阳相火郁而化火上冲,出现耳鸣。故以柴胡汤加桂枝干姜汤加减,柴胡、桂枝疏散风寒邪气,黄芩清解少阳郁火,干姜、茯苓温中健脾,厚朴行气,石菖蒲辛温开窍,川芎专治头痛。

病案三: 彭某某,男,54岁,2022年7月9日初诊。

主诉:左侧胸部伴左侧头部疼痛5年。

病史:患者5年前无明显诱因开始出现左侧胸部伴左侧头部疼痛,阵发性刺痛,多处检查及用药无好转。刻下症:左侧胸部及左侧头部阵发性刺痛,痛处固定,拒按,发作持续1~2天自行缓解,影响睡眠及工作,近期因感冒出现咽干、痒,伴咳嗽、咳黄痰,口干欲饮,稍口苦,晨起恶心欲呕,食纳可,饭后无腹胀,大便可,小便可,睡眠较差,易惊醒,舌质红,苔黄,脉弦稍涩。

辨证:少阳瘀热。

治法:清解少阳,活血化瘀。

选方:小柴胡汤合血府逐瘀汤加减。

柴胡10g	法半夏10g	桔梗10g	炙甘草5g
黄芩10g	桃仁10g	红花5g	枳壳10g
川楝子10g	延胡索15g	赤芍10g	芦根30g

×3剂,水煎服,日一剂。

二诊(2022年7月12日):咳嗽、咳痰好转,胸痛好转,继续上方服用5剂。

三诊(2022年7月18日):胸痛明显好转,仍头痛,左侧为甚。用药如下:

柴胡10g	法半夏10g	炙甘草5g	黄芩10g
桃仁10g	红花5g	枳壳10g	天麻12g
川芎10g	川牛膝10g	赤芍10g	

×10剂,水煎服,日一剂。

另嘱:早晚服用中药,中午服用通心络胶囊3粒。

四诊(2022年7月28日):无胸痛,头痛明显好转,因要外出打工,欲服中成药,继续口服通心络胶囊。

【按语】患者偏身疼痛,为足少阳胆经循行之处疼痛。口苦、恶心欲呕、咽干,为少阳胆腑郁热所致。外感入里,邪气随体质热化,热伤肺络则咳嗽、咳黄痰。胸部及头部阵发性刺痛,痛处固定,脉涩可考虑为瘀血导致。血瘀胸中,气机阻滞,清阳不升故胸痛、头痛。血府逐瘀汤来自清代王清任《医林改错》治疗"胸中血府血瘀"之证,方中桃仁、红花、赤芍活血化瘀止痛,枳壳、桔梗理气行滞,使气行血畅,柴胡、黄芩清解少阳,桔梗合炙甘草又可利咽化痰,芦根清肺热、生津,川楝子散泄热活血止痛。二诊效果良好,原方继续服用。三诊头痛明显,已无咳嗽、咽部不适,减桔梗、芦根、川楝子等，加天麻平抑肝阳，合川芎祛风止头痛，川牛膝活血通经、引血下行。后期病情稳定，服用通心络胶囊益气活血、通络止痛善后，以巩固疗效。

病案四： 王某某，女，61岁，2021年4月19日初诊。

主诉：反复头痛3月余。

病史：患者3月余前出现反复头痛，阵发性加重，头晕，无恶心呕吐，无视物旋转，头颅MRI和MRA检查未见异常，血压正常。刻下症：头痛，午后加重，头晕，腰膝酸软，双下肢乏力，尿频长，口干，纳可，睡眠差，大便正常，舌质淡红，苔薄白，脉沉细无力。

辨证：肾阳虚弱，清阳不展。

治法：补肾助阳。

选方：肾气丸加味。

熟地黄15g	山药10g	山茱萸10g	茯苓15g
牡丹皮10g	泽泻10g	附片5g	肉桂3g
丹参15g	薤白10g		

×7剂，水煎服，日一剂，分两次服。

二诊（2021年4月26日）：头痛头晕减轻，稍感腰膝酸软，双下肢乏力缓解，尿频长，纳可。睡眠差，大便正常，舌质淡红，苔薄白，脉沉细。守前方，再服7剂。

随访，小便仍多，睡眠欠安，余无恙。

【按语】头痛，《黄帝内经》又称"脑风""首风""真头痛""厥头痛"等。金代李东垣《兰室秘藏·头痛门》明确将头痛分为外感和内伤两类。明代张景岳《景岳全书·头痛》云："凡诊头痛者，当先审久暂，次辨表里。"又云："所以暂病者当重邪气，久病者当重元气，此固其大纲也。"提出头痛的辨治要点。辨头痛外感与内伤，根据起病急缓，病程长短，疼痛程度性质，亦可见本虚标实、虚实夹杂证。本病证病程长，反复发作，无外邪致病，是一个内伤头痛病证。内伤头痛首辨虚实，《灵枢·海论》云"髓海有余，则轻劲多力，自过其度；髓海不足，则脑转耳鸣，胫酸眩冒，目无所见，懈怠安卧"。从临床表现看，本病以虚证为主。肾虚，精血不足，髓海空虚，阴损及阳，肾阳虚弱，清阳不展，则出现头痛头晕，午后阳气渐衰，故头痛午后加重；腰膝酸软，下肢无力，尿频长，脉沉细无力，均为肾阳虚衰之征，治以补肾助阳，选用肾气丸。肾气丸出自《金匮要略》，张仲景用其治虚劳腰痛、消渴、痰饮、脚气、转胞等病证。崇其本义，今拓展治疗内伤头痛。方中以六味地黄丸补肾阴，肾为水火之脏，内含真阴真阳，阳气无阴则不化。张景岳曰："善补阳者，必于阴中求阳，则阳得阴助而生化无穷。"少佐大辛大热附子、肉桂，温阳补火，取微微生火，鼓舞肾气，即取"少火生气"之义。丹参、薤白行气通阳活血，清阳之气升展，髓海得充，则头痛缓解。

病案五： 戴某某，男，33岁，2024年6月5日初诊。

主诉：头痛，咽中不适2月余。

病史：患者于去年11月发现鼻咽癌，在市中心人民医院行手术治疗，术后放化疗治疗于今年3月底完成。放化疗后患者出现头痛，疼痛部位不固定，稍鼻塞，黄脓涕，口干不多饮，咽部不适，有异物感，睡眠差，不易入睡，睡后易醒，纳可，二便畅，舌质红，苔薄黄腻，脉滑偏数。

辨病：虚劳。

辨证：痰热内蕴，痰气交阻。

治法：清热理气化痰。

选方：千金苇茎汤合半夏厚朴汤加减。

芦根 10g	冬瓜子 15g	薏苡仁 15g	桔梗 10g
法半夏 7g	厚朴 8g	紫苏叶 8g	茯苓 10g

陈皮 10g　　甘草 7g　　　川芎 7g　　　蒲公英 15g
羌活 8g　　红豆杉 3g　　辛夷 10g
　　　　　　　×7剂，水煎服，日一剂，分两次服。

二诊（2024年6月12日）：服药后，头痛明显缓解，黄脓涕减少，口干减轻，咽部异物感减轻，睡眠改善。舌质红，苔薄黄，脉滑偏数。治法同前。

芦根 10g　　冬瓜子 15g　　薏苡仁 15g　　法半夏 7g
厚朴 8g　　　紫苏叶 8g　　　茯苓 15g　　　陈皮 10g
生甘草 7g　　蒲公英 15g　　川芎 7g　　　　薄荷 6g
　　　　　　　×7剂，水煎服，日一剂，分两次服。

随访，诸症明显减轻。

【按语】患者鼻咽癌术后，实施放化疗治疗，历经近4个月完成术后放化疗治疗。放疗是利用一种或多种电离辐射对恶性肿瘤及一些良性病进行治疗的方法，电离辐射可引起某些副作用，如皮肤瘙痒、色素沉着、水疱、糜烂破溃、口腔黏膜红肿、充血、分泌物减少、口干、咽痛、进食困难等，用中医理论来解释，电离辐射相当于热淫之邪。患者在完成近4个月的放化疗后，出现的头痛，鼻流脓涕，口干，咽部不适，有异物感，舌质红，苔薄黄腻，其实都是因放疗这一热邪带来的局部不适。热邪可灼伤局部器官、皮肤黏膜，灼伤阴津，炼液成痰，引起痰热内结，痰阻气机，痰气交阻。《黄帝内经》云"热盛则肉腐，肉腐则成脓"，邪热内犯，伤及血脉，可致热壅血瘀。千金苇茎汤出自《金匮要略》，原方"治咳有微热，烦满，胸中甲错，是为肺痈"（取其热壅血瘀，血败肉腐成痈之义）。方中桃仁、冬瓜仁皆润燥之品，一则行其瘀，一则化其浊；芦根退热而清上，薏苡仁除湿而下行，共奏散结通瘀、化痰除热之功。半夏厚朴汤出自《金匮要略》，云"妇人咽中如有炙脔，半夏厚朴汤主之"。炙脔名曰烤肉块，此症多见于妇女，男子亦可见。放疗实施，热邪炼液成痰，痰气交阻于咽，此方化痰顺气降逆。二诊症状明显缓解，效不更方，再进7剂。随访，无明显不适。

中风后遗症

病案一：李某某，女，69岁，2022年11月22日初诊。

主诉：右侧肢体麻木2个月。

病史：患者2个月前因左侧脑梗死致右侧肢体乏力、麻木。刻下症：右侧肢体乏力、麻木，稍有疼痛，以上肢为甚，不能提物，活动受限，前额隐隐作晕，言语无力，食纳可，大小便可，睡眠差。舌质稍暗，苔薄，脉细弱。

辨病：中风后遗症。

辨证：气虚血瘀。

治法：补气活血通络。

选方：补阳还五汤加减。

| 赤芍10g | 川芎10g | 当归10g | 地龙7g |
| 黄芪30g | 桃仁10g | 红花5g | 全蝎5g（打粉冲服）|

×7剂，水煎服，日一剂。

二诊（2022年11月30日）：乏力、麻木症状稍好转，头晕好转，食纳可，无腹胀腹痛，大小便可，睡眠稍差。给予上方加酸枣仁15g，黄芪增至60g，继续服用10剂。

三诊（2022年12月12日）：诸症好转，稍乏力、麻木，无疼痛，无头晕，睡眠稍好转。

赤芍10g	川芎10g	当归10g
地龙10g	黄芪60g	桃仁10g
红花5g	全蝎5g（打粉冲服）	酸枣仁15g（打碎）
首乌藤20g		

×15剂，水煎服，日一剂。

嘱咐患者连续服用1个月后,隔日服用一剂,连续服用3个月,自己在家进行功能锻炼。

四诊(2023年5月8日):患者基本恢复正常,右侧肢体可正常活动,可提5斤左右重物。

【按语】补阳还五汤来源于《医林改错》,为治疗中风后遗症的常用方,王清任认为半身无气不能推动经络气血运行,造成半身痿废、偏瘫、半身不遂,通过此方益气活血,可恢复半身元气;患者为中风后2个月,处于恢复最佳时期,中风后经气大虚,不能推动气血运行,造成经脉痹阻,出现肢体乏力、麻木等症状。方中重用黄芪,大补元气,使气旺以促血行,瘀去络通,赤芍、桃仁、红花、川芎、当归活血祛瘀通络,地龙通经活络,力专善走,全蝎增强通络之力。二诊患者好转,睡眠差,加酸枣仁养心安神,黄芪加量,以增强补气作用。三诊患者睡眠稍好转,加首乌藤增强养心安神、祛风通络功效。由于后遗症属慢性病阶段,加上患者年老体衰,用药不能起速效,属缓治过程,应该长期坚持服用才能巩固疗效,故给予隔天一次,以期患者坚持服用。

病案二: 黄某某,男,75岁,2023年10月10日初诊。

主诉: 左侧肢体乏力,言语不利1年余。

病史: 1年前患者无明显诱因突然出现左侧肢体乏力,语言不利,无意识改变,经营养神经、活血化瘀等治疗后,言语不利症状好转。平素常头晕,耳鸣目眩,腰膝酸软,长期服用六味地黄丸。目前肢体乏力,面色萎黄,夜尿频多,5~6次/晚,寐差,纳可,大便正常。刻下症:左侧肢体乏力,面色萎黄,夜尿频多,头晕,耳鸣目眩,腰膝酸软。舌质淡紫,苔薄白,脉细涩。

辨病: 中风后遗症。

辨证: 气虚血瘀,脉络闭阻证。

治法: 益气养血,补气固肾,化瘀通络。

选方：补阳还五汤加味。

黄芪 30g	当归 10g	赤芍 8g	川芎 6g
地龙 5g	红花 5g	桃仁 5g	首乌藤 15g
桑寄生 10g	川牛膝 10g		

×7剂，水煎服，日一剂。

二诊（2023年10月18日）：患者服药后夜尿频数稍改善，3～4次/晚，左侧肢体仍乏力。守前方7剂，水煎服，日一剂。

1个月后随访，患者夜尿明显减少，1～2次/晚，乏力、头晕、耳鸣等症状改善。

【按语】患者中风之后，正气亏虚，气虚血滞，脉络瘀阻。正气亏虚，不能行血，以致脉络瘀阻，筋脉肌肉失去濡养，故见左侧肢体乏力；气虚血瘀，头面部失养，故面色萎黄、头晕、耳鸣目眩；气虚失于固摄，故夜尿频多；气虚血瘀，易致肾虚，故见腰膝酸软；舌质淡紫，苔薄白，脉细涩，为气虚血瘀之象。补阳还五汤治疗以气虚为本，血瘀为标之病证，即王清任所谓"因虚致瘀"。治当以补气为主，活血通络为辅。用黄芪，补益元气，意在气旺则血行，瘀去络通，当归活血通络而不伤血，赤芍、川芎、桃仁、红花协同当归以活血祛瘀，地龙通经活络，力专善走，周行全身，以行药力，牛膝引药下行，桑寄生补肾、强腰膝，首乌藤安神。本方用补气药与活血药相伍，使气旺血行以治本，祛瘀通络以治标，标本兼顾；且补气而不壅滞，活血又不伤正。诸药合而用之，则气旺、瘀消、络通，诸症向愈。本病所用之方正如《医林改错》卷下言："此方治半身不遂，口眼歪斜，语言謇涩，口角流涎，下肢痿废，小便频数，遗尿不禁。"

第九章 妇科病证

月经病

病案一： 王某某，女，37岁，2024年5月22日初诊。

主诉：月经周期推后数年。

病史：月经周期推后已数年，此次末次月经2024年4月5日，推迟10余日未至。自觉小腹部胀，当地B超检查提示子宫内膜9mm，纳可，入睡困难，二便调。舌尖红，苔薄白，脉弱。

辨病：月经后期。

辨证：气血不足，阴阳失调。

治法：调理气血，平衡阴阳。

选方：二仙汤加减。

淫羊藿 12g	仙茅 10g	巴戟天 8g	当归 8g
炙甘草 4g	知母 5g	黄柏 4g	菟丝子 8g
党参 12g	合欢花 40g		

×10剂，水煎服，日一剂。

患者电话告知5月27日月经已至。

【按语】患者为中年女性，月经推后，有闭经倾向，年近四十而阴气自半,肝肾不足,气血阴阳失调而致月经推后十余日未至。阴虚阳虚,不能互为根本,故而时阴不足而生热,时阳不足而生寒,寒热不调,阴阳失衡,阴不足则不能按时下聚胞宫行经,阴不足则易心阳亢而入睡困难,舌尖红赤。二仙汤出自《妇产科学》,为妇科名方。仙茅、淫羊藿温肾阳且补肾精,辛温助命门而调冲任,为主药,巴戟天补肾阳、强筋骨,性柔而不燥,当归养血柔肝而充血海,知母、黄柏滋肾阴而泻虚火,既可治疗肾阴不足之虚火上炎,又可缓解仙茅、淫羊藿的辛热燥烈。全方寒热并用,精血兼顾,温肾阳而不失燥烈,滋肾柔肝而不寒凉滋腻,主次分明,配方严谨,温补肾阳且滋阴降火,调理冲任,平衡阴阳。加菟丝子补益肝肾,合欢花解郁安神助眠,党参扶助正气。阴阳平和互调,肝肾精血足,精血聚冲任,下注胞宫,阳气温行精血,气足则血行而至。

病案二: 周某,女,32岁,2023年12月28日初诊。

主诉:经期延长数年。

病史:备孕,月经期长(正值经期),血块多,带下色黄,经行腹痛,怕冷,舌暗,苔白,脉弦。余无所苦。

辨病:经期延长。

辨证:气滞血瘀。

治法:活血化瘀,通经止痛。

选方:膈下逐瘀汤加减。

川芎 10g	五灵脂 10g	桃仁 10g	红花 5g
枳壳 10g	香附 10g	牡丹皮 10g	赤芍 10g
乌药 10g	延胡索 10g	炙甘草 5g	

×4剂,水煎服,日一剂。

二诊(2024年1月2日):诉服药后血止。加党参20g继开7剂。

【按语】患者以月经期延长、血块多为主要特征,属于有崩漏倾向的月经失调性疾病。月经期延长常常与血热迫血妄行、气虚不摄、瘀血阻滞等因素有关，此病患血块多，痛经，怕冷，舌暗苔白，脉弦，属于寒凝气滞血瘀证。据此，曾师大胆予以散寒理气、活血化瘀之膈下逐瘀汤治之。膈下逐瘀汤出自清代名医王清任《医林改错》。方中当归、川芎、赤芍养血活血，与逐瘀药同用，可使瘀血去而不伤阴血；牡丹皮清热凉血，活血化瘀；桃仁、红花、五灵脂破血逐瘀，以消积块；配香附、乌药、枳壳、延胡索行气止痛；尤其川芎不仅养血活血，更能行血中之气，增强逐瘀之力；甘草调和诸药。全方以逐瘀活血和行气药物居多，使气帅血行，更好发挥其活血逐瘀、破膈下瘀消结之力。与血府逐瘀汤相比，本方活血祛瘀之品较多，因而逐瘀之力较强，化瘀止痛之功更好。本案经期延长，月经淋漓，本为出血性疾患，但见血块多的关键之症，辨证为瘀血阻滞，故而大胆用活血化瘀之法，瘀去则血止。

病案三： 尹某某，女，38岁，2023年11月16日初诊。

主诉：经期少腹疼痛3年余，加重2个月。

病史：患者3年前无明显诱因出现经期少腹疼痛，月经量多，颜色紫黑，有血块，经期腰酸胀，怕冷，嗜睡，神疲乏力，性冷淡，舌淡红，苔薄白，脉弦。刻下症：患者正值经期，少腹痛，血色暗而有血块，怕冷，乏力，腰酸胀。既往患者月经周期正常，量适中，无明显不适。

辨病：痛经。

辨证：寒凝血瘀。

治法：活血祛瘀，温经止痛。

选方：少腹逐瘀汤加减。

干姜 6g	肉桂 6g	赤芍 10g	党参 20g
三七 2g	小茴香 10g	醋延胡索 10g	川芎 10g
当归 10g			

×7剂，水煎服，日一剂。

二诊（2023年11月28日）：患者服药后3天少腹疼痛愈，血块减少。目前仍有乏力，唇口干燥，舌质暗红，脉细涩。改方为温经汤加减以达温经散寒、养血祛瘀之功。

阿胶2g	桂枝6g	制吴茱萸3g	川芎8g
当归8g	炒白芍6g	牡丹皮6g	干姜4g
法半夏6g	麦冬8g	党参8g	炙甘草2g

×7剂，水煎服，日一剂。

后期随访，患者自诉药后症状已愈。

【按语】 寒凝血瘀，故经期腰酸胀；寒凝血瘀，气血不温，血行不畅，则血色暗而有血块；血凝气滞，阳气受阻，则有怕冷、乏力；瘀血内阻，气机郁滞，阳气不升，故见嗜睡，神疲乏力。《素问·举痛论》有云："寒气客于脉外则脉寒，脉寒则缩蜷，缩蜷则脉绌急，绌急则外引小络，故卒然而痛，得炅则痛立止。"故需用活血祛瘀、温经止痛方使血得热则行。一诊用少腹逐瘀汤加减，方中小茴香、干姜、肉桂温经散寒，三七、延胡索活血祛瘀止痛，当归、川芎、赤芍、党参养营活血。诸药合用，寒散血行，冲任、子宫气血调和流畅，自无疼痛之虞。二诊患者唇口干燥，属瘀血不去，新血不生，不能濡养唇口所致，当温经散寒、养血祛瘀。方中吴茱萸、桂枝温经散寒，通利血脉，其中吴茱萸擅长散寒止痛，桂枝长于温通血脉；川芎、当归活血祛瘀，养血调经；牡丹皮既助诸药活血散瘀，又能清血分虚热；阿胶、炒白芍、麦冬三药合用，养血调肝，滋阴润燥，且清虚热，以制吴茱萸、桂枝之温燥；党参、炙甘草益气健脾，以资生化之源，阳生阴长，气血充盈；半夏、干姜温中散寒，通降胃气，以助祛瘀调经。诸药合用，即有温经散寒、养血祛瘀之功。

病案四： 尹某，女，25岁，2023年11月23日初诊。

主诉：经期延长3年余。

病史：患者诉剖宫产后月经经期较过去延长，平均10天，去年6月份诊刮后月经延长改善。今年3月份再次出现经期延长，时间长达1个月，肌内注射黄体酮，症状改善，但病情反复，其间予中西药结合治疗，均未见明显疗效，并出现周期推后10天。末次月经11月10日，至今仍未结束。刻下症：经期延长，量多，色暗红，有少量血块，无痛经，经前无乳房胀痛，面色萎黄，精神差，神疲体倦，腰背痛，纳可，二便平，寐差。舌瘦薄，质淡红，苔薄白，脉细弱。

辨病：崩漏。

辨证：气虚。

治法：补气摄血固冲。

选方：升阳止血汤加减。

党参 20g	黄芪 20g	升麻 7g	柴胡 7g
炙甘草 3g	海螵蛸 30g	蒲黄 10g	茜草 10g

×7剂，水煎服，日一剂。

2023年11月27日随访，患者诉月经已基本结束。嘱患者继续服药，后续酌加补肾固冲药物巩固疗效。

【按语】 此案患者由于产后护理不善导致月经延长，乃至崩漏。患者面色萎黄，神疲体倦，精神差，一派脾气虚之征，曾师常用升阳止血汤加减治疗。脾统血，脾气充足则能统摄血液，脾气亏虚则血不归络。冲脉汇聚诸经气血，充养胞宫，若肾气亏虚，冲脉不固，则经血下流。方中党参、黄芪、炙甘草健脾益气，升麻、柴胡升提清气，海螵蛸、茜草、蒲黄止血不留瘀。升阳止血汤出自庐陵名医尹质明，方中暗含了安冲汤及补中益气汤之意，曾师谓此方通治一切气虚崩漏。经期下血，需止血但又不可留瘀，又不可滥用补益药物，应顺应经血外溢之势；待月经结束，再徐图补脾益肾以固冲。故曾师常用此方作为月经期延长虚证的先导方。

病案五：李某某，女，42岁，2024年3月22日初诊。

主诉：月经停闭2月余。

病史：患者于今年1月月经来潮后至今未来，月经量少，褐色，带下色白，有异味，纳寐可，口苦，二便调。已婚，剖宫产2子，子宫肌瘤病史。舌淡红，苔薄黄，脉弦缓。

辨病：月经后期。

辨证：肝气不调。

治法：调肝，理冲任。

选方：小柴胡汤加味。

柴胡12g	法半夏10g	黄芩10g	炙甘草4g
党参10g	炒王不留行20g	乌药10g	益母草30g
茺蔚子20g	路路通10g	生姜3g	大枣3g

×4剂，水煎服，日一剂。

二诊（2024年3月26日）：服药后，乳房胀痛，无口苦，纳寐可，大便偏稀。舌红，苔薄腻，脉弦细。

党参30g	炙甘草4g	王不留行20g	乌药10g
益母草30g	茺蔚子20g	路路通10g	茯苓20g
炒白术10g	淫羊藿12g		

×3剂，水煎服，日一剂。

三诊（2024年4月3日）：3月30日阴道有少量褐色分泌物，纳寐可，二便正常。舌红，苔白，脉缓。

泽兰10g	茯苓20g	炒白术10g	炙甘草4g
党参20g	炒王不留行20g	乌药10g	益母草30g
茺蔚子20g	路路通10g		

×3剂，水煎服，日一剂。

四诊（2024年4月6日）：月经来潮三天，已干净，舌红，苔薄，脉滑。

炙甘草4g	党参20g	茯苓15g	炒白术8g

淫羊藿 10g　　仙茅 10g　　当归 8g　　知母 6g
黄柏 6g　　巴戟天 8g

×15 剂，水煎服，日一剂。

【按语】 患者为中年女性，因月经停闭而就诊，有子宫肌瘤病史，首诊见口苦，白带异味，脉弦缓，属胆热携胆汁上溢、胆热下注之象，故以小柴胡汤为基础方，祛除少阳经之邪。《伤寒论》有言"血弱气尽，腠理开，邪气因入，与正气相搏，结于胁下"，故口苦、脉弦。小柴胡汤出自《伤寒论》，柴胡苦平，入肝胆经，透泄少阳邪气，疏郁滞之气机，为君。黄芩味苦性寒，清泄少阳半表半里之热，热除口苦消。且柴胡升散得黄芩降泄，升降相因。佐半夏、生姜和胃降逆，人参、大枣健脾益气，扶正祛邪。故脾气得旺，邪无内向之机。炙甘草调和诸药。小柴胡汤基础上加乌药、王不留行、益母草、茺蔚子、路路通，可活血通经、调理冲任，故 4 剂，邪去，口苦除。二诊，口苦除，大便稀，且乳房胀痛，为肝经气聚，脾经不足，此时且以四君子汤增强益气健脾之力，继续加乌药、王不留行、益母草、茺蔚子、路路通调理冲任、活血通经。四君子汤出自《太平惠民和剂局方》，人参为君，甘温益气，健脾养胃；白术苦温，健脾燥湿功显；茯苓甘淡，健脾渗湿，苓、术相配，则健脾祛湿之功显著；炙甘草益气和中，调和诸药。三诊阴道有少量褐色分泌物，气血下注胞宫之象，故继续通冲任，行气血。如法二诊，加泽兰通利冲任。四诊经净后当培补先天后天，益肾健脾益气，同时调和阴阳。故以四君子汤合二仙汤治之。二仙汤，妇科良方。其中仙茅、淫羊藿温肾阳，补肾精，辛温助命门调充任；巴戟天助阳，性柔；当归养血柔肝，充血海，调补冲任；知母、黄柏滋阴泻虚火，缓仙茅、淫羊藿辛热之性。全方寒热并用，精血兼顾，温补肾阳又不燥烈，滋肾又不寒凉滋腻，调理恢复冲任平衡。纵观调理过程，历经了先祛肝胆之邪，通路无忧，之后边补边通冲任气血，故能取得良好疗效。

病案六： 古某某，女，28岁，2023年8月13日初诊。

主诉：月经周期提前伴经量减少4个月。

病史：患者4个月前无明显诱因出现月经周期提前，甚则10余日一至，经血鲜红，经量涩少，质稠无血块，经行无胸胀，稍感腰酸。末次月经2023年8月10日，颜色鲜红，质稠，量少，三天干净。咽干，纳可，睡眠可，小便畅，大便干结不畅，四五日一行。形体消瘦，舌质红，舌体瘦小，苔薄，脉细稍数。

辨病：月经先期；月经量少。

辨证：阴虚精亏。

治法：滋阴养精。

选方：两地汤合二至丸加减。

地骨皮 8g	地黄 10g	玄参 10g	麦冬 10g
炒白芍 10g	女贞子 10g	墨旱莲 10g	枸杞子 10g
山茱萸 10g	木香 6g	陈皮 10g	熟地黄 10g

×7剂，水煎服，日一剂。

二诊（2023年9月28日）：服药后，月经周期提前改善，末次月经9月5日，经量仍少，色红，质稠，无血块，稍感腰酸，咽干，纳可，眠可，小便偏黄，大便偏干，一至两日一行。舌质红，舌体瘦小，苔薄，脉细。方拟：

地骨皮 10g	地黄 10g	玄参 10g	麦冬 10g
炒白芍 10g	女贞子 10g	墨旱莲 10g	枸杞子 10g
山茱萸 10g	木香 6g	陈皮 10g	熟地黄 10g
菟丝子 10g	茺蔚子 10g	牛膝 10g	

×5剂，水煎服，日一剂。

三诊（2023年11月3日）：末次月经10月27日，经期5天，量增多，色红，稍感腰酸，纳可，眠可，二便畅。舌质偏红，舌体瘦小，苔薄腻，脉细。

方拟：

地黄 10g	玄参 10g	炒白芍 10g	女贞子 10g
墨旱莲 10g	枸杞子 10g	山茱萸 10g	木香 6g
熟地黄 10g	制何首乌 10g	炒山药 10g	茯苓 10g
当归 10g			

×7剂，水煎服，日一剂。

【按语】 月经先期，量少，颜色鲜红，质稠，正如《傅青主女科》所曰"又有先期经来只一二点者，人以为血热之极也，谁知肾中火旺而阴水亏乎！……先期而来少者，火热而水不足也。……治之法不必泄火，只专补水，水既足而火自消矣，……方用两地汤"。患者大便干结不畅，四五日一行，《温病条辨》指出"津液不足，无水舟停者，间服增液"。患者舌质红，舌体瘦小，脉细稍数，是阴精不足的表现，一诊就诊时正值经后期，血海亏虚，需填补阴血。因此在两地汤的基础上加二至丸加枸杞子、熟地黄、山茱萸，填补阴精。方中养阴药居多，为防滋腻碍胃，用木香、陈皮，理气和胃。二诊月经周期改善，经量仍少，正值经前，在原方基础上加菟丝子滋阴养精，补肾温阳；茺蔚子、牛膝活血调经，以利经水下泄。三诊诸症均有改善，正值经后，仍守原方加当归、制何首乌滋阴养血益精，静药中加当归静中有动，滋阴易助湿，患者也出现舌苔薄腻，加炒山药、茯苓健脾利湿。

病案七： 李某，女，46岁，2021年12月10日初诊。

主诉： 反复行经时间延长2年，加重半年。

病史： 患者以往月经规律，周期30天，经期7天，量中，无痛经。2年前始出现行经时间延长，九至十天干净，经量增多，色淡红，无明显血块，伴头晕、心慌、爬楼气短，寐差，脸色苍白，口唇淡。患者曾自购药物以期缩短经期，无效。遂每逢经期就诊于我院中医科门诊服中药治疗，效果佳。但患者不能坚持周期服药。近半年，患者月经紊乱，延后并行经时间延长，经量多如冲，色淡红,有血块,伴头晕、心慌,动则气短,寐差。末次月经2021年12月1日,持续至今,量多如冲。现经量仍较多,色淡红,有血块,无腹痛,伴头晕心慌、乏力,动则气短。今日就诊于某妇幼保健院。B超提示:子宫内膜回声不均,厚12mm。血常规:RBC $2.35×10^{12}/L$,HB 59g/L。患者来我院就诊,为求进一步诊治收入院。刻下症:经量较多,色淡红,有血块,伴头晕心慌、乏力,动则气短、腰酸、纳差、寐差、二便畅。舌质淡红,苔薄白,脉沉细弱。

辨病:经期延长。

辨证:气虚夹瘀。

治法:补气健脾,化瘀止血。

选方:举元煎加减。

党参30g	炒白术10g	炙甘草5g	升麻5g
益母草20g	蒲黄15g	血余炭10g	海螵蛸30g
煅龙骨20g	煅牡蛎20g	续断20g	三七5g
仙鹤草30g			

×7剂,水煎服,日一剂。

二诊(2021年12月18日):患者少量阴道流血,头晕、心慌,乏力改善,仍动则气短、腰酸、纳差、寐差、二便畅。舌质淡红,苔薄白,脉沉细弱。治法予补气健脾、益肾止血,拟举元煎加减。

党参30g	炒白术10g	炙甘草5g	升麻5g
茯神15g	黄芪30g	血余炭10g	海螵蛸20g
续断30g	菟丝子10g	桑寄生30g	小蓟10g

×7剂,水煎服,日一剂。

西医继续予预防感染、补铁、止血等对症处理。

三诊(2021年12月25日):患者少量阴道流血,头晕、心慌,乏力明显改善,腰酸、纳差、寐差、二便畅。舌质淡红,苔薄白,脉沉细弱。治法仍予补气健脾、益肾止血,拟举元煎加减。

党参 30g	炒白术 10g	炙甘草 5g	茯神 15g
黄芪 30g	熟地黄 15g	续断 30g	菟丝子 10g
桑寄生 30g	木香 6g	砂仁 5g	海螵蛸 20g

×7剂，水煎服，日一剂。

西医继续予预防感染、补铁、止血等对症处理。

四诊（2022年1月3日）：患者少量阴道流血，食纳增加，寐可，二便畅。舌质淡红，苔薄白，脉沉细。治法：补气健脾养血，益肾止血。拟举元煎加减。

党参 30g	炒白术 10g	炙甘草 5g	茯神 15g
黄芪 30g	熟地黄 15g	续断 30g	菟丝子 10g
桑寄生 30g	木香 6g	砂仁 5g	海螵蛸 20g

×7剂，水煎服，日一剂。

【**按语**】经期延长属月经病，指周期基本正常，经期超过7天，甚至淋漓半个月，但能自止。经期持续时间长，对妇女生活造成不便，易引起感染，甚至影响受孕或发生自然流产。《诸病源候论》云："妇人月水不断者……劳伤经脉，冲任之气虚损，故不能制其经血，故令月水不断也。"指出经期延长的发病机制是冲任不固，胞宫封藏失司，经血失于制约。常见的病因病机为瘀阻冲任、气机失调，阴虚血热、冲任不固，气虚失摄、冲任不固；根据月经期、量、色、质的变化，并结合全身证候及舌脉，进行辨虚、热、瘀。本病的治疗原则重在调经止血，缩短经期。治疗具体分经期和非经期，重点在经期治疗。这就涉及止血药的选用。《沈氏女科辑要笺正·淋沥不断》云："经事延长，淋沥不断，下元无固摄之权，虚象显然……须知淋沥之延久，即是崩陷之先机。"此患者46岁，反复行经时间延长2年，《黄帝内经》指出女性五七阳明脉衰，六七三阳脉衰，气血衰，阳气衰，胞宫封藏失司，造成血失统摄，经期延长。气虚血运迟滞，气虚夹血瘀。反复发作，并月经过多，有转为崩漏之势。首诊因患者出血时间长，经量多，有血块，故予以补气健脾、化瘀止血。选举元煎加减,四君子汤去茯苓补气健脾摄血,出血量多、下部出血,用升提药,故加少量升麻。益母草、蒲黄是朱南孙老师针对瘀阻冲任常用的药对,起到活血化瘀止血的作用。海螵蛸、煅龙骨、煅牡蛎、仙鹤草收摄止血,三七化瘀,止血不留瘀,续断固肾气,司封藏。患者入院后行诊刮术,阴道少量流血,仍有头晕、心慌,乏力,动则气短,腰酸,纳差,寐差,故治以补气健脾,益肾止血,此阶段治法以健脾益肾为主,辅以止血。西医予以输血5个单位。四诊仅少量阴道流血,诸症皆平,予补气健脾养血、益肾止血治法。根据临床症状,施以辨证治疗。

痛经

病案:黄某某,女,29岁,2024年3月20日初诊。

主诉:痛经数年。

病史:患者诉每次月经来时小腹疼痛,昨天月经来潮,故于今日来曾师处就诊。刻下症:小腹疼痛,伴头痛、腰部酸痛,月经血块多,深褐色,手脚冰冷,小腹遇热则舒,经前乳房胀痛,脱发,纳可,平素常进食冰冷食物,寐差,多梦易醒,经期大便溏,小便平,经期双脚抽筋。舌质淡红,苔薄腻。左脉尺弱,右脉弦。

辨病:痛经。

辨证:肝郁脾虚,气滞血瘀。

治法:疏肝行气,温经活血。

选方:逍遥散加减。

柴胡 10g	法半夏 10g	炒白芍 10g	炙甘草 5g
肉桂 6g	乌药 10g	益母草 20g	橘核 10g
川芎 10g	吴茱萸 5g	当归 10g	王不留行 20g

×5剂,水煎服,日一剂。

二诊（2024年3月27日）：痛经较前减轻，月经已停。

柴胡 10g	炒白芍 10g	炙甘草 5g	橘核 10g
薄荷 2g	当归 10g	党参 20g	茯苓 20g
炒白术 10g	干姜 3g		

×7剂，水煎服，日一剂。

【按语】患者痛经多年，血块多，为有瘀血；手脚冰冷，小腹遇热则舒，为阳虚；寒凝气滞则小腹疼痛；经前乳房胀痛，为肝经气机不畅；经期大便溏，为脾虚，水湿不运。辨证为肝郁脾虚、气滞血瘀之证。因一诊患者正值经期，经期以通为顺，故以疏肝行气、温经活血为主。二诊月经结束后，处逍遥散加橘核行气，党参补气，干姜温中以善后。

更年期综合征

病案一： 彭某某，女，50岁，2024年3月12日初诊。

主诉：潮热汗出1年。

病史：患者诉自从2019年左肺部微浸润性腺癌行手术治疗后，自觉身体日渐变差，1年前绝经后，逐渐出现潮热汗出，欲寻求中医调理身体。刻下症：无头晕眼花，无眼干，口稍干，欲饮水，纳可，寐可，二便平。舌质淡红，苔少。右脉弦滑。

既往史：2019年左肺部微浸润性腺癌，手术治疗，未放化疗，去年12月复查肺部CT示：右肺结节8mm，左肺尖炎症；脖颈处疣状物多（已手术）；甲状腺结节病史；子宫肌瘤病史。

辨病：绝经前后诸证。

辨证：阴阳失调。

治法：调和阴阳。

选方：二仙汤加减。

仙茅 12g	巴戟天 10g	当归 10g	甘草 5g
知母 6g	黄柏 6g	百合 20g	牡蛎 6g
浙贝母 10g	白英 20g	浮小麦 60g	猫爪草 20g
淫羊藿 13g			

×15 剂，水煎服，日一剂。

二诊（2024 年 4 月 15 日）：患者诉仍感潮热盗汗，口干，纳可，寐可。舌质红，苔薄，脉弦滑。原方去浙贝母，加牡蛎至 30g、知母 10g，加玄参 10g。

仙茅 12g	巴戟天 10g	当归 10g	甘草 5g
黄柏 6g	百合 20g	牡蛎 30g	白英 20g
浮小麦 60g	猫爪草 20g	淫羊藿 13g	玄参 10g
知母 10g			

×15 剂，水煎服，日一剂。

三诊（2024 年 4 月 30 日）：患者诉症状稍有缓解。舌质暗红，苔薄干。右脉弦缓，左脉弱。去牡蛎、猫爪草、玄参，加醋龟甲 10g。

仙茅 12g	巴戟天 10g	当归 10g	甘草 5g
黄柏 6g	百合 20g	白英 20g	浮小麦 60g
淫羊藿 13g	知母 10g	醋龟甲 10g	

×15 剂，水煎服，日一剂。

四诊（2024 年 5 月 15 日）：患者诉潮热汗出明显缓解，口干欲饮，纳寐可，二便平。舌质暗红，苔少。左脉弱，右脉滑。

龙葵 20g	猫爪草 20g	仙茅 12g	巴戟天 10g
当归 10g	甘草 5g	黄柏 6g	百合 20g
淫羊藿 13g	知母 10g	醋龟甲 10g	

×15 剂，水煎服，日一剂。

【按语】 该患者以恶性肿瘤术后，为求中医治疗来诊，本应以扶正抗癌治疗为主。但曾师在临证过程中主张抓主症，该患者的主症为潮热汗出，且该患者正值绝经期前后，故曾师多从阴阳失调论治,方以二仙汤加减温肾阳、清虚热,又兼抗癌毒。仙茅、淫羊藿、巴戟天温肾阳,知母、黄柏清虚热,当归养血,百合清养肺阴,猫爪草、白英清癌毒,牡蛎、浙贝母软坚散结,重用浮小麦止汗。二诊见患者热象偏重,加玄参清热益阴。三诊,酌加龟甲清心养阴、交通心肾,服药后患者汗出明显缓解。

病案二:何某,女,52岁,2021年11月4日初诊。

主诉:月经紊乱半年,烘热汗出3个月。

病史:患者以往月经规律,周期33~35天,经期5~6天,量中,无痛经。今年4月始出现周期延后,月经2~3个月一行,3天干净,经量减少,色鲜红,有小血块。1996年剖宫产1子,2020年10月因子宫肌瘤行肌瘤剥离术。性情急躁易怒,时感头晕。形体偏胖,平素不喜运动。今年8月患者时而出现全身燥热,面红,头面部、颈部豆大汗出,几分钟后症状缓解,一天发作十余次。患者就诊时刚坐下,就见面部发红,头面部、颈部豆大汗出,自诉全身燥热。刻下症:面部烘热,口干不多饮,食纳正常,睡眠可,大便偏干,一日一行,小便畅。舌质红,苔薄腻,脉沉细数。

既往史:高血压病多年。

辨病:绝经前后诸证。

辨证:肾阴虚。

治法:滋阴清热,平肝敛汗,活血化瘀,健脾化痰。

选方:知柏地黄汤加减。

地黄 20g	熟地黄 10g	黄柏 8g	知母 8g
山茱萸 10g	墨旱莲 10g	石决明 30g	浮小麦 30g
陈皮 10g	法半夏 10g	茯苓 20g	白术 10g
赤芍 10g	牡丹皮 10g	石见穿 20g	

×7剂,水煎服,日一剂。

二诊(2021年11月19日):患者全身燥热,面红,烘热汗出次数明显减少,一天发作五六次,无头晕,情绪平稳。月经后期量少,有小血块,纳可,眠可,二便畅。舌质红,苔薄腻,脉沉细数。仍予滋阴清热、平肝敛汗、活血化瘀、健脾化痰治法,知柏地黄汤加减。

鳖甲 10g	地黄 20g	熟地黄 10g	黄柏 8g
知母 8g	山茱萸 10g	墨旱莲 10g	石决明 30g
浮小麦 30g	陈皮 10g	法半夏 10g	茯苓 20g
白术 10g	赤芍 10g	牡丹皮 10g	石见穿 20g

×7剂,水煎服,日一剂。

三诊(2022年2月5日):患者自诉二诊服药后,诸症平。近两天,又感燥热,面红,头面部、颈部汗出,一天三四次,月经周期正常,经量增多,有小血块,纳可,眠可,二便畅。舌质红,苔薄腻,脉沉细偏数。继予滋阴清热、平肝敛汗、活血化瘀、健脾化痰治法,知柏地黄汤加减。

地黄 15g	黄柏 6g	知母 6g	墨旱莲 10g
石决明 30g	浮小麦 30g	陈皮 10g	法半夏 10g
茯苓 20g	白术 10g	赤芍 10g	牡丹皮 10g
石见穿 20g	莪术 10g	苍术 10g	建曲 10g
香附 10g			

×7剂,水煎服,日一剂。

服药后患者无烘热汗出。

【按语】 绝经前后诸证是以患者的自觉症状为主要表现,其临床表现复杂多样,尤其是精神因素的影响很大。由于女性自身体质的不同,生活环境的差异,临床表现不一而足。即使同一患者,不同时期主要症状亦表现不同。《素问·上古天真论》曰:"女子……七七,任脉虚,太冲脉衰少,天癸竭,地道不通,故形坏而无子也。"指出本病的发生与妇女绝经前后的生理特点密切相关,肾衰天癸竭为发病基础,在此生理转折时期,受内外环境的影响,肾阴阳失衡为病机关键。五脏之中，肾衰最早。肾阴阳失调，波及其他脏腑，常累及心、肝、脾等多脏，并夹气郁、瘀血、痰湿等。《哈荔田妇科医案医话选》云本病导致脏腑功能失和，进一步损伤冲任二脉的结果……对于更年期综合征的治疗要以调冲任为本，而调冲任又当调脏腑、和气血，其中尤须注重调理肝、脾、肾三脏。常见的病因病机为肾阴虚冲任失调，肾阳虚封藏失职、冲任不固，肾阴阳两虚、冲任失调，肾虚肝郁，心肾不交等。本病以肾虚为本，病理变化以肾阴阳平衡失调为主，辨证以肾阴虚为主，治法以调肾阴为大法，涉及他脏，兼而治之。

此患者年届五十二，伴随月经紊乱，以烘热汗出、急躁易怒、燥热面红为主要症状，有高血压、子宫肌瘤病史，常感头晕，考虑患者肾阴虚，阴虚内热，肝阳偏亢。形体偏胖，不爱运动，月经有血块，还有痰瘀交阻。首诊予以滋阴清热、平肝敛汗、活血化瘀、健脾化痰治法，予以知柏地黄汤加减，方中知柏地黄汤滋阴清热，二陈汤加白术健脾化痰祛湿，石决明平肝潜阳，浮小麦敛汗，赤芍、牡丹皮、石见穿活血化瘀消癥。二诊患者症状明显缓解，守原方加鳖甲血肉有情之品，加重滋阴效果。二诊后，患者无烘热汗出，情绪平稳。2022年二月初，又感燥热，面红，头颈部汗出，就诊时仍守原方，减轻知母、黄柏用量。患者至今未复发。本病治疗注重固护肾气，用药清热不宜过于苦寒，祛寒不宜过于温燥，更不可妄用攻伐，以免犯虚虚之戒。

病案三： 管某某，女，48岁，2023年12月4日初诊。

主诉： 面部烘热、潮热面红1周。

病史： 患者近1周感觉面部烘热，烦躁，潮热面红，似有汗意，无明显出汗，数分钟后症状缓解，旋即稍感畏寒，多时一天数十次，头昏蒙，脘痞，咽干稍疼痛，月经2个月未来潮，纳可，小便畅，大便偏干，一日一行，舌质红，舌体瘦小，边有齿痕，苔薄白，脉沉细数。

辨病：绝经前后诸证。

辨证：阴阳失调，脾虚肝旺。

治法：调和阴阳，健脾平肝。

选方：加味二仙汤。

淫羊藿 10g	仙茅 10g	黄柏 8g	鳖甲（先煎）10g
钩藤 10g	生地黄 10g	石菖蒲 10g	天麻 10g
刺蒺藜 10g	连翘 6g	陈皮 10g	炒白术 10g
茯苓 10g			

×7剂，水煎服，日一剂。

二诊（2023年12月11日）：面部烘热，烦躁，潮热面红次数减少，旋即畏寒，头昏蒙，咽干稍痛，颈部拘急不舒，脘闷，睡眠欠佳，纳可，二便畅。舌质红，舌体瘦小，苔薄白，脉沉细偏数。

辨证：阴阳失调，肝阳偏亢。

治法：调和阴阳，平抑肝阳。

选方：二仙汤加减。

淫羊藿 10g	仙茅 10g	知母 10g	黄柏 10g
钩藤 15g	生地黄 10g	石菖蒲 10g	刺蒺藜 10g
连翘 6g	炒白术 10g	葛根 15g	当归 10g
熟地黄 10g	紫苏梗 10g	首乌藤 30g	

×7剂，水煎服，日一剂。

三诊（2023年12月18日）：面部烘热、畏寒症状明显减轻，咽干，食欲不佳，眠可，二便畅。舌质淡红，苔薄腻，脉沉细。守原方加减，方拟：

淫羊藿 10g	仙茅 10g	知母 10g	黄柏 8g
钩藤 10g	生地黄 10g	石菖蒲 10g	刺蒺藜 10g
连翘 6g	炒白术 10g	当归 10g	熟地黄 10g
紫苏梗 10g	首乌藤 15g	陈皮 10g	茯苓 10g

×7剂，水煎服，日一剂。

【按语】《黄帝内经》指出:"七七,任脉虚,太冲脉衰少,天癸竭,地道不通,故形坏而无子也。"七七之年,肾气渐衰,天癸渐竭,冲任二脉逐渐亏虚,月经将断而至绝经,易出现绝经前后诸证。此时典型症状为烘热烦躁、潮热面红。因肾之阴阳失调,常易波及其他脏腑。本病之本在肾,累及肝脾。肾阴不足不能滋养肝阴,肝肾阴亏,肝阳偏亢,故面部烘热,烦躁,潮热面红,似有汗意,咽干痛,舌质红,舌体瘦小,脉细数。肾阳不足,命门火衰,阳气不能外达,经脉失于温煦,故畏寒。肾阳虚不能温运脾土,症见脘痞。肝旺脾虚,痰湿内生,症见头昏蒙,舌边有齿痕。仿二仙汤之义,用淫羊藿、仙茅阴阳双补。一诊肝肾阴虚,肝阳偏亢明显,用鳖甲、生地黄养阴平肝,钩藤、刺蒺藜清热平肝息风,陈皮、茯苓、炒白术、石菖蒲健脾理气化痰,连翘清热散结。二诊加葛根、当归、熟地黄养血通络治项紧,首乌藤养血安神,紫苏梗理气宽中。三诊后,诸症平。

带下病

病案一: 王某某,女,23岁,2024年3月28日初诊。

主诉:白带异味6年余。

病史:患者诉近6年来白带常有异味,月经味道重,西医辨病为"阴道炎",予甲硝唑抗感染治疗,症状时常反复,现来曾师处就诊。刻下症:白带异味,阴道瘙痒,偶有灼热感,四肢凉,疲乏无力,纳寐可,二便调,无头晕心悸,无腹痛,无寒热,舌质淡红,苔薄白,左脉细,右脉滑数。末次月经2024年3月13日,月经周期正常,量稍多,血块少,无痛经。面部有痤疮痘印。

辨病:带下病。

辨证:肝郁脾虚。

治法：疏肝健脾，摄精化湿。

选方：完带汤加减。

炒苍术 10g	炒白术 10g	陈皮 10g	党参 20g
炙甘草 4g	车前子 10g	炒薏苡仁 20g	柴胡 7g
炒白芍 8g	炒山药 20g	荆芥炭 7g	海螵蛸 20g
煅牡蛎 20g			

×5剂，水煎服，日一剂。

【按语】完带汤是傅青主治疗带下病的常用方。曾师常用此方治疗妇女带下疾病，颇有自己的临床体会。白带总属"湿盛而火衰，肝郁而气弱，则脾土受伤，湿土之气下陷。是以脾精不守，不能化荣血以为经水，反变成白滑之物……治法宜大补脾胃之气，稍佐以舒肝之品"。曾师认为白带其本质属于虚证，虽然白带属于湿盛，貌似为"邪盛"之证，不宜大补大敛，有"闭门留寇"之嫌。然"闭门留寇"之"寇"为外来之客邪，因此需要因势利导祛除。白带之湿盛本质是肝郁脾虚，精气不能收摄而化为湿邪下流，因此用山药、海螵蛸、煅牡蛎、白芍收摄精气，苍术、白术、薏苡仁、车前子、陈皮燥湿化湿，柴胡、荆芥炭升提清气，党参、炙甘草补中益气，曾师称此为"关门打狗"祛湿法。所谓"关门"即是收摄精气使之不从下窍而渗利，"打狗"即是祛除在下焦的湿邪。此案患者常四肢凉，疲乏无力，舌质淡，苔薄白，正是一派脾气虚弱之征，正宜"关门打狗"。

病案二： 祝某某，女，42岁，2023年10月23日初诊。

主诉：白带量多清稀1月余。

病史：患者1月余前无明显诱因出现带下色白量多，清稀如涕，面色苍白，抑郁不舒，神疲倦怠，便溏，纳呆，寐可，小便正常，无腹痛、腹泻、腹胀，无恶心、呕吐等不适，经期规律，无痛经、血块等不适，末次月经时间2023年9月28日。刻下症：带下量多，清稀如涕，面色苍白，神疲倦怠。舌淡苔白，脉濡。

辨病：带下病。

辨证：脾虚肝郁，湿浊带下。

治法：补脾疏肝，化湿止带。

选方：加味完带汤。

麸炒苍术 8g	麸炒白术 8g	陈皮 6g	党参 10g
炙甘草 3g	薏苡仁 15g	北柴胡 6g	炒白芍 6g
麸炒山药 10g	荆芥 6g	干姜 6g	

×7剂，水煎服，日一剂。

二诊（2023年10月31日）：患者服药后白带色白、量减少，但本次月经仍未至。舌淡苔白，脉濡弱。续用前方加用益母草15g，炒王不留行8g，肉桂3g，活血调经。7剂，水煎服，日一剂。

2023年11月22日电话随访，患者用药后4天月经至，月经干净后将药物服完，后带下基本正常。

【按语】 带下色白量多，清稀如涕乃由脾虚肝郁、带脉失约、湿浊下注所致。脾虚则生化之源不足，气血不能上荣头面致面色苍白；肝气郁结，肝失条达，故见抑郁不舒；脾虚失运，水湿内停，清气不升，故见神疲倦怠，便溏，纳呆。傅山《傅青主女科》卷上："夫带下俱是湿症，而以'带'名者，因带脉不能约束，而有此病，故以名之。盖带脉通于任、督，任、督病而带脉始病……加以脾气之虚，肝气之郁，湿气之侵，热气之逼，安得不成带下之病哉？故妇人有终年累月下流白物，如涕如唾，不能禁止，甚则臭秽者，所谓白带也。夫白带乃湿盛而火衰，肝郁而气弱，则脾土受伤，湿土之气下陷。是以脾精不守，不能化荣血以为经水，反变为白滑之物，由阴门直下，欲自禁而不可得也。治法宜大补脾胃之气，稍佐以舒肝之品，使风木不闭塞于地中，则地气自升腾于天上，脾气健而湿气消，自无白带之患矣。"故本病治宜补脾益气，疏肝解郁，化湿止带。方中用白术、山药补脾祛湿，使脾气健运，湿浊得消；山药固肾止带，党参补中益气；苍术燥湿健脾，以增祛湿化浊之功；薏苡仁利水渗湿、健脾止泻；白芍柔肝理脾，使肝木条达而脾土自强；陈皮理气燥湿，使补药补而不滞，兼具行气化湿；柴胡、荆芥辛散，得白术则升发脾胃清阳，配以白芍疏肝解郁，加用干姜温中理气，调理脾胃；炙甘草调和诸药，使脾气得健，肝气条达，清阳得升，湿浊得化，则带下自止。二诊时患者月经推迟，加益母草、炒王不留行、肉桂活血调经，温经祛湿，故而用药后月经得至。

病案三： 张某某，女，62 岁，2023 年 7 月 10 日初诊。

主诉：带下量多 3 个月，伴外阴灼热疼痛。

病史：患者带下量多，色黄质稀，腥臭，外阴瘙痒灼热疼痛，尿频，行液基细胞检查未见异常，西医予以外阴熏洗，阴道纳药，症状不减反剧。刻下症：腰部酸软，烦躁，头汗多，睡眠欠佳，食少，舌质红，苔薄黄腻，舌底络脉青紫，脉滑。

既往史：乳腺癌术后。

辨病：带下病。

辨证：脾肾亏虚，肝火旺盛，湿热下注。

治法：补益脾肾，清肝火，祛湿热。

选方：易黄汤合龙胆泻肝汤加味。

龙胆草 5g	车前子 10g	甘草 7g	黄柏 13g
苍术 10g	黄芩 10g	益母草 15g	杜仲 15g
炒山药 30g	柴胡 10g	泽泻 10g	桑寄生 20g
牛膝 15g	苦参 10g	通草 7g	浮小麦 30g
当归 10g	芡实 20g	地黄 15g	炒栀子 10g

×14 剂，水煎服，日一剂。

二诊（2023 年 7 月 24 日）：带下量减少，色黄腥臭，外阴灼热疼痛减轻，尿频、短黄，夜间尤甚，睡眠欠佳，心烦，双目干涩，腰酸，舌质红，苔薄黄腻，脉滑。

辨证：肝经湿热，心肾不交。

治法：清肝火，祛湿热，交通心肾。

选方：龙胆泻肝汤合交泰丸加味（方一）。

龙胆草 5g	车前子 10g	生甘草 7g	泽泻 10g
桑寄生 20g	当归 10g	地黄 15g	炒栀子 10g
黄芩 10g	柴胡 10g	川木通 8g	淡竹叶 10g
枸杞子 10g	黄连 6g	肉桂 2g	桑椹 10g
茯苓 15g			

×14剂，水煎服，日一剂。

方二：

土茯苓 30g	地肤子 30g	苦参 15g	蒲公英 15g
蛇舌草 15g	大血藤 15g	五倍子 30g	蛇床子 30g
黄柏 15g	贯众 30g		

×14剂，水煎服，日一剂，外洗。

三诊（2023年8月7日）：带下量少，色黄质稀，烘热汗出，心烦，双目灼热干涩，舌红，苔薄黄腻，脉弦滑。

辨证：肾水不足，肝火偏旺。

治法：清肝祛湿，养阴敛汗。

选方：龙胆泻肝汤加味。

龙胆草 5g	车前子 10g	生甘草 7g	泽泻 10g
当归 10g	生地黄 15g	炒栀子 10g	黄芩 10g
柴胡 8g	川木通 10g	淡竹叶 10g	枸杞子 10g
菊花 10g	钩藤 10g	丹参 10g	菟丝子 10g
浮小麦 30g	五味子 10g	煅牡蛎 20g	山茱萸 10g

×14剂，水煎服，日一剂。

【按语】带下病首见于《素问·骨空论》："任脉为病……女子

带下瘕聚。"任脉主一身阴精、津液，带下的产生除与任脉有关外，还与督脉的温化、带脉的约束有关，同时受肾气以及脏腑（尤其是脾）水谷之精津的影响。《傅青主女科》认为"带下俱是湿症"，并阐述五色带下病机及治法。患者年届六十二，步入老年。《黄帝内经》云"五七，阳明脉衰……七七，……天癸竭，地道不通……"。患者肾精不足，脾运不健，脾之气血不旺，湿浊内生，故带下量多，外阴瘙痒灼热疼痛，腰部酸软，食少；相火偏旺，湿热相合，故带下黄，腥臭，烦躁，睡眠欠佳。宜补益脾肾，清肝火，祛湿热，宜易黄汤合龙胆泻肝汤加味。二诊诸症减轻，出现夜间尿频且短黄，睡眠欠佳，心烦，属心肾不交，心火独亢，于龙胆泻肝汤基础上加枸杞子、桑椹补肝肾，合交泰丸交通心肾，淡竹叶清心火。《金匮要略》首创带下病外治法，效如桴鼓，因此在口服中药基础上，加外洗方清热解毒、祛湿止痒。三诊诸症明显减轻，出现烘热汗出，双目灼热干涩之症。辨证属肾水不足、肝火偏旺，在龙胆泻肝汤的基础上加养阴敛汗之品，解决肾水亏乏而出现的绝经前后诸证，提高生活质量。

乳痛

病案：姚某某，女，39岁，2024年6月4日初诊。

主诉：左乳房红肿疼痛伴有脓液2月余。

病史：患者2个月前因乳房红肿疼痛于当地医院诊断为"化脓性乳腺炎"，口服消炎药无明显疗效，不想手术治疗，今来曾师处就诊。刻下症：左乳房红肿疼痛，有波动感，可见脓液流出，色淡黄，有硬块，无乳房胀，挤压触碰疼痛，牵涉后背作痛，小腿酸，颈项酸，纳可，口干不欲饮，肠鸣，二便调，进食生冷奶制品则溏泻，脾气急，精神差，怕冷，无发热。月经量少。舌尖红，有点刺，苔根部腻。脉滑数。

辨病：乳痈。

辨证：肝胃瘀热壅滞。

治法：清热解毒，排脓消肿。

选方：仙方活命饮加减。

金银花 30g	防风 10g	白芷 8g	当归 10g
炙甘草 5g	赤芍 10g	浙贝母 10g	天花粉 20g
乳香 6g	没药 6g	皂角刺 10g	陈皮 10g

×7剂，水煎服，日一剂。

二诊（2024年6月11日）：左乳波动感，乳头旁仍流脓液，量少，夜间口干欲饮，大便干，小便少，无寒热。舌质红，苔根腻。脉滑。

蒲公英 20g	败酱草 20g	路路通 10g	赤芍 10g
金银花 30g	防风 10g	白芷 8g	当归 10g
炙甘草 5g	浙贝母 10g	天花粉 20g	乳香 6g
没药 6g	皂角刺 10g	陈皮 10g	

×7剂，水煎服，日一剂。

三诊（2024年6月25日）：仍有出脓，脓少，色白，清稀，有硬结，服药后稀便，口干好转，纳可，寐可。舌质淡红，苔薄，舌底静脉曲张。脉略数。

黄芪 30g	当归 10g	甘草 5g	柴胡 10g
红曲 6g	党参 10g	没药 6g	皂角刺 20g
白及 20g	金银花 20g	浙贝母 10g	

×7剂，水煎服，日一剂。

【按语】女性乳房与肝胃息息相关，女子乳头属肝，乳房属胃。肝胃经气血充盛于乳房。患者乳房红肿疼痛，有波动感，已有脓液流出，舌尖红，有点刺，脉滑数，以热象为主，属于阳证。肝气不疏，胃热壅滞，气血瘀滞日久则化脓。方以仙方活命饮加减，金银花清热解毒,为治痈圣药,天花粉滋阴清热排脓,浙贝母消痰散结,当归、乳香、没药、赤芍活血化瘀、消肿止痛,皂角刺、路路通破结排脓,蒲公英、败酱草清热解毒消痈,以白芷、防风、陈皮辛温反佐加强排脓消肿之功。三诊患者脾胃阳气已伤,痈毒已排大部分,故以益气养血排脓法治疗,黄芪、当归、党参、甘草、柴胡益气养血托毒外出,没药、皂角刺化瘀排脓,浙贝母化痰散结,金银花辛凉散热,白及活血消肿生肌,红曲温中健脾。

乳癖

病案:朱某某,女,34岁,2023年6月4日初诊。

主诉:经前乳房胀痛数年。

病史:患者自诉每遇经前乳房胀痛,持续约1周余,当地医院体检B超发现左乳头12点方向4A级结节(大小约9mm×7mm),情绪不佳,常抑郁,睡眠障碍,入睡困难,梦多,眠浅,咽干饮水不解。月经经期常延长半月余,无血块,时有腰腹痛,怕冷,经前面部长痘。舌尖红,苔白厚干,脉滑。

既往史:乳腺纤维瘤病史,乳腺炎手术史。

辨病:乳癖。

辨证:肝郁痰凝。

治法:疏肝解郁,理气化痰散结。

选方:半蒌逍遥散加味。

柴胡10g	茯苓20g	白术10g	干姜3g
薄荷2g	瓜蒌子10g	法半夏10g	香附10g
皂角刺10g	黄芩10g	猫爪草10g	

×7剂,水煎服,日一剂。

二诊(2023年6月11日):乳胀已1日,时有下腹部痛,可以自行缓解，怕冷，腰酸，情绪波动大，口咽干饮水不解，舌尖红，苔白干，左脉弱。

柴胡 10g	茯苓 20g	白术 10g	干姜 3g
薄荷 2g	天花粉 30g	法半夏 10g	香附 10g
皂角刺 10g	黄芩 10g	猫爪草 10g	路路通 10g
炙甘草 5g			

×7剂，水冲服，日一剂。

三诊（2023年6月18日）：患者乳房胀痛明显好转。

柴胡 10g	茯苓 20g	白术 10g	香附 10g
黄芩 8g	猫爪草 20g	炙甘草 5g	瓜蒌仁 10g

×7剂，水冲服，日一剂。

【按语】乳癖，好发于25～45岁中青年女性，历史文献中有"乳癖""乳中结核""乳痞"等病名。明代龚居中在《外科活人定本·卷之二》中指出："乳癖，此症生于正乳之上，乃厥阴、阳明经之所属也……何谓之癖？若硬而不痛，如顽核之类。"《医宗金鉴·外科心法要诀·胸乳部》称之为乳中结核，并阐述其辨证论治，"初起气实者，宜服清肝解郁汤，气虚者，宜服香贝养荣汤。若郁结伤脾，食少不寐者，服归脾汤，外俱用木香饼熨法消之甚效"。患者为中年女性，经前乳房胀痛数年，情绪常抑郁，存在肝气郁结之因，气郁痰结，痰气交阻于肝经所过之处，女性乳房常为"重灾区"，故乳癖为女性常见病。气郁化火则扰心而致睡眠障碍，入睡困难，梦多，眠浅；咽干饮水不解，乃气郁津液不布之象；经前面部长痘、舌尖红，亦为气郁化火上循于面之象；腰腹痛，怕冷，为上热下寒之候；气郁血结，血行不畅，故月经经期延长；舌苔白厚、脉滑，为气郁痰生。故该患者辨病为乳癖，辨证为肝气郁结兼有痰阻之证。本例患者属肝郁气结痰凝之证，选方逍遥散加减疏肝解郁、理气化痰散结。逍遥散，出自《太平惠民和剂局方》，曾师加用半夏、瓜蒌仁，治疗各种乳房包块。其中柴胡疏肝解郁，使肝气得以条达；当归甘辛苦温，养血和血；白芍酸苦微寒，养血敛阴，柔肝缓急；白术、茯苓健脾祛湿，运化有权，气血有源；炙甘草益气补中，缓肝急。全方当归、白芍、柴胡同用，补肝体，助肝用，血和肝和，血充肝柔，诸药合用，肝郁得疏，血虚得养，脾弱得复，气血兼顾，体用并调，肝脾同治。曾师在运用时，考虑到患者以气机不畅痰气互结为主，肝体失柔之象不显，故去当归、白芍，而加香附疏调肝气止痛，薄荷疏肝解郁，加黄芩散郁火，瓜蒌子引气下行，皂角刺、猫爪草消散结肿，路路通可通肝经活络。

产后身痛

病案：张某，女，29岁，2020年12月21日初诊。

主诉：产后全身关节酸痛伴畏寒、多汗20天。

病史：患者于2020年11月15日顺产一男婴。产后十余天因起居不慎，出现全身关节酸痛，屈伸不利，遇寒加重，得热减轻，伴畏寒、多汗、乏力，恶露量少，色淡，有小血块。患者在当地医院中药调理，症状未见明显好转。近两日，关节疼痛加重，伴恶风畏寒、头晕乏力，食欲差，恶心，无呕吐，今日上午至吉安市某医院就诊，血常规、肝肾功能、血糖、电解质、风湿三项、血沉、C反应蛋白、贫血三项、甲功三项、性激素六项、抗核抗体（ANA）检查均正常。为求进一步中医诊治，患者来我院住院。刻下症：全身关节酸痛，屈伸不利，遇寒加重，得热减轻，伴恶风畏寒、多汗、头晕乏力，恶露已净。食欲差，寐差，大便稀软，小便畅，舌质淡红，苔白腻，脉细弦。

辨病：产后身痛。

辨证：风寒湿证。

治法：养血祛风，散寒除湿。

选方：独活寄生汤加减。

独活 10g	桑寄生 15g	秦艽 10g	防风 10g
炒白芍 10g	川芎 6g	羌活 10g	牛膝 15g
茯苓 15g	当归 12g	党参 15g	白术 10g
炙甘草 5g	桑枝 30g	伸筋草 15g	

×7剂，水煎服，日一剂。

二诊（2020年12月28日）：患者全身关节酸痛明显减轻，微畏风寒、多汗、头晕乏力，食欲、睡眠改善，大小便正常，舌质淡红，苔薄白腻，脉细。仍予养血祛风、散寒除湿治法，独活寄生汤加减。

独活 10g	桑寄生 15g	秦艽 10g	防风 10g
炒白芍 10g	川芎 6g	牛膝 15g	茯苓 15g
当归 12g	党参 15g	白术 10g	炙甘草 5g
桑枝 20g	伸筋草 15g		

×7剂，水煎服，日一剂。

三诊（2021年1月5日）：患者稍感关节酸痛，出汗减少，无头晕、乏力，食欲、睡眠正常，大小便正常，舌质淡红，苔薄白，脉细。继续予养血祛风、散寒除湿治法，独活寄生汤加减。

独活 10g	秦艽 10g	生地黄 10g	炒白芍 10g
川芎 6g	牛膝 15g	茯苓 15g	当归 12g
党参 15g	白术 10g	炙甘草 5g	鸡血藤 30g

×7剂，水煎服，日一剂。

患者要求出院带药。嘱避风寒，慎起居，继续服中药调理。

【按语】 产后身痛多发生于冬春严寒季节，患者分娩正值冬季，发病时，正值严冬，风寒湿三气杂至。产后，妇女的一个特殊时期，气血亏虚，百脉俱虚，腠理疏松，风寒湿邪乘虚而入，留滞经络，气血运行不畅，故关节疼痛，屈伸不利。《陈素庵妇科补解·产后众疾门》云："产后气血俱虚，气虚……，而不能周通一身，血虚……，而不能滋荣于一体。外风乘虚而入，……，遍身筋脉时作疼痛，甚则腰背强硬，不能俯仰，手足拘挛，不能屈伸，……，久则为痿痹……，外风不入，内风不留，有何疼痛哉？"病机责之气血亏虚、风寒湿邪侵袭。常见的病因病机为血虚不荣、卫表不固，风寒湿邪侵袭、血瘀气血运行不畅及肾虚筋脉失养，通过疼痛的性质，结合全身情况、舌脉进行辨证，治法以调理气血为主，兼祛邪。同时遵循"勿拘于产后，亦勿忘于产后"的治疗原则。此患者发病处于产褥期，属于"产后身痛"范畴。正值冬季分娩，起居不慎，风寒湿邪侵犯，予以养血祛风、散寒除湿，选独活寄生汤加减。《沈氏女科辑要笺正·第二十四节·遍身疼痛》云："此证多血虚宜滋养，或有风寒湿三气杂至之痹，则养血为主，稍参宣络，不可峻投风药。"方中四物汤养血活血，四君子汤补气健脾，扶助正气，牛膝、桑寄生补肝肾、强筋骨，羌活、独活、秦艽祛风胜湿，为风中润药，伸筋草宣络止痛。根据产后多虚多瘀特点，以养血为主，稍参宣络。产后身痛，忌大汗之治，当以补气血为先，使正气复而邪易去。外感为患，以稍事疏散即可。误汗耗津血，正气益虚，邪气益深，或变生他病。首诊扶正祛邪并用，并注意产后恶露情况。因治疗及时，患者症状缓解很快。故二诊、三诊调整用药，祛风胜湿药减半，以调理产后气血、补肝肾。该患者虽住院时间不长，但随着患者症状的变化，综合全身表现，辨证治法也随之调整。产后身痛应注意治疗节点，在产褥期内积极治疗，否则迁延日久，正气亏虚，筋脉气血瘀阻，可致关节肿胀、僵硬变形，甚则肌肉萎缩，筋脉拘急，成痿痹之证。

第十章 男科病证

阴囊炎

病案：王某，男39岁，2024年3月1日初诊。

主诉：阴囊潮湿数月。

病史：患者述数月前出现阴囊潮湿，曾自服龙胆泻肝丸，症状稍缓解。伴口苦，腹泻，脾气急，时有腰酸痛，晨起腰冷，眠一般，舌淡红，苔腻，中间有裂纹，脉缓。

辨病：阴囊炎。

辨证：肝郁脾虚。

治法：疏肝解郁，健脾除湿。

选方：逍遥散加减。

当归 10g	白芍 10g	柴胡 15g	茯苓 15g
炒白术 10g	炙甘草 3g	干姜 6g	薄荷 2g
黄芩 10g	牡丹皮 10g		

×10剂，水煎服，日一剂。

二诊（2024年3月13日）：患者口苦及阴囊潮湿均有好转。

当归 10g	白芍 10g	柴胡 15g	茯苓 15g
炒白术 10g	炙甘草 3g	干姜 6g	薄荷 2g
黄芩 10g	金樱子 10g	鸡内金 10g	

×10剂，水煎服，日一剂。

【按语】 患者因阴囊潮湿而就诊，属于中医湿阻之证，多因久居湿地，饮食不洁等原因形成。湿性重浊下趋，易侵袭阴位，因此男性阴囊常常为湿邪所犯，同时阴部乃肝胆经所过之处，患者服用龙胆泻肝丸治疗，腹泻较甚，由此可见患者脾胃功能欠佳，因此考虑肝脾不调，脾虚肝郁湿阻，用肝脾通调之逍遥散可解。逍遥散出自《太平惠民和剂局方》，方中当归、白芍与柴胡合用，补肝体而助肝用，血和则肝和，血充则肝柔，干姜易生姜，可温中健脾，全方诸药合用，肝郁得疏，脾弱得复，气血兼顾，体用并调，肝脾同治。

男性不育症

病案一： 魏某某，男，30岁，2022年6月10日初诊。

主诉：弱精症半年。

病史：患者因备孕半年无功就诊，在妇产科体检，诊断为"弱精症"，建议中药治疗。刻下症：稍有腰膝酸软，无口干、口苦，食纳可，大小便可，睡眠可，房事和谐，舌质红，苔薄，脉细稍数。患者体型中等，无不良嗜好，平素爱打篮球。精液检测示：30分钟完全液化，活动率50%，直线向前10%，缓慢向前20%，原地打转20%，不动50%，精子总数25×10^6/mL。

辨病：弱精。

辨证：肾精不足。

治法：补肾益精。

选方：黄地衍宗丸加减。

黄精 30g	熟地黄 15g	炒菟丝子 20g	枸杞子 20g
覆盆子 10g	车前子 6g	五味子 6g	丹参 10g
山药 20g			

×10 剂，水煎服，日一剂。

二诊（2022 年 6 月 20 日）：无腰膝酸软，上方加茯苓 10g、肉桂 5g，继续服用 20 剂，4 天行艾灸关元一次，嘱其禁欲 3 天行精子检测。

三诊（2022 年 7 月 11 日）：7 月 10 日精液检测示：液化时间 30 分钟，完全液化，活动率 70%，直线向前 30%，缓慢向前 20%，原地打转 25%，不动 25%，精子总数 $160\times10^6/\text{mL}$，卵磷脂小体 15。患者无明显不适，舌质红，苔薄，脉细稍滑。

黄精 20g	熟地黄 15g	炒菟丝子 20g	枸杞子 20g
覆盆子 10g	车前子 6g	五味子 6g	丹参 10g
山药 20g	鱼鳔 10g	茯苓 10g	锁阳 10g

×14 剂，水煎服，日一剂。

【按语】该患者精子活力低下故辨病为弱精症。《黄帝内经》曰："丈夫……二八肾气盛，天癸至，精气溢泻，阴阳和，故能有子。"可见天癸和生殖有密切联系，患者腰膝酸软，脉细，无明显阴阳偏性，可从补肾益精入手，黄精、熟地黄为补肾益精之佳品，五子衍宗丸为男科常用方，被誉为"古今第一种子方"，由菟丝子、枸杞子、覆盆子、车前子、五味子组成，皆为植物种仁，取"以子补子"之义，五药合用滋补肝肾、填精益髓、种嗣衍宗，山药益气养阴兼顾脾胃之气，丹参活血通经，以防一派养阴药导致血行不畅，静中有动。二诊患者好转，加茯苓渗湿健脾，合车前子补中有泻，以防湿滞，少量肉桂，温阳化气，鼓舞肾气，以求阴阳平衡。三诊，加鱼鳔增强补肾益精之力，锁阳补气助阳，为温润补阳之品，以阳中求阴，微微生火，少少生气。

病案二： 杨某某，男，30岁，2024年2月26日初诊。

主诉：不育2年余。

病史：患者诉结婚2年余，性生活正常，未行避孕措施，一直未育，女方检查正常，男方精液检查示精子活力较低，其间常服补肾中药，未有成效。刻下症：两胁疼痛，大便偏稀，纳可，小便正常，脾气暴躁，寐差。舌质暗红，苔白，有裂纹。脉弦细。体型微胖。

既往史：轻度脂肪肝。

辨病：不育症。

辨证：肝郁脾虚。

治法：疏肝解郁，健脾祛湿。

选方：逍遥散加减。

当归10g	白芍10g	柴胡12g	茯苓20g
炒白术10g	炙甘草5g	干姜6g	薄荷2g
醋香附10g			

×14剂，水煎服，日一剂。

【按语】 肾藏精，主生殖，因此不育症的基本治疗方法是补肾填精。但是中医讲求辨证论治，整体观念。曾师在临床中十分强调这两点。五脏相关，不育并非独立的一个症状，应把握患者的整体状况，综合判断，辨证论治。两胁属肝经，患者两胁疼痛，为肝经气滞血瘀；湿盛则濡泻，大便偏稀，常为脾虚湿盛之征。曾师常谓抓主症，可执疾病之牛耳，因此辨证为肝郁脾虚，方以逍遥散加减。

第十一章 皮肤疾病

痤疮

病案： 肖某某，女，25岁，2023年4月12日初诊。

主诉：反复额头、下颌部痤疮2年余。

病史：患者2年前，出现额头、下颌部痤疮，未引起重视，逐渐加重，外涂内服西药缓解不明显。刻下症：额头及下颌部痤疮数个，圆形或融合成片，颜色暗，按压则疼痛，无瘙痒，有部分痘印，并于月经前痤疮明显加重，不欲饮食，喜食辛辣，常晚睡，寐差眠浅，白天嗜睡，下肢冷、乏力，二便调。舌淡苔白腻，脉细。

辨病：肺风粉刺（中医）；痤疮（西医）。

辨证：阴阳不调兼瘀血。

治法：调和阴阳，兼以活血化瘀。

选方：二仙汤加味。

淫羊藿 12g	仙茅 10g	盐巴戟天 8g	当归 8g
炙甘草 4g	盐知母 8g	黄柏 4g	桃仁 6g
红花 4g	麸炒白术 10g	茯苓 15g	

×7剂，水煎服，日一剂。

二诊（2023年4月19日）：患者诉额头及下颌部痤疮较前明显减少，颜色变淡，少许新的痤疮，纳食尚可，寐安，大便次数增多，喜食辛辣，手脚冰冷。舌红点，苔白腻，舌边有齿痕，脉细滑。

淫羊藿 12g	仙茅 10g	盐巴戟天 8g	当归 8g
炙甘草 4g	盐知母 8g	黄柏 4g	桃仁 6g
红花 4g	麸炒白术 10g	茯苓 15g	

×7剂，水煎服，日一剂。

电话随访，患者无新增痤疮，十愈七八，留少许痘印。

【按语】痤疮中医称为"肺风粉刺""面刺""酒刺"，俗称"青春痘"，好发于青年人，是一种以颜面、胸背等处见丘疹顶端如刺状，可挤出白色碎米样粉汁为主的毛囊、皮脂腺的慢性炎症。其特点为丘疹、脓疱等皮疹，常伴有皮脂溢出。《医宗金鉴·外科心法要诀》曰："此证由肺经血热而成。每发于面鼻，起碎疙瘩，形如黍屑，色赤肿痛，破出白粉汁。"病因常责之于素体阳热偏盛、过食辛辣肥甘厚味、脾虚不足等。早期常以肺热及肠胃湿热为主，后期痰瘀为其主要病机。本例患者为青年女性，喜食辛辣，加之职业为护士，常倒夜班，作息不规律，常致脏腑内热虚火。同时此例患者痤疮发生常与月经相关，经前阳明气血充盈，下聚冲任胞宫，额面部为阳明经所过，因而经前加重，常提示阴阳不调和，时阴虚时阳虚，寐差为阳不入阴，脚冷乏力为阳浮不养下焦。纳呆乏力提示脾虚不足以运化饮食以生血气。曾师独辟蹊径，以调理阴阳之二仙汤加味，取得较好疗效。二仙汤是上海已故名医张伯讷教授在20世纪50年代所创制的。主治肾阴肾阳不足而虚火上炎之证，常治妇人更年期综合征。仙茅、淫羊藿温肾阳，补肾精，辛温助命门调充任；巴戟天助阳，性柔；当归养血柔肝，充血海，调补冲任；知母、黄柏滋阴泻虚火，缓仙茅、淫羊藿辛热之性。全方寒热并用，精血兼顾，温补肾阳又不燥烈，滋肾又不寒凉滋腻，调理恢复冲任平衡。患者在冲任盈满之时出现痤疮加重趋势，与冲任气血阴阳平衡失调，肾阴虚虚火上炎有相关性，故患者虽非更年期女性，但其病机符合阴阳失调，故用之取效甚捷。乏力、嗜睡、下肢冷提示肾阳亏损于下。痤疮色暗，加用活血化瘀之桃仁、红花，白术、茯苓，可健脾利湿化痰以散郁结。

瘙痒症

病案一： 林某某，男，83岁，2023年6月17日初诊。

主诉：头皮瘙痒1个月。

病史：1个月前无明显诱因出现头皮瘙痒，起皮疹，色红，有烧灼感，轻微疼痛，大便结，纳寐可，小便正常。舌红，舌尖有一瘀点，苔薄，脉弱。

既往史：5年前结肠癌手术病史。

辨病：瘙痒症。

辨证：血瘀兼风。

治法：活血祛风止痒。

选方：通窍活血汤加减。

桃仁 10g	红花 5g	僵蚕 10g	桑叶 10g
荆芥 10g	当归 10g	川芎 10g	茯苓 20g
地肤子 30g	白鲜皮 10g		

×4剂，水煎服，日一剂。

二诊（2023年6月21日）：患者诉头皮痒好转，皮疹消，自觉头皮燥热，抓挠破溃后灼热感甚，脚抽筋，大便次数多、质黏，量少，纳寐可，小便可。体瘦，舌边略红，苔黄腻干，舌下络脉瘀点，左脉偏弱。

炒白术 10g	炒白芍 10g	荆芥 10g	当归 10g

川芎 10g	桃仁 10g	红花 5g	茯苓 20g
地肤子 30g	桑叶 10g	炙甘草 5g	

×5剂，水煎服，日一剂。

服药后，头皮痒进一步好转。

【按语】 患者头皮起红疹，瘙痒，有手术病史，舌尖瘀点，提示体内瘀血阻滞。同时兼有风邪入络，故瘙痒抓挠。通窍活血汤出自《医林改错》，主治头面瘀血所致各类疾病。方中桃仁、红花、赤芍、川芎活血祛瘀，使头面血络通畅。大枣、生姜、老葱升达头面，引行血之品上达头面颠顶。本例不用，而加用桑叶、荆芥、僵蚕，可上行，地肤子、白鲜皮可利湿祛风止痒。加白术、茯苓可健脾祛湿，恐祛风药伤正。

病案二： 刘某某，男，61岁，2024年3月4日初诊。

主诉：全身瘙痒反复发作3年余，复发1周。

病史：3年前无明显诱因出现全身瘙痒，其间常服用抗过敏西药，服药症状可缓解，停药易反复。1周前全身瘙痒复发，今特来曾师处就诊。刻下症：全身瘙痒，夜间明显，抓挠有红痕，严重时可出血、流水，纳可，胃部隐痛，偶有反酸，小便可，晨起如厕，早饭后需再行一次，寐差，入睡困难，易醒。舌质红，苔薄黄腻。脉偏浮。

既往史：强直性脊柱炎病史。

辨病：风疹。

辨证：血虚外感风邪。

治法：养血活血，祛风止痒。

选方：当归饮子加味。

防风 10g	白鲜皮 10g	地肤子 10g	生地黄 20g
牡丹皮 10g	赤芍 10g	当归 20g	荆芥 10g

×7剂，水煎服，日一剂。

【按语】《金匮要略》云:"脉浮而洪,浮则为风,洪则为气。风气相搏,风强则为瘾疹,身体为痒,痒为泄风,久为痂癞。"黄元御在《四圣心源》里解释道"气之不透,泄郁而为痒。痒者谓之泄风,又曰脉风。泄风者,风之未得尽泄,而遗热于经脉之中也""泄风不愈,营热内郁"。患者为老年男性,素体血虚,易受风邪,然身体营血不足不能祛除风邪,风邪欲出而不得,干忤营血郁于经络,日久化热,症见舌质红,抓痕色红。血虚肝魂失守,风邪鼓动,则睡眠不安。有时可抓挠流水,为皮肤尚有湿邪。故仿当归饮子之意,以当归、生地黄养血,赤芍、牡丹皮凉血活血,"血行风自灭";荆芥、防风祛风止痒,白鲜皮、地肤子助祛风止痒又可清热利湿。全方共奏养血活血、祛风利湿止痒之功,标本兼治、面面俱到。

病案三: 刘某某,女,44岁,2024年4月22日初诊。

主诉:季节交替时皮肤瘙痒20余年。

病史:患者诉皮肤瘙痒,最明显的特点是在季节交替时加重,尤其是秋冬及春夏交接时,搔抓舒服,无流水、无出血、无皮疹,心情紧张烦躁时亦出现瘙痒。4月2日行经,月经提前4天。纳寐可,二便平。舌质淡红,苔薄白,舌前部有裂纹。

辨病:风瘙痒。

辨证:血虚风邪留恋。

治法:养血息风。

选方:当归饮子加减。

当归 20g	生地黄 20g	炒白芍 10g	防风 10g
白鲜皮 10g	荆芥 10g	炒蒺藜 10g	蝉蜕 6g

×7剂,水煎服,日一剂。

二诊(2024年4月29日):皮肤瘙痒较前明显好转,微微发热时瘙痒明显,心烦时发胀,纳可,二便调,寐安。舌质红,苔薄白,有小裂纹,脉细。

| 当归 20g | 生地黄 20g | 炒白芍 10g | 防风 10g |
| 白鲜皮 10g | 荆芥 10g | 炒蒺藜 10g | 蝉蜕 6g |

×7剂,水煎服,日一剂。

三诊(2024年5月7日):皮肤瘙痒较前好转,偶有发作,换季时发作,纳可,二便调,寐安。

| 当归 20g | 生地黄 20g | 炒白芍 10g | 防风 10g |
| 白鲜皮 10g | 荆芥 10g | 炒蒺藜 10g | 蝉蜕 6g |

×7剂,水煎服,日一剂。

【按语】 该案患者病程久远,此为正气不足,正虚则无力祛邪;常在季节交替时发生,说明邪气乃是外受。患者只有皮肤瘙痒,挠抓无流水、无出血,无皮疹,说明感受病邪单一,仅仅为感受风邪,无皮肤流水说明没有外湿,无皮肤出血及皮疹说明没有营分热邪。患者素体血虚,风邪留恋于皮肤,一旦节气变换,容易受外风引动出现皮肤瘙痒。同时患者心情紧张时出现瘙痒,亦有肝风、肝血不足之征。故以当归饮子加减,当归、生地黄、白芍滋养肝血,蒺藜、荆芥、防风、蝉蜕、白鲜皮疏散外风,血行则风自灭。患者服药后症状明显好转,遂原方续服。此案与病案二病机相似,故治法、选方相似,均收效良好。但本案感邪单一,仅有外风,故合用蝉蜕以祛外风,同时也可凉肝息风。

病案四: 钟某,男,44岁,2024年5月24日初诊。

主诉: 反复皮肤发红疹2月余,加重3天。

病史: 患者诉2个月前无明显诱因出现皮肤发红疹,以大腿、腰部及手臂内侧为主,瘙痒甚,成团,挠抓则绵延,可自行消退,急性发作时曾口服氯雷他定胶囊、左西替利嗪片症状可缓解,停药则反复。3天前无明显诱因再次皮肤发作红疹,为求中医治疗,特来曾师处就诊。现胃脘部隐痛,纳可,二便调,寐可。面红。舌质红,苔少,中有裂纹。左脉细。

辨病:瘾疹。

辨证:血虚生风,阴虚有热。

治法:养血清热,疏风止痒。

选方:双角地黄汤加减(自拟方)。

羚羊角 0.3g	水牛角 30g	蝉蜕 5g	生地黄 20g
当归 20g	防风 10g	白鲜皮 10g	炒蒺藜 10g
徐长卿 10g	乌梢蛇 10g		

×7剂,水煎服,日一剂。

二诊(2024年5月31日):皮肤红疹仍可见,四肢散在小红点,自觉全身瘙痒,胃脘部隐痛,纳可,大便偏稀。舌质红,苔少,中有裂纹,脉细。

蝉蜕 5g	生地黄 20g	当归 20g	荆芥 10g
白鲜皮 10g	炒蒺藜 10g	羚羊角 0.3g	水牛角 30g
徐长卿 10g	乌梢蛇 10g		

×7剂,水煎服,日一剂。

三诊(2024年6月7日):现症状好转,偶皮肤痒,挠抓则红色皮疹现,纳可,胃脘部隐痛,大便成形,时稀。舌质红,苔少,中有裂纹,脉弱。

羚羊角 0.3g	水牛角 30g	蝉蜕 5g	生地黄 30g
当归 20g	荆芥 10g	白鲜皮 10g	炒蒺藜 10g
徐长卿 10g	乌梢蛇 10g		

×7剂,水煎服,日一剂。

四诊(2024年6月14日):服药后皮疹较少,现以晨起较明显,瘙痒减轻,胃部不适,眠可,大便正常。舌质红,苔少,左脉弱。

羚羊角 0.3g	水牛角 30g	生地黄 30g	当归 20g
白鲜皮 10g	炙甘草 3g	荆芥 10g	蝉蜕 5g
炒蒺藜 10g	徐长卿 10g	乌梢蛇 10g	

×7剂,水煎服,日一剂。

【按语】患者皮疹来势迅疾，去势也速，且"痒为邪风"。患者舌质红，苔少，中有裂纹，脉细，为阴血不足之征。阴血不足以滋养皮肤，阴虚则热，血虚生风，导致营血鼓动于外，出现红色皮疹。方以自拟双角地黄汤加减。双角地黄汤是在当归饮子的基础上加用羚羊角、水牛角而成，以加强清血热、息肝风的效果。方中羚羊角、水牛角清热凉血息风；当归、生地黄养血益阴，血足则风自息；荆芥、防风、蝉蜕、炒蒺藜、白鲜皮疏外风以止痒；乌梢蛇、徐长卿也可凉血息风，加强羚羊角、水牛角之功，四药合用为曾师经验。全方共奏养血疏风止痒之功，血足则风息，疏风则痒止，标本兼治。

病案五： 肖某，女，84岁，2023年3月28日初诊。

主诉：右侧脸部红肿溃烂半年余。

病史：2022年9月，在菜园右侧脸部被树枝划破出血，未做治疗，偶尔自行外涂茶油，未见明显疗效，虽结痂但一直未收口。今来我院皮肤科拟诊"皮肤癌？"建议完善病理检查，患者恐做手术表示拒绝，希望服中药治疗，来曾师处诊治。刻下症：右侧脸部伤口红肿溃烂，中间凹陷，无流脓，患处瘙痒疼痛，汗出，动则加重，汗后不畏寒，纳寐可，无口干口苦，无心烦。舌质淡红，苔少，中部薄黄腻，有裂纹，脉细数。

辨病：痈疽。

辨证：气血亏虚，营卫失和。

治法：益气养血，清热消肿。

选方：仙方活命饮加味。

黄芪 30g	金银花 10g	蒲公英 10g	当归 10g
桔梗 10g	皂角刺 10g	醋乳香 6g	醋没药 6g
白及 20g	甘草 8g	连翘 10g	

×7剂，水煎服，日一剂。

二诊（2023年4月4日）：患处外周的皮肤脱落，开始结痂，患处有收口的趋势，中间开始长肉，颜色变淡，瘙痒加重。

黄芪 30g	金银花 10g	蒲公英 10g	当归 10g
桔梗 10g	皂角刺 10g	醋乳香 6g	醋没药 6g
白及 20g	甘草 8g	连翘 10g	

×7剂，水煎服，日一剂。

三诊（2023年5月31日）：患者患处明显收口，长新肉，原方续服。

| 黄芪 30g | 金银花 10g | 当归 10g | 桔梗 10g |
| 甘草 8g | 连翘 10g | 党参 10g | 炒白术 10g |

×10剂，水煎服，日一剂。

【按语】患者为老年女性，因不慎出现脸部外伤，气血虚弱难以外达濡养皮肤，皮肤失于濡养而邪气留恋不去，致使病情缠绵难愈，日久肌肉溃烂而成痈疽。痈疽之病，卫气不行，营气不从，营卫失和，营卫气血逆于腠理而生痈肿内热。患者年老，营血亏虚，见苔少、有裂纹、脉细数，卫气不与营气相谐和，故动则汗出。治疗上仿托里消毒散之意，以当归、黄芪、甘草益气养血以充营卫，桔梗、皂角刺、乳香、没药消肿排脓，金银花、蒲公英、连翘疏风清热，白及收敛伤口。三诊患者患处伤口已长肉，祛腐之后当以生新为主，故去皂角刺、乳香、没药等药，增加白术、党参益气生肌之品。治法分先后，有条理，先扶正祛邪，病去七八分需以固护正气为主。

病案六：周某某，男，74岁，2024年3月21日初诊。

主诉：左下肢皮肤瘙痒半年。

病史：患者半年前开始出现左下肢皮肤瘙痒，皮色偏暗，触之局部皮温稍高，干燥起皮屑，无水肿、肢麻，食纳可，大小便可。舌质暗红，苔薄黄，脉沉，舌下脉络显。

既往史：有前列腺恶性肿瘤史，未行手术，长期运用化疗药。
辨病：皮疹。
辨证：瘀血阻滞，血虚风燥。
治法：养血清热，活血化瘀。
选方：桃红四物汤加减。

桃仁 10g	红花 7g	生地黄 15g	当归 10g
赤芍 10g	川芎 10g	川牛膝 15g	枳壳 10g
白鲜皮 10g			

×4剂，水煎服，日一剂。

二诊（2024年3月25日）：皮肤无瘙痒，皮色好转，上方加土茯苓20g，继续服用5剂。

三诊（2024年3月30日）：已愈，继续服用上方7剂，隔天服用，巩固疗效。

【按语】患者为老年男性，患慢性病多年，长期运用化疗药伤津耗血，加之脉沉，可辨之为血虚。虚久血行失畅，由虚致瘀，见舌暗，舌下脉络显现。皮肤瘙痒，干燥起皮屑，为血虚风燥。桃红四物汤出自《医宗金鉴》，具有攻补兼施，祛瘀不伤正，补血不留邪的特点，方中用桃仁、红花活血化瘀，生地黄合当归养血润燥，赤芍活血凉血，川芎合枳壳活血行气，畅通气机，共奏化瘀生新之功，白鲜皮燥湿止痒，是皮肤瘙痒的常用药，牛膝引药下行，使药性下达。二诊加土茯苓解毒除湿。效果良好，服用9剂，已基本痊愈，为防复发，嘱患者隔天服用，巩固疗效。

带状疱疹后遗症

病案：徐某某，男，73岁，2024年2月21日初诊。
主诉：左侧耳前耳后疼痛1周余。

病史：患者之前因耳部皮肤疱疹在我院皮肤科诊断为带状疱疹，西医抗病毒对症治疗后遗留神经痛。表现为耳前耳后胀痛，无耳鸣，时发时止，以左侧为甚，口干欲饮水，无口苦，但心烦，入睡困难，大便少。舌淡暗，苔腐腻干，脉滑数。

辨病：蛇串疮。

辨证：肝胆湿热。

治法：清利肝胆湿热，通络止痛。

选方：小柴胡汤加减。

柴胡 12g	法半夏 10g	黄芩 10g	党参 10g
石菖蒲 10g	胆南星 10g	红曲 6g	天麻 10g
全蝎 4g			

×7剂，水煎服，日一剂。

二诊（2024年2月28日）：患者诉疼痛明显缓解，继续服用7剂巩固疗效。

【按语】带状疱疹中医称为"缠腰火丹""蛇串疮"，是以皮肤出现成簇水疱，呈带状分布，痛如火燎的急性疱疹性皮肤病，往往在皮损消失后遗留神经痛，或可持续较长时间，老年人病情尤重。《诸病源候论》曰："甄带疮者，绕腰生。此亦风湿搏血气所生，状如甄带，因以为名。"常因情志内伤，肝气郁结，久郁化火，肝经火毒蕴结，夹风邪上窜头面而发，夹湿邪下注，发于阴部或下肢，火毒炽盛者多发于躯干。初期以湿热火毒为主，后期是正虚血瘀夹湿邪为患。本例患者发于头部耳前后，为胆经所过之处，证当属肝胆湿热。故而以小柴胡汤加石菖蒲、胆南星清肝利胆，清热除湿，加风药天麻、全蝎可上入头络。

斑秃

病案： 严某某，男，10岁，2023年7月17日初诊。

主诉：发现斑片状脱发2天。

病史：患者爷爷昨天无意中发现其头部有3处钱币大小斑片状脱发，脱发处头皮光亮，无任何毛发，食少，恶心，脘闷，形体偏瘦，大便偏稀，质黏腻，一日一行，舌质淡红，苔薄腻，脉濡细。

辨病：斑秃。

辨证：脾虚湿阻血亏，风邪内动。

治法：健脾养血，祛风胜湿。

选方：四物汤加减。

当归10g	熟地黄10g	川芎10g	羌活10g
天麻10g	制何首乌10g	菟丝子10g	紫苏梗10g
薏苡仁10g	佩兰10g	炒山药10g	茯苓10g
陈皮10g	鸡血藤15g		

×15剂，水煎服，日一剂。

骨碎补30g，白酒浸1周，外搽患处头皮，一日两次。

二诊（2023年7月31日）：脱发处长出细小绒毛样头发，食少，大便成形偏软，舌质淡红，苔薄腻，脉细。

辨证：脾虚血亏，风邪内动。

治法：健脾养血祛风。

当归10g	熟地黄10g	炒白芍10g	川芎10g
羌活10g	天麻10g	制何首乌10g	菟丝子10g
茯苓10g	炒山药10g	陈皮10g	

×15剂，水煎服，日一剂。

【按语】按《素问·上古天真论》内记载，女子七岁，男子八岁前后，因肾气盛而"齿更发长"，女子四七，男子四八前后，因肾气实而"发长极"；女子五七，男子五八前后，因气血始少而"发始堕"。中医理论认为，头发为肾气盛衰的外在表现，又为人体血气盈亏的标志。患者食少、大便稀为脾虚，脾虚，气血化源不足，血亏，毛发失养；脾虚，运化失司，湿阻，气血不能上注毛窍；颠顶之上，唯风可到，精血不足，风邪（外风、内风）易侵犯。斑秃是一种骤然发生的局限性斑片状的脱发性毛发病，属于中医"油风""鬼剃头"的范畴，与风邪有一定关系。方中以四物汤为基础，羌活祛外风，天麻平息内风，肾为气血根本，肾其华在发，菟丝子补肾养精，因脾虚湿阻，用了大队健脾理气化湿药。《中华人民共和国药典》2020年版将骨碎补的功能与主治规范为"疗伤止痛，补肾强骨；外用消风祛斑。……外治斑秃……"，故用骨碎补30g，白酒浸1周，外搽患处头皮。服药后，二诊疗效明显，湿邪已去，治以健脾养血祛风为主。

第十二章 杂病病证

癌病

病案一： 吕某某，女，56岁，2023年3月4日初诊。

主诉：咳嗽、咳痰伴乏力半年余。

病史：患者于2022年3月确诊结肠癌伴全身多处转移（晚期），未进行手术，行化疗期间感疲乏无力、食纳差，求治于中医。刻下症：反复咳嗽，咳白痰，夜间咳嗽加重，胸闷、气喘，神疲乏力，活动后加重，怕冷明显，肢体麻木，腹胀、腹痛，口干欲饮，食纳差，食后欲吐，大便次数多但量少，便结，小便可，睡眠差。舌质暗，苔白腻，脉短细弱数，两尺不应。患者体瘦，面色苍白无光泽，语声低微难以续接，查体腹部右侧可触及肿大包块，按之石硬，触之全腹板硬，表皮粗糙不平，边界不清。

辨病：结肠癌。

辨证：气虚痰阻，瘀毒内结。

治法：益气扶正，行气化痰，解毒抗癌。

选方：涤痰汤加减。

法半夏 10g	制南星 10g	炙甘草 5g	橘红 10g
红参 10g（另煎）	茯苓 20g	姜竹茹 10g	枳实 10g
五味子 6g	苦杏仁 9g	姜厚朴 10g	桂枝 10g
红豆杉 10g	半枝莲 10g	桔梗 8g	紫苏子 10g
薏苡仁 30g			

×5剂，水煎服，日一剂。

另嘱：停服牛奶等奶制品。

二诊（2023年3月10日）：咳嗽、咳痰症状减轻，腹胀稍好转，乏力好转，大便细，难解，减厚朴、制南星，加大腹皮20g，肉苁蓉15g，继服10剂。

三诊（2023年3月20日）：腹胀、大便好转，夜间腹痛明显，伴夜间咳嗽，痰难咳出，舌质淡暗，苔白，脉细弱，治法以止咳化痰、行气宽中为主。方药如下：

百部 10g	紫菀 10g	炙甘草 5g	橘红 10
红参 10g（另煎）	茯苓 20g	枳壳 8g	浙贝母 10
大腹皮 20g	桃仁 10	桂枝 10g	肉苁蓉 15g
红豆杉 10g	半枝莲 10g	桔梗 8g	紫苏子 10g
薏苡仁 30g			

×5剂，水煎服，日一剂。

四诊（2023年3月26日）：咳嗽、咳痰减轻，腹痛稍好转，继续给予上方加减调理。

【按语】患者腹部可触及明显肿大的不规则包块，按之石硬，为"癌毒"。痰瘀毒互结于肠道，阻滞气机，则出现腹胀、腹痛；胃失和降，不能受纳，则食纳差，食后欲吐；肠道津液受损，失于通降，则大便结，难解；中焦气机阻滞，肺气不降，上逆为咳，肺中津液不化停聚成痰，则咳痰、胸闷、气喘，痰瘀属阴，则入夜加重；气不化津，津不上承，则口干；邪重病久导致正气亏虚，气血不濡，出现神疲乏力、肢体麻木；患者舌苔白腻、痰多考虑正虚痰阻为主。方中二陈汤燥湿化痰,加制南星、枳实增强燥湿化痰之力,姜竹茹化痰止呕,红参大补元气,合五味子益气生津、补脾益肺、扶正祛邪,苦杏仁、紫苏子降气化痰、止咳平喘,桔梗宣肺、祛痰,厚朴燥湿行气,桂枝温阳通脉,红豆杉、半枝莲解毒散结、抗肿瘤,薏苡仁渗湿健脾,全方通补结合,阴阳并调,以化痰为主。二诊症状好转,咳嗽症状减轻,大便难解,然燥湿之品易耗气伤阴,减厚朴、制南星,加大腹皮宽肠行气,肉苁蓉补阳润肠。三诊症状反复,燥痰难咳出,减燥湿化痰之品,加百部、紫菀润肺化痰,浙贝母化痰散结,桃仁合桂枝温阳通脉、活血止痛。

病案二: 俞某某,女,65岁,2023年11月13日初诊。

主诉:肠癌术后6月余。

病史:患者常腹胀、便秘,于今年5月在吉安市某医院检查出早期肠癌,已行手术切除,未行放化疗治疗。其间未做其他治疗。最近1个月,大便常干结难解,欲寻求中医调理身体,特来曾师处就诊。刻下症:大便干结,如羊屎状,量少色黑,解后肛门有坠胀感,左侧腹部隐痛,纳可,口干。舌质红,苔黄厚干。脉滑数。

辨病:肠癌。

辨证:湿热蕴结大肠。

治法:清热燥湿,解毒抗癌。

选方:三物黄芩汤加减。

生地黄20g	黄芩10g	苦参10g	薏苡仁30g
连翘10g	猫爪草20g	火麻仁10g	玄参10g

×7剂,水煎服,日一剂。

二诊(2023年11月20日):服药后大便变软,成条,纳可,口干减轻。

生地黄 20g	黄芩 10g	苦参 10g	薏苡仁 20g
连翘 10g	猫爪草 20g	玄参 10g	党参 10g

×7 剂，水煎服，日一剂。

三诊（2023 年 11 月 27 日）：患者大便变软，症状改善，原方续服 7 剂。

【按语】中医治疗癌症的基本治疗方法是扶正抗癌，而中医的治疗原则是辨证论治。曾师强调中医辨病与辨证需要结合在一起。三物黄芩汤是《金匮要略》中引《千金方》用于治疗妇人产后病的方剂，现在常用于治疗肠癌。舌苔黄厚、脉滑数为湿热之征，湿热蕴结于大肠，伤及阴液，肠道失润则大便干结，湿热下迫则有坠胀感。黄芩清实热，苦能燥湿又能泻火坚阴，苦参清热燥湿，生地黄滋阴润燥，三药合用清热燥湿滋阴正合肠癌病机。佐以薏苡仁增强除湿，且药理学上薏苡仁具有抗癌作用，连翘清郁热散结，火麻仁、玄参滋阴润肠通便，猫爪草解毒抗癌。

病案三：周某某，男，74 岁，2024 年 1 月 22 日初诊。

主诉：肝癌术后 3 个月，反复腹胀半月余。

病史：患者 2023 年 11 月发现肝部肿瘤，行手术治疗，术后化疗 2 次，术后常反复腹胀，纳眠可，大便结。体型瘦，舌红，苔黄，舌中有裂纹，脉弦缓。

全腹部 CT 提示双肺多发条索状密度增高影，考虑炎性病变。肝左叶术后改变，肝右叶类圆形低密度影，考虑囊肿，胆囊未显示。

辨病：肝癌。

辨证：气滞。

治法：理气除胀。

选方：四磨汤加减。

槟榔 10g	大黄 5g	乌药 10g	党参 30g
红曲 6g	大腹皮 20g	醋鳖甲（先煎）20g	法半夏 10g
柴胡 12g	黄芩 8g	炙甘草 5g	

×7剂，水煎服，日一剂。

二诊（2024年1月29日）：患者诉腹胀明显缓解，继续服用15剂。

【按语】 肝肿瘤术后，患者气血均不同程度受损，往往考虑此，医者不敢用行气破气之品。曾师时常教导，有是证用是方，该患者腹胀，大便结，舌红，苔黄，脉弦缓，故知未虚，辨证为气滞，故以四磨汤行气降逆除胀。四磨汤，出自《济生方》，乃破气降逆之峻剂，脾肾亏虚者不可用。其中乌药行气疏肝解郁，槟榔行气导滞除满，防耗气加入党参扶正。原方沉香下气降逆平喘。曾师入大黄可通腑气以令气机下行，大腹皮加强行气宽中除胀之功，鳖甲软坚散结，柴胡、法半夏、黄芩、炙甘草，取小柴胡汤疏利肝胆和解之意。该方行气降气，破气与补气结合，郁开逆降而不伤正。

病案四： 丁某某，女，80岁，2024年1月26日初诊。

主诉： 咳嗽痰少数天。

病史： 7年前行肺癌切除术，有10余年糖尿病病史。数天前出现咳嗽痰少，四肢冷，舌红，少苔，脉细数。

辨病： 肺癌。

辨证： 肺阴亏耗。

治法： 滋阴润肺止咳。

选方： 沙参麦冬汤加减。

北沙参 15g	麦冬 15g	红豆杉 3g	玉竹 10g
白扁豆 20g	浙贝母 10g	桑叶 10g	三七 5g
款冬花 10g			

×7剂，水煎服，日一剂。

二诊（2024年3月5日）：眩晕发作，视物旋转，时有耳鸣，心慌，头晕眼花，四肢冷，纳眠可，口干不欲饮，二便调。舌体瘦红，苔不均匀，前少后厚，左脉弱。选方：麦门冬汤加减。

麦冬20g	法半夏10g	党参30g	薏苡仁30g
炙甘草5g	红豆杉3g	胆南星10g	浙贝母10g
天麻20g			

×7剂，水煎服，日一剂。

三诊（2024年3月12日）：咳嗽3天，夜间明显，无痰，胸痛胸闷，手麻，性情急躁，纳寐可，二便调。舌红干瘦，苔少，中间有裂纹，脉弦细数。选方如下：

麦冬20g	法半夏10g	党参30g	薏苡仁30g
炙甘草5g	红豆杉3g	胆南星10g	浙贝母10g
天麻20g			

×7剂，水煎服，日一剂。

四诊（2024年4月7日）：咳嗽，少痰，不易咳出，偶有胸痛，纳寐可，二便调。舌红瘦，苔中腐，脉缓弱。选方如下：

麦冬20g	法半夏10g	党参30g	薏苡仁30g
炙甘草5g	红豆杉3g	胆南星10g	川贝母5g
天麻20g	北沙参15g		

×7剂，水煎服，日一剂。

五诊（2024年5月6日）：双侧手指麻木，纳寐可，二便调，舌红，苔薄白，脉细。选方如下：

麦冬20g	党参30g	薏苡仁30g	炙甘草5g
红豆杉3g	川贝母5g	当归20g	鸡血藤20g
北沙参10g			

×7剂，水煎服，日一剂。

六诊（2024年5月22日）：咳嗽，少量白痰，胸闷气喘，手麻，纳寐可，二便调。舌红少苔，根白厚腻，脉细弱。选方如下：

麦冬 20g	党参 30g	薏苡仁 30g	炙甘草 5g
川贝母 5g	当归 20g	鸡血藤 20g	北沙参 10g
红曲 6g	桑枝 10g		

×7剂，水煎服，日一剂。

七诊（2024年6月5日）：夜间咳嗽，纳寐可，二便调，手麻。舌红少苔，根黄厚腻，脉细弱。选方如下：

麦冬 20g	党参 30g	薏苡仁 30g	炙甘草 5g
川贝母 4g	当归 20g	鸡血藤 20g	北沙参 10g
桑枝 10g	玉竹 10g	红豆杉 3g	

×7剂，水煎服，日一剂。

【按语】患者有十余年糖尿病病史，纵观其体质，该患者长期舌红少苔，乃阴虚体质。虽为肺癌术后患者，但中医讲求辨证论治，故整个病程中，始终围绕其舌脉及体质因素，在养阴基础上进行加减，酌加红豆杉抗肿瘤。整个过程历时半年，常发咳嗽，沙参麦冬汤为基本方，随证加减治疗，另眩晕发作，则加半夏、胆南星、天麻化痰止眩，手指麻木，则加鸡血藤、桑枝养血活血通络。沙参麦冬汤出自《温病条辨》，其特点为甘寒养阴，配伍辛凉清润、甘平培土药品，性情平和，清不过寒，润不过滞。其中沙参、麦冬清养肺胃，玉竹、天花粉生津解渴，扁豆、甘草益气培中，本方甘寒救津，有清养肺胃、生津润燥之功效。苔中后部厚加薏苡仁，咳嗽少痰加川贝母，手麻加当归、桑枝、鸡血藤。

发热

病案一：邓某，女，44岁，2023年12月1日初诊。

主诉：发热数天。

病史：子宫颈手术后，2018年发现HPV高危阳性，行病理检查，提示宫颈上皮瘤变，行宫颈手术，近日来患者低热，体温37.5℃，不恶寒，无口渴，二便正常，舌红苔薄腻，脉滑。

辨病：外感发热。

辨证：湿热证。

治法：清热利湿。

选方：三仁汤加减。

草豆蔻 7g	苦杏仁 10g	薏苡仁 30g	厚朴 20g
法半夏 10g	茯苓 20g	党参 10g	淡竹叶 10g
猪苓 10g			

×2剂，服药一剂之后，低热即退。

【按语】 外感湿热发热，常于外感湿热邪气之后发热，患者体温可高可低，最明显的特征是舌苔腻、脉滑。曾师抓住此症，即用三仁汤宣畅气机、清热利湿。方中苦杏仁宣利上焦肺气，气行则湿化；白蔻仁芳香化湿，行气宽中，畅中焦之脾气；薏苡仁甘淡性寒，渗湿利水而健脾，使湿热从下焦而去。三仁合用，三焦分消，是为君药。滑石、通草、竹叶甘寒淡渗，加强君药利湿清热之功，是为臣药。半夏、厚朴行气化湿、散结除满，是为佐药。三仁汤芳化、苦燥、淡渗同用，使表里之湿内外分解；宣上、畅中、渗下并行，使三焦湿热上下分消；寓理气于祛湿之中，纳清热于渗利之内。故湿热去而发热除。

病案二： 彭某某，男，11岁，2024年6月19日初诊。

主诉：发热3日。

病史：患者诉3日前无明显诱因出现发热恶寒，上午发热明显，其间口服布洛芬汗出热退，但旋即复起，体温最高为40℃，伴双眼白睛泛红、畏光，头晕，食欲减退，食后欲呕，口不干，腹痛欲便解不出，至今未解大便，腹部微胀痛。舌质红，苔黄厚腻，脉数。

辨病：发热。

辨证：邪伏膜原。

治法：开达膜原，化浊辟秽。

选方：达原饮加减。

姜厚朴 7g	槟榔 7g	黄芩 7g	知母 7g
法半夏 7g	白芍 5g	柴胡 7g	桑叶 7g
茯苓 12g	羚羊角 0.6g		

×3剂，水煎服，日一剂。

【按语】 古人云"有一分恶寒便有一分表证"，患者发热起病急，为外感发热。舌苔黄厚腻，此为外感湿热发热。湿热发热常见于午后发热，多用三仁汤加减治疗。但该患者发热上午明显，发热恶寒发于阳也，外感湿热郁阻于阳经，上午阳气上升逐渐隆盛则发热明显，体温高达40℃。"伤寒一日，太阳受之，脉若静者，为不传，颇欲吐，若躁烦，脉数急者，为传也。"患者现脉数，食后欲呕，是外感湿热邪气传入少阳，少阳为半表半里之所，邪气出于太阳郁遏卫气则恶寒，入里郁遏少阳相火则化火，干侮胃气，则食后欲呕；气机不畅通，下焦气结，则腹痛、便秘。小儿体质阴津不足，少阳与厥阴互为表里，少阳火邪常伤及厥阴肝经，肝经开窍于目，导致白睛泛红、畏光。选方以达原饮加减，厚朴、槟榔、法半夏、茯苓辛散化痰破结；黄芩、知母清热泻火；柴胡辛散表邪；白芍酸敛阴液；桑叶、羚羊角清肝明目。诸药合用清热、化痰、散邪、滋阴，则邪去正安。

病案三： 杨某某，男，4岁，2024年6月24日初诊。

主诉：午后低热20余天。

病史：患者家属诉20天前无明显诱因出现下午1点开始体温升高，体温维持在37.4℃，持续到夜间11点左右，第二天早上及上午体温恢复正常,其间辗转多家医院予中西医治疗,症状无改善。刻下症:头晕,纳寐可,二便调,舌质红,苔中白腻,有点刺,脉滑数。

辨病:发热。

辨证:湿遏热伏。

治法:宣肺行气,清热化湿。

选方:三仁汤加减。

| 苦杏仁 10g | 薏苡仁 30g | 厚朴 10g | 法半夏 10g |
| 白蔻仁 10g | 茯苓 20g | 淡竹叶 10g | 猪苓 20g |

×4剂,水煎服,日一剂。

【按语】午后发热常辨证为阴虚发热,用滋阴泻热法治疗反而不能见效,因为外感湿热也常表现为午后发热。午后一阴生,阳气渐渐入于阴分。湿为阴邪,太阴湿土之气,外感湿邪常客于太阴之表,湿邪阻遏太阴之表气机,卫阳郁遏而发热。该患儿舌质红,苔白腻,脉滑数,此为湿邪化热。选方以三仁汤加减,苦杏仁、白蔻仁、薏苡仁宣通肺气,卫气得行,气行则湿易化,郁热易散;半夏、厚朴行气化湿;猪苓、茯苓、竹叶淡渗利湿。诸药合用,行气化湿、清热化湿。

病案四: 张某某,男,19岁,2024年5月8日初诊。

主诉:脑恶性肿瘤化疗后发热十余日。

病史:患者于4个月前行结肠手术,术后化疗,其间出现发热,低热十余日,发热时有时无,体温维持在36.8~37.4℃,纳呆食少,寐安,二便调。舌红,边有齿痕,苔薄白,脉弦。

辨病:发热。

辨证:邪郁少阳。

治法:和解少阳。

选方:小柴胡汤加减。

| 柴胡 15g | 法半夏 10g | 黄芩 10g | 红豆杉 3g |
| 党参 10g | 炙甘草 5g | 炒白术 10g | 砂仁 5g |

×7剂，水煎服，日一剂。

二诊（2024年5月15日）：患者服药后食欲好转，自觉无发热恶寒，口中微干，欲饮水，寐安，二便调。舌略红，苔白厚，脉弦。

柴胡 15g	法半夏 10g	黄芩 10g	红曲 6g
党参 10g	炙甘草 5g	炒白术 10g	薏苡仁 30g
茯苓 20g	白豆蔻 7g	姜厚朴 10g	猫爪草 20g

×7剂，水煎服，日一剂。

【按语】发热一症，临床常因外感或内伤而形成。外感者，常因邪正相争，卫阳郁滞形成，常恶寒发热同时并见。内伤发热常因阴虚、气虚导致。此患者术后化疗后，体虚表虚，稍不慎则邪入少阳，故而出现低热，时有时无；邪郁少阳，胆热犯胃，故纳呆食少；胆腑郁热，则舌红，脉弦。伤寒论有言"血弱气尽，腠理开，邪气因入，与正气相搏，结于胁下"，正邪斗争故发热。故用小柴胡汤和解少阳，邪去则热自退。柴胡苦平，入肝胆经，透泄少阳邪气，疏郁滞之气机，为君，黄芩味苦性寒，清泄少阳半表半里之热，且柴胡升散得黄芩降泄，升降相因。佐半夏、生姜和胃降逆，人参、大枣健脾益气，扶正祛邪。故脾气得旺，邪无内向之机。炙甘草调和诸药。因本患者为恶性肿瘤行化疗术后，舌边齿痕明显，故加白术、砂仁健脾、醒脾，红豆杉、猫爪草取其抗肿瘤之意。二诊食欲好转，热除，口干饮水，舌苔厚，故加薏苡仁、茯苓、白豆蔻以化湿行气开胃。

注意缺陷多动障碍

病案：王某，男，10岁，2023年3月23日初诊。

主诉：不自主出现双眼皮跳动，耸肩，挤眉弄眼数年。

病史：患儿父母诉患儿常不自主出现双眼皮跳动，耸肩，挤眉弄眼，口中发出猪叫声，躁动心烦不安，消谷善饥，便秘，寐差，希望中医治疗，特来我科门诊就诊。舌质红，有芒刺，脉弦细数。

辨病：注意缺陷多动障碍。

辨证：肝肾阴虚，风火相煽。

治法：滋阴泻火。

选方：四物汤加减。

当归 6g	地黄 10g	川芎 3g	炒白芍 6g
夏枯草 8g	牡丹皮 6g	龙骨 10g	炒僵蚕 6g
钩藤 8g	桑叶 6g	牡蛎 10g	

×7剂，水煎服，日一剂。

二诊（2023年4月28日）：患者症状发作频率较前降低。

当归 10g	地黄 10g	川芎 3g	炒白芍 8g
炒僵蚕 6g	牡蛎 10g	木贼 6g	钩藤 8g
夏枯草 8g			

×7剂，水煎服，日一剂。

三诊（2023年5月12日）：患者症状发作频率降低，大便变软，舌质红，脉弦细数。

当归 10g	地黄 15g	川芎 3g	炒白芍 8g
炒僵蚕 6g	牡蛎 10g	木贼 6g	钩藤 8g
夏枯草 8g	龙骨 10g	炙甘草 2g	

×5剂，水煎服，日一剂。

四诊（2023年5月31日）：患者症状较前改善，但是舌质红，苔腻，脉滑数。

牡蛎 10g	木贼 8g	钩藤 8g	夏枯草 8g
龙骨 10g	炙甘草 2g	陈皮 6g	法半夏 6g
茯苓 10g	竹茹 6g	炒僵蚕 6g	

×7剂，水煎服，日一剂。

【按语】 明代万全谓小儿"肝常有余，脾常不足，心常有余，肺常不足"，小儿正值生长发育阶段，有蓬勃生机，肝常有余是小儿的生理状态。但是过则为害，肝木升发太过，容易消耗肾水，肝肾同源，容易动风。心主火，肾水亏耗，风火无制，故出现不自主眼皮跳动、挤眉弄眼、耸肩等风动症状及躁动心烦等心神不安症状。故小儿火有余，水不足。火盛，则消谷善饥；肾阴虚，则脾阴不足，故便秘，发育停滞。水火相生才生中土。因此以四物汤为主方，重用地黄、白芍、当归滋养肝肾之阴，风火偏盛则轻用川芎，夏枯草、牡丹皮、桑叶、木贼清泻肝火，僵蚕、钩藤息风止痉，龙骨、牡蛎镇静安神，且牡蛎咸寒入肝肾又可养阴平肝息风。全方共奏清肝泻火、养阴息风之功效。小儿之体易虚易实，四诊出现痰湿之征，故去补益之品，酌加温胆汤以化痰湿。

耳鸣

病案一： 高某某，女，20岁，2024年2月8日初诊。

主诉：耳鸣十月余。

病史：10个月前无明显诱因出现耳鸣，纳眠可，二便调，舌淡红，苔白腻，边有齿痕，脉滑。

辨证：痰湿证。

治法：健脾化痰。

选方：导痰汤加减。

法半夏 10g	茯苓 20g	石菖蒲 10g	郁金 10g
泽泻 20g	白术 15g	制天南星 10g	党参 10g
陈皮 10g			

×10剂，水煎服，日一剂，每次100mL，2次/日。

二诊（2024年2月18日）：患者诉病情均有所好转，继续服用。

法半夏 10g	炒白术 10g	天麻 10g	陈皮 10g
茯苓 20g	石菖蒲 10g	郁金 10g	制天南星 10g
泽泻 20g	党参 10g	皂角刺 10g	

×15剂，水冲服，日一剂，每次100mL，2次/日。

三诊（2024年3月4日）：继续巩固，方药如下。

法半夏 10g	炒白术 10g	天麻 20g	陈皮 10g
茯苓 20g	石菖蒲 10g	郁金 10g	葛根 7g
九香虫 2g	皂角刺 10g		

×15剂，水煎服，日一剂，每次100mL，2次/日。

【按语】 该患者为青年女性，以耳鸣为主要症状就诊，余无不适，曾师抓住患者舌苔白腻、脉滑，根据舌脉辨为痰湿证，随证选用导痰汤合半夏白术天麻汤治疗，取得较好的疗效。导痰汤出自《重订严氏济生方》，涤痰之力胜，方中天南星燥湿化痰、祛风，半夏燥湿祛痰，陈皮下气消痰，茯苓渗湿。加石菖蒲可开窍豁痰，醒神化湿，郁金引诸药入胆经耳窍。党参、白术取四君子汤健脾之意，标本兼顾，以绝生痰之源。二诊，症状有所缓解，思路不变，加强入头面的药物——天麻，可平肝息风，皂角刺性温可温化寒痰，所谓病痰饮者当以温药和之之意。三诊，痰湿入窍，加强行气温中之力，故予原方加九香虫，行气温中、化痰健脾。

病案二： 刘某某，女，27岁，2024年5月16日初诊。

主诉： 反复耳鸣10余年。

病史： 患者诉10年前因疲劳后出现耳鸣，声音较大，间断性，白天常见，无头晕头痛，无眼部不适，无口干口苦，胃口不佳，睡眠差，入睡困难，梦多，二便调。疲劳时腰酸痛。月经常推后，痛经甚。晕动病。近期常感冒。舌质淡红，胖大，苔少。左脉弱。

辨证： 心脾两虚。

治法：补益心脾。

选方：归脾汤加减。

党参 10g	炒白术 10g	炙黄芪 10g	当归 10g
炙甘草 4g	茯苓 10g	制远志 7g	木香 5g
炒酸枣仁 5g	生姜 3g	大枣 4g	

×7剂，水煎服，日一剂。

【按语】《黄帝内经》云"肾开窍于耳"，大多数耳鸣，虚证多从肾虚论治；又少阳经经过耳，实证多从三焦或胆经实火上扰论治。该案患者为年轻女性，无明显肾虚与胆火之征，观其平素纳差、舌质淡红、胖大，常感冒，乃脾气不足之征；又寐差，入睡困难，梦多，乃心神失养、心神不安之征。曾师谓，在《素问·金匮真言论》中有言"南方赤色，入通于心，开窍于耳"。心本开窍于舌，但舌非空窍，故寄窍于耳。心脾两虚一样可以出现耳鸣。故方用归脾汤加减治疗，党参、炙黄芪补益脾气，茯苓、炒白术健运脾气，当归养血，生姜、大枣、炙甘草补益营卫，木香行气健胃防止滋腻碍胃，酸枣仁安神助眠，远志宁神益智。诸药合用共奏健脾益气、养血安神之功。

口腔溃疡

病案一： 李某某，男，76岁，2023年12月11日初诊。

主诉：口腔糜烂5天。

病史：5天前患者因食用羊肉后出现口腔糜烂，口腔黏膜内可见绿豆样大小不等的溃疡3个，外周呈现充血表现，溃疡中心呈凹陷性，发音或进食、饮水时可诱发灼痛感，口干舌燥，欲饮水。口鼻有灼热感，心下痞满，偶有干呕，口苦，心烦。刻下症：口腔糜烂，口干口苦，心烦不得安，口鼻灼热感，舌苔腻而微黄，脉濡弱。

辨病：口疳。

辨证：脾胃虚弱，寒热错杂。

治法：和胃补中，降逆消痞。

选方：甘草泻心汤加减。

甘草 25g	黄连 10g	黄芩 8g	干姜 10g
法半夏 10g	红豆杉 3g	茯苓 20g	党参 10g

×7剂，水煎服，日一剂。

二诊（2023年12月18日）：患者自诉用药后口腔糜烂、心烦不得安，口鼻灼热感，口干口苦，心下痞满症状明显好转，遂继服前方7剂巩固疗效。

后期随访，患者自诉药后口腔糜烂等症状已愈。

【按语】 口腔糜烂应归为中医的"口疳""口疡"等范畴，其病主要在心、脾、胃，与肾也有关，病机以心脾积热为主。心脾积热，心开窍于舌，饮食不节，故可出现口腔糜烂；脾胃居中焦，为气机升降之枢纽，今中气虚弱，寒热错杂，痞满不通，上下不能交泰，脾气不升，胃气不降，故见心下痞满，干呕，心烦不得安。本病病机较为复杂，既有寒热错杂，又有虚实相兼，以致脾胃虚弱，升降失常。《伤寒论·辨太阳病脉证并治》记载："伤寒中风，医反下之，其人下利，日数十行，谷不化，腹中雷鸣，心下痞硬而满，干呕，心烦不得安。医见心下痞，谓病不尽，复下之，其痞益甚。此非结热，但以胃中虚，客气上逆，故使硬也，甘草泻心汤主之。"本方擅于治疗中焦虚寒夹杂湿热或热毒等病证。方中甘草作为主药，能够清热解毒，同黄连、黄芩配伍能进一步加强药力，苦寒泄热；干姜和半夏辛温散结能散寒；党参可以温补中气；红豆杉散结消痞；茯苓宁心安神，健脾胃。诸药相互配合，共同发挥甘温升补、苦寒降泄的功效，达到标本兼治的目的。首诊用药后诸症明显好转，二诊原方续用以巩固疗效。

病案二：刘某某，女，59岁，2023年2月24日初诊。

主诉：反复口腔溃疡10余年。

病史：10余年前，无明显诱因出现口腔溃疡，反复发作，口苦，稍有腹泻，2~3次/日，纳寐可，小便正常，咽后壁溃疡，舌红苔厚，脉数。

既往史：10年前胆囊结石病史，手术治疗。

辨病：口糜。

辨证：寒热错杂。

治法：益胃化饮，消痞除利。

选方：甘草泻心汤加减。

甘草20g	黄连4g	黄芩10g	干姜10g
党参10g	大枣6g	厚朴10g	法半夏10g

×7剂，水冲服，日一剂，每次100mL，2次/日。

二诊（2024年3月4日）：口疮好转，处方如下。

甘草25g	黄连3g	黄芩8g	干姜10g
党参10g	大枣6g	厚朴10g	法半夏10g

×7剂，水冲服，日一剂，每次100mL，2次/日。

【按语】口腔溃疡，中医又称"口糜"，类似《金匮要略》之狐惑病，是发生于口腔黏膜、舌体及齿龈等处的溃疡，常反复发生，迁延难愈。曾师根据《金匮要略》"狐惑之为病，……蚀于喉为惑，蚀于阴为狐，不欲饮食，……蚀于上部则声喝，甘草泻心汤主之"，考虑本案患者胃气虚，阳明热与太阴水饮互结于上焦，出现口腔溃疡反复发作，故用甘草泻心汤加减治疗。甘草泻心汤重用甘草为君，补中缓急，使胃虚得补，干姜、甘草可化饮，黄连、黄芩除热，党参、大枣补虚，加法半夏、厚朴可促使中焦气机运转。全方寒热并用，虚实共调，则胃气足，水饮化，溃疡消。本案与病案一均以甘草泻心汤加减治疗，然病案一为中焦寒热错杂之证明显，本案则以阳明热与太阴水饮互结为主，故加用半夏、厚朴。

病案三： 王某，女40岁，2024年2月5日初诊。

主诉：口舌生疮伴气短神疲2月余。

病史：患者2个月前无明显原因出现口舌生疮，气短乏力，口干，怕冷，咽喉痛，多食则腹胀，纳差，二便调。形体瘦，舌红，边有齿痕，苔黄厚，脉滑。

辨病：口糜。

辨证：湿热兼气虚。

治法：运脾除湿清热，益气健脾。

选方：泻黄散加味。

藿香 10g	栀子 8g	生石膏 20g	防风 10g
炙甘草 5g	厚朴 20g	茯苓 20g	党参 20g
红曲 6g			

×7剂，水煎服，日一剂。

二诊（2024年2月12日），舌淡苔黄腻，边有齿痕，脉滑。上方加黄连2g、薏苡仁30g，7剂，水煎服，日一剂。

三诊（2024年2月19日），口腔溃疡好转，仍觉乏力，气短，头晕，口干欲饮，易腹胀，耳鸣，舌红，苔黄腻，中间有裂纹，脉弱。处方如下：

厚朴 20g	茯苓 20g	党参 30g	薏苡仁 30g
炒白术 10g	淫羊藿 12g	知母 5g	炙甘草 5g

×8剂，水煎服，日一剂。

四诊（2024年2月26日）：守上方，7剂。

五诊（2024年3月8日）：胃纳可，气短较前好转，体位改变则眼前发黑，头晕耳鸣，精神不济，大便偏稀，月经量少，舌红苔黄腻，齿痕舌，脉弱。

党参 15g	白术 10g	茯苓 20g	炙甘草 5g
知母 3g	当归 10g	淫羊藿 10g	薏苡仁 20g
茯芝 3g			

×7剂，水煎服，日一剂。

【按语】 患者以反复口舌生疮为主诉就医，故辨病为口糜；因其口干，舌红，苔黄厚，脉滑，湿热蕴结无疑，同时腹胀、纳差，怕冷，气短乏力，则有明显脾气虚之候，故辨证为气虚湿热证。因其发生于口舌，而舌为心之苗，口为胃之户，故其病机常为心、胃之火上炎。胃热熏蒸者常由于嗜食辛辣香燥、膏粱厚味，脾胃肠蕴热，气热上冲所致。故可清泻脾胃之火，故以泻黄散加味治疗。泻黄散，出自《小儿药证直诀》，方中防风升散脾胃伏火郁热，取"火郁发之"之意，更用生石膏、栀子，清降脾胃之火，与升散之防风相配，清降不伤脾胃之阳，升散能解伏积之火，藿香芳香醒脾，一振复脾胃气机，一助防风升散脾胃伏火，甘草泻火和中。曾师斟酌在原方中加厚朴、红曲，可顺气健脾、消食除腹胀，另加党参、茯苓可健运脾气，渗利水湿。连服14剂，口舌溃疡愈。三诊、四诊主要针对气短乏力、神疲（脾气虚之象），以四君子汤为主方加味，茯芝、厚朴、薏苡仁健脾渗湿理气除胀，淫羊藿、知母、当归温肾阳，益肾阴，养肝血，清虚火。

病案四： 凌某某，女，52岁，2024年5月28日初诊。

主诉： 反复口腔溃疡、舌溃疡数月。

病史： 患者多年来反复发生口腔溃疡、舌溃疡，服用黄连上清丸等清热泻火之品，稍有好转，但易反复，近1个月加重，服用清热泻火药无效，口腔及舌见多处新发红色溃疡点，影响进食，唇干，易饥饿，不欲食，大小便可，睡眠可。舌质老，色暗红，苔少，脉弦细。

辨病： 口疮。

辨证：阴虚胃热。

治法：滋阴清胃。

选方：玉女煎加减。

| 生石膏 20g | 熟地黄 15g | 知母 10g | 牛膝 10g |
| 淡竹叶 9g | 木通 6g | 甘草 5g | 麦冬 10g |

×4剂，水煎服，日一剂。

二诊（2024年6月1日）：溃疡好转，舌下新长一溃疡，上方加连翘10g，续服7剂。

电话随访，口腔溃疡已愈。

【按语】《景岳全书·口舌篇》中指出："口舌生疮，固多由上焦之热，治宜清火；然有酒色劳倦过度，脉虚而中气不足者，又非寒凉可治，故虽久用清凉终不见效。此当察其所由，或补心脾，或滋肾水，或以理中汤，或以蜜附子之类反而治之，方可痊愈。此寒热之当辨也。"本例患者反复发作，久病易虚，唇干、舌暗红苔少、脉细可考虑为肾阴不足。阴不敛阳，胃火上攻，心火随胃火上炎则见口腔溃疡、舌溃疡。方中石膏清热泻火，清阳明之热，熟地黄滋肾水，两药相合在下滋肾阴，在上清胃火；知母增强石膏清泻作用；麦冬增强熟地黄养阴作用；牛膝引热下行；淡竹叶、木通清心利水，导热下行；生甘草清热，调和药性。二诊以舌下溃疡为主，加连翘增强清心降火功效。全方体现了补泻兼施，清胃泻火治其标，滋养肾阴治其本，清热与养阴并进，虚实兼治的治法。

病案五：罗某，男，36岁，2018年7月12日初诊。

主诉：反复口腔溃疡1年，加重1周。

病史：1年来反复出现口腔溃疡，严重时疼痛不适，影响喝水、进食。1周前口腔黏膜又出现多个小溃疡，疼痛，心烦，口渴多饮，夜寐难安，纳差，大便畅，小便短黄，舌质红，苔薄黄腻，脉数。

辨病：口疮。

辨证：脾胃伏火，心经热盛。

治法：泻脾胃伏火，清心利尿。

选方：泻黄散合导赤散加味。

藿香 10g	石膏 15g	栀子 10g	防风 10g
甘草 6g	生地黄 20g	川木通 6g	淡竹叶 10g
猪苓 10g	茯苓 20g		

×5剂，水煎服，日一剂，分两次服。

二诊（2018年7月17日）：口腔黏膜溃疡减少，纳可，口干，夜寐欠安，纳可，大便畅，小便短黄，舌质红，苔薄黄，脉数。上方去生地黄，再服5剂。

三诊（2018年7月22日）：口腔黏膜溃疡减少，纳可，食后腹胀，夜寐欠佳，小便畅。

藿香 10g	石膏 10g	栀子 10g	防风 10g
甘草 6g	川木通 6g	淡竹叶 10g	猪苓 10g
黄芪 30g	厚朴 10g	薏苡仁 30g	

×7剂，水煎服，日一剂，分两次服。

随访，诸症平，无不适。

【按语】 口腔溃疡是一种以周期性反复发作为特点的口腔黏膜局限性溃疡损伤性疾病，多以舌或口腔的唇、颊、软腭、齿龈等处的黏膜溃疡多见，局部表现为红、黄、凹、痛。现代医学病因尚不完全明确，多寻求中医治疗。口腔溃疡中医称作"口疮"或"口糜"，本病最早见于《黄帝内经》。《素问·气厥论》曰："膀胱移热于小肠，膈肠不便，上为口糜。"说明邪热上攻可致口疮发生。《医宗金鉴》把口糜病因病机概括为："口糜阴虚阳火成，膀胱湿水溢脾经。湿与热瘀熏胃口，满口糜烂色红疼。"清代沈金鳌在《杂病源流犀烛》中把本病病因病机总结为："脏腑积热则口糜，口糜者，口疮糜烂也，宜《局方》凉膈散。心热亦口糜……肺热亦口糜……膀胱移热于小肠亦口糜……心脾有热亦口糜……三焦火盛亦口糜……中焦气不足，虚火上泛亦口糜……阴虚火泛，亦口糜。"口疮的病因病机，总的来说是脏腑积热，本病源于心脾伏火，一诊选用泻黄散泻脾胃伏火，合导赤散清心养阴、利水通淋，猪苓、茯苓健脾利水通淋。二诊心烦已除，去生地黄滋阴制心火。三诊口腔溃疡久不收口，重用黄芪、薏苡仁托毒排脓，敛疮生肌。

口腔异味

病案：彭某某，女，78岁，2023年6月8日初诊。

主诉：口腔异味伴胃脘不适2月余。

病史：自觉口腔异味，到口腔科排除口腔疾患，自觉食物有腐臭味，胃脘部不适感，头痛头晕，肩颈部疼痛，纳寐可，二便调。舌暗红，边有齿痕，苔薄白，脉弦。左下肢络脉迂曲明显。

既往史：胆囊切除史，下肢静脉曲张手术史。

辨病：胃脘痛。

辨证：瘀阻中焦，浊气上逆。

治法：活血化瘀，理气降浊。

选方：膈下逐瘀汤加味。

桃仁10g	红花5g	牡丹皮10g	赤芍10g
乌药10g	延胡索10g	甘草5g	川芎10g
枳壳10g	党参20g	水蛭5g	厚朴10g

×7剂，水煎服，日一剂。

二诊（2023年6月15日）：胃脘部不适改善，口腔异味改善，偶有头晕，视物模糊，下肢关节痛，肩颈部疼痛，纳寐可，二便调。舌暗，苔薄白，脉弱。

桃仁 10g	红花 5g	牡丹皮 10g	赤芍 10g
乌药 10g	延胡索 10g	甘草 5g	川芎 10g
枳壳 10g	党参 20g	水蛭 5g	厚朴 10g

×7剂，水煎服，日一剂。

【按语】 该患者为老年女性，以胃脘部不适、口中异味为主诉就医。胃脘痛最早记载于《黄帝内经》，"胃病者，腹䐜胀，胃脘当心而痛"。其发生常为外邪犯胃、饮食伤胃、情志不畅、脾胃素虚等导致胃气郁滞，胃失和降而痛。早期常由外邪、饮食、情志所伤，多为实证，后期常脾胃虚弱，但往往虚实夹杂，常常夹湿夹瘀。中医又有久病入络之说。口中异味，中医无对应疾病名，但常与胃脘不适同时出现，往往涉及胃中浊气上泛。

该患者年老，头痛头晕，胃脘不适，舌质暗，有胆囊切除病史、下肢静脉曲张手术史，且左下肢络脉迂曲表现，曾师考虑患者为瘀阻中焦，胃失和降，浊气上逆之证。瘀阻中焦，胃失和降，故胃脘部不适；胃失和降，浊气上逆，故口中异味，头晕；瘀阻经络，故肩颈及下肢疼痛不适。治当活血化瘀，行气止痛降浊。选方膈下逐瘀汤。膈下逐瘀汤，出自《医林改错》，方中桃仁、红花、五灵脂、赤芍、牡丹皮、延胡索、川芎、当归可以活血通经、行瘀止痛，香附、乌药、枳壳调气疏肝。本方活血祛瘀之品较多，逐瘀之力较强，止痛之功较好。方中桃红四物活血化瘀，配以香附、枳壳、乌药，正所谓气行则血行。《医林改错注释》："方中当归、川芎、赤芍养血活血，与逐瘀药同用，可使瘀血祛而不伤阴血；丹皮清热凉血，活血化瘀；桃仁、红花、灵脂破血逐瘀，以消积块；配伍香附、乌药、枳壳、元胡行气止痛；尤其川芎不仅养血活血，更能行血中之气，增强逐瘀之力；甘草调和诸药，全方以逐瘀活血和行气药物居多，使气帅血行，更好发挥其活血逐瘀，破癥消结之力。"酌情加水蛭可增强活血化瘀之力，厚朴可增强行气除痞之功。考虑到年纪偏大，恐耗正气，故加党参益气固本。

口涩

病案：夏某某，女，54岁，2024年1月29日初诊。

主诉：口涩1年余。

病史：患者于2022年8月开始，无明显原因出现口腔内丝状物，到多家口腔科就诊，辨病为"口腔扁平苔藓"，经中西医治疗，时好时坏，反复发作。检查发现口腔内颊部瘀斑，有白膜覆盖，自觉腮帮子硬结，口涩，口黏，饮水不解，纳眠可，二便调。10年前头部车祸外伤病史，怀孕十余次。双侧手背部淤青多处，唇色暗，舌暗，边有齿痕，瘀斑多处，苔薄白，脉滑。

辨病：口涩。

辨证：瘀血证。

治法：活血化瘀。

选方：通窍活血汤加升麻银翘汤加减。

白芷 10g	桃仁 10g	红花 10g	赤芍 6g
川芎 6g	麻黄 3g	甘草 20g	升麻 20g
金银花 20g	连翘 20g	天山雪莲 3g	

×7剂，水煎服，日一剂。

二诊（2024年2月6日）：患者诉服药后大便色黑，余无明显改变。继服7剂。

三诊（2024年2月18日）：患者复诊诉口涩有所好转，舌偏红，原方加土鳖虫10g、九香虫2g、炒僵蚕10g、麦冬10g增强通络祛瘀、养阴之力。继服7剂。

四诊（2024年2月29日）：患者诉口涩进一步好转，处方如下。

金银花 20g	连翘 10g	炒僵蚕 10g	麦冬 10g
炒白芍 20g	炙甘草 5g	木瓜 10g	白芷 10g
桃仁 10g	红花 10g	赤芍 10g	红曲 6g

| 九香虫 2g | 土鳖虫 10g | 川芎 10g | 升麻 7g |

×10剂，水煎服，日一剂。

【按语】 口腔扁平苔藓为口腔黏膜病，侵犯口腔黏膜以颊部为多见，长期糜烂往往有恶变倾向。临床治疗比较困难，严重影响患者的生存质量。根据该患者临床症状，硬结，多处皮肤黏膜色泽改变，唇舌色暗，诊为瘀血证。通窍活血汤出自王清任《医林改错》，桃仁、红花、赤芍、川芎活血祛瘀，使口部血络通畅，生姜、老葱可散达升腾达上窍。原方中麝香芳香走窜，曾老师用白芷、九香虫代麝香之功，加升麻可引药上行解百毒（《神农本草经》），金银花、连翘合用加强清解之功，全方活血消瘀，清热解毒，推陈致新，故而取得较满意的疗效。

云雾移睛

病案： 张某，女，20岁，2024年4月3日初诊。

主诉：自觉视物昏朦伴目痛2周。

病史：2周前患者无明显诱因出现视物昏朦，眼前黑影游动如蚊蝇飞舞，伴眼睛疼痛、干涩，晨起时眼屎多，头痛，偶有耳鸣，腰酸膝软。检视眼内，玻璃体有点状混浊。刻下症：视物昏朦，眼睛疼痛、干涩，头痛，腰酸膝软。舌红苔花剥，脉弦细。

辨病：云雾移睛。

辨证：肝肾阴虚。

治法：滋补肝肾。

选方：杞菊地黄丸加味。

熟地黄 30g	党参 15g	麸炒白术 12g	麸炒山药 12g
茯苓 15g	枸杞子 12g	菊花 12g	牡丹皮 12g
山茱萸 12g	泽泻 12g		

×10剂，水煎服，日一剂。

二诊（2024 年 4 月 16 日）：患者自觉视物昏朦稍改善，眼睛疼痛、干涩，晨起时眼屎多，头痛，偶有耳鸣，腰酸膝软。舌淡红，苔花剥，脉弦。守前方去枸杞子再调整药物剂量。

党参 10g	泽泻 10g	麸炒山药 10g	茯苓 10g
麸炒白术 10g	菊花 10g	牡丹皮 10g	山茱萸 10g
熟地黄 20g			

×15 剂，水煎服，日一剂。

三诊（2024 年 4 月 30 日）：患者用药后视物昏朦好转，现前额痛，晨起眼屎多，纳寐安，二便调。舌淡，苔花剥，脉弱。守二诊选方不变，继服 20 剂，水煎服，日一剂。

四诊（2024 年 5 月 28 日）：患者视物昏朦明显好转，眼睛疼痛缓解，滴眼药水后前额部痛可缓解，纳寐安，大便次数多，偏稀。舌红，苔花剥，脉细弱。守二诊选方不变，继服 30 剂，水煎服，日一剂。

【按语】《证治准绳·杂病·七窍门》："云雾移睛证，谓人自见目外有如蝇蛇、旗旆、蛱蝶、绦环等状之物，色或青黑粉白微黄者，在眼外空中飞扬缭乱。仰视则上，俯视则下也。乃玄府有伤，络间精液耗涩，郁滞清纯之气，而为内障之证。其原皆属胆肾。黑者，胆肾自病；白者，因痰火伤肺，金之清纯不足；黄者，脾胃清纯之气有伤其络。盖瞳神乃先天元阳之所主，禀聚五脏之精华，因其内损而见其状。虚弱不足人，及经产去血太多，而悲哭太过，深思积忿者，每有此病。小儿疳证、热证、疟疾、伤寒日久，及目痛久闭，蒸伤精液清纯之气，亦有此患，幼而无知，至长始晓，气络已定，治亦不愈。"该患者属肝肾阴虚所致的云雾移睛证。肾藏精，为先天之本，肝为藏血之脏，精血可互相转化，肝肾阴血不足又常相互影响。腰为肾之府，膝为筋之府，肾主骨生髓，肾阴不足则骨髓不充，故腰酸膝软；脑为髓海，肾阴不足，不能生髓充脑，肝血不足不能上荣头目，故头痛，视物昏朦，眼前黑影游动如蚊蝇飞舞，眼睛疼痛、干涩等；肾开窍于耳，肾阴不足，精不上承，或虚热上扰清窍，则耳鸣；阴虚生内热，甚者虚火上炎，故舌红苔花剥，脉弦细。治以滋补肝肾为主。选方杞菊地黄丸加味。杞菊地黄丸由六味地黄丸加枸杞子、菊花而成，方中熟地黄滋阴补肾，填精益髓；山茱萸补养肝肾；山药补益脾阴，固肾；三药配伍则肝肾脾三阴并补。茯苓淡渗脾湿；泽泻利湿而泻肾浊；牡丹皮清泄虚热，并制山茱萸之温涩，助山药健运脾胃；三药称为"三泻"。党参、白术健脾益气；枸杞子、菊花明目。诸药合用，以达滋补肝肾之功。二诊时患者病情好转，去枸杞子，以防滋补过腻。三诊、四诊时均守二诊选方不变，患者病情明显好转。

痔疮

病案：彭某某，女，55岁，2023年11月3日初诊。

主诉：肛门瘙痒伴下坠感数年。

病史：甲状腺手术后甲状腺功能减退，肛门下坠感，食欲不佳，失眠，小便清长，夜尿次数多，舌淡，苔厚微腻，脉弱。

既往史：痔疮病史多年。

辨病：痔疮。

辨证：气虚下陷。

治法：益气升提。

选方：升陷汤加减。

| 黄芪 20g | 党参 20g | 首乌藤 40g | 陈皮 8g |
| 法半夏 10g | 炙甘草 5g | 知母 8g | 升麻 5g |

×10剂，水煎服，日一剂。

2023年11月22日因失眠来诊，诉服药后肛门坠胀感明显缓解。

【按语】该患者痔疮病史多年,加之手术伤气,致使气虚气陷,中气不足,故食欲欠佳,气虚失摄,故夜尿清长,次数多,肛门坠胀。方用升陷汤加减。升陷汤出自《医学衷中参西录》,重用黄芪为主药,因黄芪既善补气,又善升气,伍升麻以升阳举陷;并以知母之凉润,以制黄芪之温,入党参增强补气之力,针对失眠酌加首乌藤,苔微腻加陈皮、法半夏。全方配伍紧凑,故一诊即坠胀除,诸症减。

喉痹

病案: 曾某某,女,52岁,2021年9月3日初诊。

主诉:咽部不适半个月。

病史:患者咽部不适,似有异物感,吞咽似受阻。咽干咽痒,时有烧灼感,厨房油烟刺激则症状加重,稍咳,痰黄稠,伴恶心,胸闷。检查:咽红,乳蛾未见肿大。电子喉镜显示:慢性咽炎。身体倦怠,四肢沉重乏力,口渴喜饮,小便短赤,大便黏滞不爽,一日一行。舌质淡红,苔厚腻,脉濡数。

辨病:喉痹。

辨证:湿温时疫,湿热内蕴。

治法:利湿化浊,清热解毒。

选方:甘露消毒丹加减。

滑石 15g	茵陈 10g	黄芩 10g	浙贝母 10g
川木通 10g	藿香 10g	射干 10g	连翘 8g
白豆蔻 6g	瓜蒌皮 10g	车前子 10g	冬瓜仁 15g
薏苡仁 15g	芦根 10g		

×7剂,水煎服,日一剂,分两次服。

二诊(2021年9月10日):咽部不适感消失,稍胸闷、身倦,四肢乏力，口渴不多饮，二便畅，舌质淡红，苔薄黄腻，脉濡数。治以健脾利湿，芳香化浊。

党参 10g	白术 10g	茯苓 15g	炙甘草 6g
陈皮 10g	薏苡仁 15g	白蔻仁 6g	滑石 10g
佩兰 10g	川木通 10g	厚朴 10g	猪苓 10g

×7剂，水煎服，日一剂，分两次服。

【按语】 喉痹病名最早见于《五十二病方》。《素问·厥论》曰："手阳明、少阳厥逆，发喉痹，嗌肿。"《素问·脉解》云："阴阳相薄而热，故嗌干也。"在古代文献中，本病属咽（嗌）干、咽喉不利等范畴。喉痹的发病常因外邪犯咽，或邪滞于咽日久，或脏腑虚损，咽喉失养，或虚火上灼，咽部气血不畅所致。张仲景曾在《金匮要略》云："大逆上气，咽喉不利，止逆下气者，麦门冬汤主之。"本病证发于夏暑之日，正如王孟英在《温热经纬》云："温湿蒸腾，更加烈日之暑，烁石流金。人在气交之中，口鼻吸受其气，留而不去……"本证由于湿热内蕴，结于咽部，致咽部干痒灼热，似有异物，吞咽受阻；湿热阻肺，肺失肃降，故咳嗽、痰黄稠；湿热中阻，脾胃气机阻滞，故胸闷恶心；湿阻肢体，故身倦、四肢沉重乏力；湿热灼津，故口渴、小便短赤；湿滞大肠，故大便黏滞不爽；苔厚腻、脉濡数，均为湿热内蕴之征。《温热经纬》云："但看病人舌苔淡白，或厚腻，或干黄者，是暑湿热疫之邪，尚在气分，悉以此丹治之立效。"甘露消毒丹重用滑石、茵陈、黄芩，清热利湿，解暑解毒；木通、车前子、薏苡仁清热渗湿利尿，健脾；浙贝母、射干消肿利咽；连翘清热解毒；白豆蔻、藿香芳香化浊，醒脾和中；瓜蒌皮行气宽中；冬瓜仁清热化痰；芦根生津止渴止呕。一诊服药后咽部不适缓解，湿热大去。咽喉乃肺胃之门户，本喉痹主要责之脾胃脏腑虚损，招致湿热之邪蕴结于咽部。患者二诊唯留身倦、四肢乏力诸症，指明脾虚，湿热之邪留恋，予以健脾利湿、芳香化浊治法。